Markus Dirksen

LosLösung

Der Weg ist ein Erkennen

Alfa-Veda

4. Auflage 2024
Alfa-Veda Verlag, Stendaler Str. 25 B, 39646 Oebisfelde
Druck: Libri Plureos GmbH, Friedensallee 273, 22763 Hamburg
Printed in Germany

alfa-veda.com
ISBN 978-3-98837-036-5

Inhalt

Vorwort

Wir beide sind Suchende, sonst wären wir nicht hier. Allerdings gehen wir auf unterschiedlichen Wegen vor: Ich suche durch das Schreiben dieses Buches, während du es liest. Beide erhoffen wir uns dadurch Antworten, Klarheit und ein Gefühl des Ankommens. Ein Ankommensgefühl in uns selbst. Dieses Buch kann uns beiden dabei helfen, die Suche endgültig loszulassen, sie als sinnlos zu erkennen und dadurch das zu entdecken, wonach wir so lange gesucht haben. Allerdings war unsere Suche das erste Hindernis, wie Osho so schön sagte. Wenn wir wirklich ankommen wollen, dann müssen wir nichts hinzufügen. Im Gegenteil, es geht darum, alles loszulassen, bis wir es finden. Wir haben es bereits in uns, aber es ist verpackt und deshalb sind wir blind dafür.

Ziel um Ziel streben wir danach, es endlich zu erreichen, während wir es die ganze Zeit schon besitzen, auch in diesem Moment. Du erkennst es nur gerade nicht, weil du zu sehr abgelenkt bist. Wenn die Sonne tagsüber nicht scheint, bedeutet das nicht, dass sie nicht da ist und erst noch kommen muss. Es bedeutet lediglich, dass Wolken zwischen uns und der Sonne stehen. Die Sonne ist immer da, es müssen nur die Wolken verschwinden. Genauso ist es auch mit dem, wonach wir hinter all unseren Zielen und Wünschen suchen und uns so sehnlichst erhoffen, es aber nie finden - bis jetzt. Alles, was wir tun müssen, ist lernen, loszulassen, was uns hindert.

Es geht also um weniger, nicht um mehr. All die Jahre des Suchens habe ich geglaubt, dass mir etwas fehlt, dass ich es noch erreichen und vollkommen werden muss. Dabei hätte ich nicht weiter von der Wahrheit entfernt sein können. Ich bin die ganze Zeit in die falsche Richtung gelaufen, in Richtung Hinzufügen, nur um dann zu erkennen, dass es um das genaue Gegenteil geht - das Entfernen, das Loslassen. Die vollendete Statue befindet sich bereits im Marmorblock und der Bildhauer muss nur das entfernen, was nicht zur Statue gehört. Lasst uns daher wie Bildhauer alles entfernen, was nicht zu dem gehört, was wir sind, und was uns daran hindert, das zu erreichen, wonach wir uns so sehnen.

<u>Info:</u> Jedes der folgenden Kapitel wurde mehr oder weniger unabhängig voneinander geschrieben, daher gibt es keine genaue Reihenfolge. Das ist auch einer der Gründe, warum sich viele Inhalte wiederholen. Mein Schreibfluss hängt von meiner Inspiration ab. Wenn ich den Drang verspüre zu schreiben und wertvolle Ideen in mir aufkommen, halte ich sie fest und lasse die Inspiration fließen. Daher wundere dich nicht, wenn es keinen zusammenhängenden roten Faden gibt. Es wäre am besten, dieses Buch mindestens zweimal durchzulesen, um durch das Verständnis der späteren Kapitel die Kapitel am Anfang besser oder überhaupt verstehen und aufnehmen zu können. Nun wünsche ich dir viel Spaß. Und noch ein Tipp: Lies dieses Buch mindestens zweimal durch, denn auch wenn das Verständnis nicht sofort da ist, wird es mit der Zeit wachsen. Sei geduldig. Das Verständnis wird sich automatisch entwickeln und du musst dich nur für die Informationen öffnen und dein Bewusstsein damit nähren.

Jemand sein wollen

In diesem Kapitel möchte ich mit dir über die Fessel deines Selbstbildes sprechen. Damit meine ich das Bild von dir, das du in den Köpfen anderer Menschen aufrechterhalten möchtest. Es ist erstaunlich, wie sehr wir glauben, Einfluss darauf nehmen zu können, was andere über uns denken, obwohl wir keinen direkten Einfluss darauf haben, wie andere ihre Welt und damit auch unseren Avatar, also unseren Körper und unsere Persönlichkeit, wahrnehmen. Der Versuch, das Bild, das andere von uns haben, zu kontrollieren, ist aus meiner Sicht fatal und sinnlos, da wir uns dadurch einschränken und unnötiges Leid auf uns laden. Die meisten Menschen beschäftigen sich ständig mit den Gedanken, was andere über sie denken könnten. Aber ist es wirklich so wichtig, was andere über uns denken?

Meiner Meinung nach ist es völlig belanglos und führt nur dazu, dass wir unser ohnehin schon relativ kurzes Leben beschränken. Schließlich handelt es sich um unser eigenes Leben. Warum sollten wir also ein Leben führen, das nicht unserem wahren Wesen entspricht? Ein Leben, das darauf ausgerichtet ist, was andere denken, wie sie es finden oder wie wir es ihrer Meinung nach leben sollten? Wir unterlassen Aktivitäten, weil sie uns peinlich sind. Wir verteidigen unser Selbstbild, wenn es angezweifelt wird. Wir investieren viel Zeit, Geld und Energie darin, eine scheinbar perfekte Fassade aufzubauen. Und wir fühlen uns sogar darin bestärkt, nach außen hin eine Lüge vorzuspielen, weil es scheinbar fast alle tun.

Wie können wir das wirklich ernst meinen? Wir sind hier, um unser eigenes Leben zu leben und nicht das Leben anderer Menschen. Unser Ziel sollte es sein, unsere eigenen Wege zu gehen, anstatt uns von der Gesellschaft und den Meinungen anderer einschränken zu lassen. Hast du jemals den Geschmack der Freiheit erlebt, wenn es dir plötzlich egal ist, was andere von dir denken oder sagen? Wenn es dir egal ist, ob andere dich falsch einschätzen oder in eine Schublade stecken, die dir zuvor peinlich gewesen wäre? Wenn dich all das nicht mehr berührt? Ich empfinde das als äußerst befreiend, als ob plötzlich eine schwere Last von mir abfällt. Ich brauche mich nicht mehr zu verstecken und kann mir die Energie sparen, ein bestimmtes Selbstbild aufrechtzuerhalten.

Lass die anderen denken, was sie wollen - sie werden so oder so ihre eigenen Meinungen haben. Sie können mich sowieso nicht wirklich kennen, denn dazu müssten sie mein Leben selbst gelebt haben, und das haben sie nicht. Also kann es mir auch egal sein. Außerdem kann sich das gewünschte Selbstbild im Laufe der Zeit verändern. Wenn mir etwas peinlich ist, fühle ich mich unwohl. Ich leiste Widerstand, weil ich nicht akzeptieren möchte, was gerade ist, und dadurch leide ich. Doch wenn es mir egal ist, was andere über mich denken, dann ist mir auch nichts mehr peinlich, und dadurch löst sich eine Quelle des Leidens auf. Ich kann den gegenwärtigen Moment viel besser genießen. Ich habe erkannt, dass meine Identität nicht davon abhängt, wie andere Menschen mich einordnen. Diese Einordnung ist immer falsch, weil sie mich nicht wirklich kennen können. Außerdem, was würde sich ändern, wenn sie mich anders einschätzen? Wenn jemand schlecht über mich denken will, wird er es trotz meiner Bemühungen, ein gutes Bild abzugeben, tun.

Es wird immer Menschen geben, die nicht mit mir einverstanden sind oder mich nicht mögen. Das lässt sich nicht vermeiden. Warum also nicht den Kampf aufgeben und darauf vertrauen, dass jeder mich so sieht, wie es für ihn oder sie gerade richtig ist? Das erlaubt mir, bestimmte Erfahrungen zu machen, die sonst nicht möglich wären. Lass los, es ist ohnehin aussichtslos. Du kannst dich noch so gut benehmen, und dennoch besteht immer das Risiko, dass dir jemand begegnet, der dich schlecht machen will und darin sogar erfolgreich ist. Das kann ein Mensch sein, der nicht einmal etwas gegen dich hat, sondern aufgrund seines eigenen Schmerzes anderen Schmerz zufügen möchte. Denn verletzte Menschen verletzen andere Menschen.

Was sich nicht von selbst aufrechterhalten lässt, ist eine Lüge. Die Wahrheit spricht aus sich selbst heraus. Wenn du so bist, wie du wärst, wenn niemand zuschauen würde oder dir Beifall geben würde, unabhängig davon, was du gerade tust, dann bist du authentisch und damit echt. Wenn du jedoch ständig versuchst, einem bestimmten Bild zu entsprechen und dich nur solange verstellst, wie du dich darum bemühst, dann ist es nicht echt, sondern unauthentisch und damit eine Lüge. Solange du etwas darstellen willst und dich verstellst, lebst du eine Lüge. Und eine Lüge ist für einige Menschen spürbar.

Nun erreichst du mit deinen Bemühungen also genau das, was du eigentlich vermeiden wolltest. Andere werden schlecht über dich denken, sobald sie erst einmal erkannt haben, dass du in Wirklichkeit ganz anders bist, als du dich ihnen gegenüber gibst. Sobald sie bemerkt haben, dass du dich verstellst, um ein bestimmtes Bild aufrechtzuerhalten.

Es ist entscheidend zu verstehen, dass wahre Authentizität und Echtheit nicht von äußeren Meinungen abhängen sollten. Es geht darum, sich selbst treu zu sein und sein eigenes Leben zu leben, unabhängig davon, was andere denken oder sagen. Es ist menschlich, den Wunsch nach Akzeptanz zu haben, aber es sollte nicht der Hauptfokus sein. Menschen, die dich wirklich verstehen und schätzen, werden dich für deine Authentizität lieben, auch wenn es andere gibt, die das nicht tun.

Es ist wichtig, dass du dich selbst akzeptierst und dir erlaubst, du selbst zu sein, ohne dich ständig zu verstellen. Sei offen und ehrlich zu dir selbst und anderen. Auf diese Weise ziehst du Menschen an, die dich für das schätzen, was du wirklich bist, und du lebst ein authentisches und erfülltes Leben.

Sei authentisch, denn nur so kannst du auf direktem Weg Menschen anziehen, die dich so lieben, wie du bist. Wahre Freundschaften basieren auf Vertrauen, und deshalb kannst du dich vor Freunden zeigen, wie du wirklich bist, ohne Angst vor Ablehnung haben zu müssen. Eine Lüge beschädigt nur das Vertrauen. Wenn du dich also verstellst, um einige Menschen als Freunde zu behalten, riskierst du gerade dadurch die Freundschaft. Du vertraust dem anderen nicht, dass du dich zeigen kannst, wie du bist. Alle Freundschaften, die sich auflösen, nachdem du dich gezeigt hast, waren nie echte Freundschaften. Sei daher dankbar für die Enttäuschung, denn du wurdest von einer Täuschung befreit. Die Freundschaften, die danach bleiben, sind es wert und authentisch.

Es ist egal, was andere über dich denken. Sei einfach du selbst, und du wirst ein Umfeld aufbauen, in dem du dich gerne so zeigen kannst, wie du wirklich bist. In solch einem Umfeld lebt es sich viel angenehmer, als wenn du ständig darauf achten musst, eine Rolle richtig zu spielen. Sei einfach so, wie du sein möchtest, aber sei dabei authentisch. Versuche nicht, durch eine künstliche Rolle etwas zu vermeiden. Sei so, wie es dir natürlich fällt, und nicht so, wie es Anstrengung erfordert. Es ist wichtig, dass du dich mit dem, wie du bist, wohlfühlst und nicht wie du glaubst sein zu müssen, damit sich andere wohl fühlen. Du hast keinen Einfluss auf die Gefühle anderer und somit auch nicht auf ihr Wohlbefinden. Gefühle sind keine Reaktion auf etwas Äußeres, sondern immer eine Reaktion auf die Bewertung dessen, was gerade geschieht, also eine Reaktion auf Gedanken. Jemand, der etwas ablehnen möchte, wird dich auch ablehnen, egal wie vorbildlich und liebevoll du gerade sein magst.

Sei also authentisch, sei du selbst und ziehe Menschen an, die dich wirklich schätzen und lieben, so wie du bist. Das ist der Schlüssel zu echten und erfüllenden Beziehungen.

Lasse die Illusion los, dass du vollständigen Einfluss auf die Gedanken und Gefühle anderer Menschen hast. Dein Einfluss ist begrenzt und nicht immer vorhanden. Wenn du darauf vertraust, dass alles immer richtig ist und von deiner Seele erschaffen und gewollt wird, dann wirst du automatisch loslassen, dich dafür zu interessieren, was andere über dich denken könnten. Es ist richtig, wenn andere gerade schlecht über dich denken, wenn es der höheren Absicht deiner Seele entspricht. Und es ist auch richtig, wenn andere gerade gut über dich denken, wenn es der höheren Absicht entspricht. Vertrauen in diese Tatsache ist der Schlüssel zur Freiheit.

Was du wirklich willst, sind angenehme Erfahrungen und das Vermeiden unangenehmer Gefühle. Deshalb ist es dir wichtig, was andere über dich denken, da du befürchtest, dadurch unangenehme Gefühle zu bekommen und schöne Gefühle zu riskieren. Doch niemand außer dir selbst hat Einfluss auf deine Gefühle. Du bist frei, zu entscheiden, wie du Ereignisse wahrnimmst und dadurch auch, wie du sie empfindest. Indem du dich ungeschminkt zeigst, befreist du dich von der Peinlichkeit und förderst ein Gefühl der Freiheit.

Deine Freiheit, dein Glück und auch dein Leid hängen nur von dir selbst ab, nicht von anderen. Sei einfach du selbst, nachdem du aufgehört hast, jemand Bestimmtes sein zu wollen. Nur ein Niemand will jemand sein, denn wir wollen immer nur das sein, was wir noch nicht sind. Selbst wenn wir großen Ruhm erlangen würden, könnte er uns nicht zwangsläufig Glück bringen. Viele Prominente sind unglücklich, depressiv oder drogenabhängig, und einige von ihnen haben sogar Selbstmord begangen. Das klingt nicht nach einem erstrebenswerten Ziel. Selbst wenn unser Ruhm über unseren irdischen Tod hinausreichen würde, wozu würde es uns dienen, wenn wir doch nicht mehr hier sind und nichts davon mitbekommen? Was haben wir also davon, wenn das, was wir wirklich wollen, letztendlich nur von uns selbst abhängig ist?

Du fühlst dich wertlos und minderwertig nicht, weil andere dich so sehen, sondern weil du dich selbst so siehst. Die meisten Menschen haben ohnehin wenig mit dir zu tun, und diejenigen, mit denen du regelmäßig zu tun hast, werden dich so sehen, wie sie dich sehen, nicht unbedingt so, wie du glaubst, dass sie dich sehen. Unsere Identität, die wir aufrechterhalten wollen, besteht nur aus Gedanken. Wenn wir jedoch im gegenwärtigen Moment leben, anstatt in Gedanken zu verweilen, sind wir einfach so, wie wir sind, und hören auf, etwas sein zu wollen. Indem du das Denken beendest, löst sich die Identität oder Person auf. Sie ist nichts Beständiges. Indem wir im Moment präsent sind, hören wir auf zu versuchen, etwas zu sein.

Das Gefängnis des Selbst

Ein Gefängnis dient dazu, uns der Freiheit zu berauben und stellt das Gegenstück zur Freiheit dar. Es gibt verschiedene Ebenen der Freiheit, und abgesehen von der absoluten Freiheit sind alle anderen Ebenen lediglich unterschiedlich große Gefängnisse. Hinter jedem Ziel verbirgt sich der Wunsch nach Befreiung. Letztendlich streben wir einfach nur nach Freiheit, da wir in ihr Liebe, Entspannung und Glück erfahren. Als Menschen sind wir ständig damit beschäftigt, uns von einem Gefängnis ins nächste zu begeben und zu glauben, dass wir frei sind. Wir mauern uns selbst immer weiter ein.

Es gibt ein Loch in unserem Herzen, ein Gefühl der Unvollständigkeit und eine unerträgliche Leere, die uns antreibt, dieses Loch zu füllen. Was wir uns wünschen, ist Erfüllung, und auch Erfüllung ist nur ein anderer Ausdruck für Freiheit. Wir wollen frei von dieser Leere, von diesem Loch sein. Deshalb jagen wir allen möglichen Ideen der Erlösung hinterher. Manche erhoffen sich Erlösung durch beruflichen Erfolg, andere durch die große Liebe, Reichtum und Macht, oder durch die Selbstoptimierung. Sie alle streben nach Mehr und verpassen dabei das Gesuchte, das sich nur im Weniger finden lässt. Je mehr wir uns nach etwas sehnen, desto weiter entfernen wir uns von dem, was wir uns durch dieses Verlangen erhoffen – sei es Glück, Frieden, Freiheit oder ein Gefühl des Ankommens.

Bei dem ganzen Streben und dem Hinterherjagen von Objekten müsste uns eigentlich schnell klar werden, dass dies sinnlos ist und uns nicht näher zu dem bringt, was wir wirklich wollen. Doch stattdessen, sobald wir etwas erreichen, kehrt für einen kurzen Moment Frieden ein, nur um dann wieder zu verschwinden. Und was tun wir dann? Wir sagen uns, dass dieses Ziel wohl nicht das Richtige war und streben einem anderen Ziel hinterher. Oder wir sagen uns, dass wir noch mehr davon brauchen. Noch mehr Macht, Geld, Liebe, Erfolg und so weiter. Wo soll das enden? Einige von uns spielen dieses Spiel bis an ihr Lebensende, nur um es dann im nächsten Leben fortzusetzen. Tausende Leben lang, ohne jemals anzukommen. Ist das wirklich das, was wir wollen? Immer im Hamsterrad des Verlangens gefangen bleiben? Niemals anzukommen? Es ist an der Zeit, damit Schluss zu machen.

Lass alles los, was dich nur leiden lässt! Hör auf, dir das zu verwehren, was du wirklich willst, indem du es dir nur unter bestimmten Umständen erlaubst. Hör auf, einem Phantom hinterherzujagen. Hör auf zu suchen und fange an zu erkennen. Hör auf, Widerstand gegen das zu leisten, was gerade ist. Hör auf, falsche Identitäten aufzubauen. Hör auf, dein Glück von der Zeit bestimmen zu lassen. Hör auf, dein Fundament auf unsicherem Boden aufzubauen. Es geht um ein Aufhören. Wir haben uns selbst ein Gefängnis aus Bedingungen, Wünschen, Verletzungen, Zeit, Trennung, Urteilen, Geschichten, Identitäten, Ablehnungen und vielem mehr aufgebaut.

Wir erlauben uns selbst nur, glücklich zu sein, wenn bestimmte Bedingungen erfüllt sind, sei es von uns selbst auferlegt oder von anderen. Auch das Lieben erlauben wir uns nur unter bestimmten Umständen, obwohl es das ist, wonach wir uns so sehr sehnen. Durch Erwartungen zwängen wir uns in verschiedene Rollen. Wir ziehen ständig Grenzen zwischen Gut und Schlecht, sodass wir dem Schlechten ständig ausweichen müssen und das Gute nur in der Abwesenheit des Schlechten genießen können. Wir hetzen von einem Moment zum nächsten, ohne jemals wirklich innezuhalten und zu genießen, was gerade ist. Wir führen einen inneren Krieg mit uns selbst und zerstören uns dadurch immer mehr. Wir erzählen uns ständig Geschichten, spielen Dramen und nehmen dabei unsere Rollen ein. In diesen Rollen dürfen wir nur bestimmte Dinge tun und uns selbst wie in ein Korsett einsperren. Wir halten an Verletzungen fest und verwehren uns dadurch das Schöne im Leben. Wir jagen einem Morgen hinterher, der niemals eintreten wird, und lenken uns ständig erfolgreich von dem ab, was wirklich wichtig ist und uns erlöst. Wir versuchen ständig, ein falsches Selbstbild aufrechtzuerhalten, das nur eine Illusion ist, und richten uns nach bestimmten Normen aus, damit niemand schlecht über uns denkt. Bei so vielen Anhaftungen und

Zwängen kann es uns doch gar nicht gut gehen. Wir haben ein dickes Regelbuch für uns selbst erstellt und versuchen in jedem Moment diesen Regeln gerecht zu werden, indem wir eine Rolle spielen, die uns von außen aufgedrückt wurde und nicht unserem wahren Ich entspricht.

Wenn wir wirklich frei sein wollen, müssen wir diese Ketten sprengen. Jag nicht etwas hinterher, was dir wieder genommen werden kann, sondern erkenne, was dir niemals genommen werden kann. Das ist es, was du wirklich brauchst, um das Gewünschte zu erfahren. Sobald du dies begreifst und merkst, dass es immer da ist und niemals verschwinden kann, wirst du aufhören, etwas zu wollen, und dann wirst du anfangen, es in dir zu erkennen. Denn das Wollen hindert uns daran, es zu erfahren.

Wenn dein Sein die einzige Bedingung ist, dein einziger Wunsch, wenn du dich darauf fokussierst und alles annimmst, was gerade ist, wenn du alles ohne Ausnahme als bereits vollkommen anerkennst und dir erlaubst, dies als deine Wahrheit anzunehmen, dann bist du am Ziel, dann bist du angekommen. Dann kehren Friede, Glück, Erfüllung, Liebe usw. ein, und dann bist du frei.

Jeder Wunsch versklavt dich nur, er lenkt dich ab, er jagt dich durch die Welt, und er gebiert nur noch mehr Wünsche. Aus dem einen Boss, der dir sagt, was du zu tun hast, werden immer mehr Bosse, denn alles im Leben vermehrt sich. Jeder Wunsch verschiebt das Gesuchte in weite Ferne, in ein Morgen, das niemals eintritt. Du wirst niemals alle Wünsche erfüllt bekommen. Und wenn du dein Glück von ihnen abhängig machst, dann wirst du nur viel Leiden haben. Selbst wenn du dein Ziel erreichst, deinen Partner bekommst oder reich wirst, bist du trotzdem weiterhin ein Sklave, ein Sklave dieses Objekts, das dir jederzeit wieder genommen werden kann. Und wenn es dir wieder genommen werden kann, dann ist es nur eine Brutstätte für Leiden, es sei denn, du bist mit einem möglichen Verlust einverstanden.

Was bringt es also, das Glück von etwas Vergänglichem abhängig zu machen, das jederzeit wieder verschwinden kann?

Nur die Wunschlosigkeit kann dich von deinen Wünschen befreien. Oder indem du dir nur noch wünschst, was jetzt gerade bereits vorhanden ist. Unsere Wünsche machen uns nicht glücklich, wenn sie erfüllt sind, weil in ihnen das Glück, das in uns entsteht, verborgen liegt. Sondern weil wir uns erst dann erlauben, Glück zu erfahren, wenn wir sie erreicht haben. Wenn etwas bedingt ist, dann ist es nicht echt und dann ist es ebenso vergänglich, denn nur in Anwesenheit der erfüllten Bedingungen kannst du es haben.

Wer sein Glück von irgendwelchen Bedingungen begrenzen lässt, wird nur leiden und es sich verwehren. Nur die Bedingungslosigkeit kann dich hier befreien. Oder indem du das, was immer ist, dein Sein, zur einzigen Bedingung erklärst.

Solange es noch etwas gibt, was wir ablehnen, können wir nicht dauerhaft in der Liebe sein, die auf Akzeptanz und Verbundenheit beruht. Wir können nur in der Liebe sein, wenn wir in der Annahme sind, und wir sind nur in der Annahme, wenn es nichts in unserer Wahrnehmung gibt, was wir ablehnen. Daher haben wir nur zwei Möglichkeiten, wenn wir wollen, dass unsere Liebe von Dauer ist. Entweder richten wir unseren Fokus nur noch auf das, was wir annehmen können, oder wir nehmen alles an, was wir gerade wahrnehmen.

Wenn wir die Vollkommenheit in allem erkennen, was ist, dann sind wir nur noch von Vollkommenheit umgeben. Wenn wir bedingungslos lieben, was gerade ist, dann erfahren wir endlose Liebe. Oder wir lieben unser Sein oder das Lieben selbst. Wir können auch das Formlose, das Neutrale in allen Erscheinungen lieben, die Energie statt des Ausdrucks, das Erscheinen statt die Erscheinung.

Sobald du deinen Fokus auf das richtest, was jetzt ist, dein Sein, den Moment, wird dir deine Vergangenheit kein Leid mehr bringen und die Zukunft keine Angst mehr einjagen. Groll, Verletzungen, Kummer und Ängste fallen einfach von dir ab, sie finden keinen Halt mehr an dir. Alles, was dich daran hinderte, das Schöne im Leben zu genießen, fällt von dir ab, wenn du dein Sein zum Einzigen machst, was wirklich wichtig ist, was du willst und zur einzigen Bedingung für alles, was du dir wünschst. Sein genügt. Und du kannst niemals aufhören zu sein. Du wirst immer sein, ob mit oder ohne Körper. Dadurch brauchst du dich nie wieder davor zu fürchten, es erneut zu verlieren.

Du wirst diese Bedingung immer automatisch erfüllen können, und du brauchst es nie zu wollen, weil es bereits da ist. Das Sein ist immer jetzt und kann niemals verletzt werden. Somit verlieren auch alle deine Verletzungen an Bedeutung und Macht über dich. Denn du bist das Unveränderliche, und wenn dieses nie verletzt werden kann, wurdest du auch nie verletzt. Du hast nur einer Geschichte geglaubt, die du oder andere dir erzählt haben. Eine Geschichte darüber, wie dich jemand verletzt hat. Doch wenn das wahr wäre, dann wärst du verletzbar und somit veränderbar und vergänglich, doch das bist du nicht. Du bist ewig. Es war nur eine Gruselgeschichte, die dir Schrecken und Leid bringen konnte, weil du daran geglaubt hast.

Wer sich nur noch mit seinem Sein identifiziert, löst alle Identitäten von Opfer und Täter auf. Alle Identitäten, die Leid bringen, fallen einfach von dir ab. Und wenn du dein Sein fühlst und dadurch im Hier und Jetzt bist, urteilst du nicht, sondern bist einfach nur. Dann kannst du das Leben in seiner vollen Schönheit und Intensität erfahren, ohne dich ständig abzulenken.

Das ist die absolute Befreiung, die wir uns durch das ganze Buch noch einmal genauer anschauen werden, bis es Klick macht. Lassen Sie uns das an dieser Stelle noch einmal durchgehen.

1. Solange etwas vergänglich ist, kann es dir wieder genommen werden.
2. Solange es erst noch erlangt werden muss, ist es vergänglich.
3. Solange es Bedingungen für das gibt, was du dir wünschst, ist es nicht von Dauer.
4. Was nicht von Dauer ist, erzeugt Leiden, indem wir in Widerstand mit dessen Verlust gehen.
5. Alles ist vergänglich, außer unser Sein.

6. Sein ist unveränderlich und damit frei von allen
    Verletzungen oder Befürchtungen vor Schaden.
7. Gefühle, die unser Leben schön machen, entstehen in uns
    und können somit jederzeit erfahren werden.
8. Freiheit, Liebe, Ankommen, Zufriedenheit, Erfüllung und
    Entspannung sind das, was wir wirklich wollen, aber indem
    wir es von etwas abhängig machen, was noch nicht ist und
    was nur von kurzer Dauer ist, verwehren wir es uns.
9. Unsere Verletzungen und Belastungen entspringen
    größtenteils dem Gedanken an unsere Vergangenheit.
10. Unsere Ängste entspringen dem Gedanken an die
    Zukunft.
11. Leiden entsteht, wenn wir mit etwas in Widerstand gehen,
    etwas ablehnen.
12. Verlangen erzeugt Unzufriedenheit, Getriebensein, Leere
    usw.
13. Nur die Wunschlosigkeit oder das, was immer ist, als
    einziger Wunsch kann uns von unserem Verlangen
    befreien.
14. Nur die Bedingungslosigkeit oder das, was immer ist, als
    einzige Bedingung kann uns von unseren Bedingungen
    und dem Warten auf ein Morgen befreien.
15. Nur die bedingungslose Annahme (Liebe) dessen, was
    jetzt gerade ist, kann uns erfüllen und vom Leiden
    befreien.
16. Nur die Befreiung vom Verlangen entspannt uns
    dauerhaft.
17. Nur wenn wir das Gewünschte jetzt sein lassen, können
    wir jemals ankommen.

Als mir klar wurde, dass das Gesuchte nicht in etwas Vergänglichem zu finden ist, blieb nur noch ein Ort übrig - Mein Sein.
Als mir klar wurde, dass etwas, das an Bedingungen geknüpft
ist, nur ein weiteres Gefängnis ist, wusste ich, es kann nur die
Bedingungslosigkeit sein. Es muss etwas sein, was immer ist,
ohne jede Bedingung. Als mir klar wurde, dass ich selbst mit
meinen Urteilen bestimme, ob ich mich in der Liebe oder im
Leid befinde, wusste ich, dass ich etwas nur noch so beurteilen darf, dass ich es annehmen und lieben kann, oder indem
ich aufhöre, überhaupt darüber zu urteilen. Als ich erkannte,
dass Wünsche endlos sind, wusste ich, dass nur die Wunsch-

losigkeit mich befreien kann. Und wenn ich nur wünsche, was jetzt und immer ist, dann bin ich wunschlos.

Und als mir bewusst wurde, dass alles nur im Jetzt stattfindet und dass Gestern Geschichte und Morgen Spekulation ist, wusste ich, dass es nur etwas sein kann, was immer jetzt ist. Als mir klar wurde, dass Liebe nur so lange erfahren werden kann, solange ich nichts ablehne, wusste ich, dass ich alles lieben darf, so wie es ist, wenn ich es gerade wahrnehme. Als mir bewusst wurde, dass das, was ich wirklich will, Gefühle sind, die in mir entstehen, wusste ich, dass ich keinem Ziel mehr hinterherjagen muss. Alles, was ich mir wünsche, kann ich jetzt haben, es ist möglich, aber manchmal gelang es mir nicht. Denn ich wollte es, und das Verlangen war noch da, was mich daran hinderte, es zu bekommen. Indem ich nur noch das unvergängliche, ewig-seiende, das jetzt ist, wollte, verschwand das Verlangen und öffnete die Bühne für die gewünschten Gefühle. Und so befreite ich mich von allem, was mir Leid brachte: Die Zeit und damit Verletzungen und Ängste, Verlangen und damit Wünschen, Urteilen und Trennung und damit Widerständen und Leid, Bedingungen und damit dem Warten, bis sie erfüllt sind.

Auf der Flucht vor uns selbst

Wenn wir auf der Suche nach etwas sind, dann oft deshalb, weil wir nicht mit dem, was gerade ist und schon gar nicht mit uns selbst einverstanden sind. Darum fliehen wir, darum wollen wir etwas an uns verändern und darum lehnen wir uns ab. Wir sagen uns innerlich, dass wir nicht sein dürfen, wie wir gerade sind, und uns darum verändern müssen. Dadurch flüchten wir uns vom Sein in Gedanken über ein Anderswo oder Anderswer.

Wir sind noch nicht fähig, uns selbst, so wie wir aktuell sind, vollkommen anzunehmen und zu lieben. Würden wir es nämlich bereits tun, dann wäre es überhaupt zu keiner Suche, zu keinem Verlangen oder zur Notwendigkeit nach einer Veränderung gekommen. Wir suchen, weil wir glauben, dass noch etwas fehlt. Wir wollen uns in einem anderen Zustand oder an einem anderen Ort befinden und uns selbst verändern, weil wir nicht einverstanden sind mit dem Hier, Jetzt und mit uns selbst.

Darum müssen wir uns auf den Weg begeben, um dies zu lernen, und die Suche endet, wo sie begonnen hat: im Hier und Jetzt und bei uns. Wir werden lernen, dass es keinen Weg daran vorbei gibt. Warum also nicht bereits jetzt damit beginnen, anstatt uns auf eine lange Reise zu begeben, auf der wir erkennen werden, dass wir dies zu tun haben?

Solange wir auch nur irgendetwas ablehnen, was gerade ist, sei es dieser Moment, unsere Persönlichkeit oder wir, dann können wir auch nicht ankommen. Dann können wir nicht erfahren, was wir zu erfahren so sehr bestrebt sind, wonach es uns so sehr durstet. Solange es noch etwas gibt, was wir ablehnen, mit dem wir in Widerstand gehen, wird auch nicht der erhoffte Friede möglich sein. Solange wird noch nicht die erhoffte Liebe oder das erhoffte Glück möglich sein. Solange wird noch nicht die erhoffte Freiheit und das erhoffte Angekommen sein möglich sein. Und so wird es uns weiter dursten und uns weiter nach etwas, was diesen Durst auf Dauer stillen kann, treiben. Solange wird noch Verlangen übrig bleiben, eines der größten Hindernisse, zu finden. Es geht nicht darum, noch etwas zu verändern, etwas zu entfernen oder hinzuzufügen, um sich endlich angekommen zu fühlen. Es geht darum, dich jetzt bereits angekommen zu fühlen, ohne dass sich zuvor etwas zu verändern braucht. Es geht nicht darum, etwas zu verändern, etwas zu entfernen oder hinzuzufügen, um frei zu sein, sondern dich jetzt bereits frei zu fühlen, ohne dass sich etwas verändern braucht. Genauso bei der Liebe, beim Glück und beim Frieden. Und das unabhängig davon, was noch kommen wird und wie viel Zeit vergangen sein mag.

Es geht darum, all das hier bedingungslos zu sein. Wenn sich noch etwas verändern müsste, wäre es nicht bedingungslos. Das ist die große Falle der klassischen Spiritualität. Der Glaube, dass noch etwas an uns falsch ist, sich noch verändern darf oder zuerst gehen muss. Das, dem du dich widersetzt, bleibt bestehen. Was du betrachtest, wird verschwinden. Solange es noch ein Ego gibt, das du anders haben oder loswerden möchtest und damit ablehnst, bist du noch gefangen. Es wird sich nichts an deinen alten Mustern verändert haben, nur das Objekt deiner Ablehnung, deines Widerstands, wird sich verschoben haben. Nun ist dieses Objekt das Ego, früher war es etwas anderes gewesen.

Lass das Ego ruhig bleiben, akzeptiere es und nimm es an, wie es gerade ist, und beobachte es einfach nur. Dann wird es sich von ganz allein auflösen. Doch jedes Verlangen danach, dass es sich auflösen soll, nährt es nur und du handelst aus diesem heraus, auch wenn viele es noch nicht einmal bemerken. Wenn wir urteilen und etwas ablehnen, handeln wir aus dem Verstand heraus. Nur der Verstand tut dies. Aus unserem wahren Sein sind wir einfach nur mit diesem Objekt und beobachten es nur. Völlig neutral und ohne jegliches Verlangen.

Bei Erleuchtung geht es um die vollkommene Annahme von allem, was ist, und das schließt auch unser Ego mit ein. Das Ego stört nur, wenn du es als störend betrachtest. Leiste diesem keinen Widerstand, denn das erzeugt nur Leiden. Jeder Widerstand tut dies. Richte deine volle Aufmerksamkeit auf es.

Laufe nicht davon, wende dich nicht ab, versuche es nicht zu bekämpfen, sondern wende dich ihm voll und ganz zu. Begib dich mitten ins Auge des Sturms, denn dort wird es ruhig sein.

Mir scheint es immer mehr zu sein, als würde der Weg im genauen Gegenteil dessen liegen, was wir glaubten, worin er besteht. Im Langsameren, anstatt im Schnelleren, im Wenigeren, anstatt im Mehreren, und in Richtung Ego (scheinbares Problem), statt von diesem weg. Es geht darum, das, was ist, anzunehmen und sich diesem voll hinzugeben und zuzuwenden. Wir dürfen Frieden schließen, mit uns selbst und mit unserem Ego. Wir dürfen aus dem krankhaften Vermeiden wollen, dessen, was gerade ist, endlich aufwachen. Was, wenn wir dem, was wir vermeiden wollen und was uns beigebracht wurde, als schlecht zu sehen, direkt in die Augen schauen dürfen? Was, wenn wir uns ins Auge des Sturms, statt von ihm weg, begeben dürfen, um zu erkennen, was wir bisher nicht erkennen konnten, weil wir stets den umgekehrten Weg gewählt hatten?

Blicke der Illusion, von der du dich lösen darfst, tief in die Augen, und sie wird sich auflösen. Leiste ihr keinen Widerstand, fliehe nicht vor ihr usw., denn dann verleihst du ihr Existenz, und sie bleibt bestehen. Die Angst bleibt, solange du ihr nicht tief in die Augen schaust und entdeckst, dass dort nichts ist. Das Ego bleibt, solange du es wie etwas Reales behandlst, bis du ihm tief in die Augen schaust und entdeckst, dass dort nichts ist. Das Leiden bleibt, solange du ihm nicht tief in die Augen schaust und entdeckst, dass dort nichts ist. All diese Dinge, die auf einer Illusion, auf einer Trennung aufbauen, bleiben, solange du dich ihnen widersetzt und sie als etwas von dir Getrenntes behandelst.

Das Seil wird so lange eine Schlange bleiben und eine Gefahr darstellen, bis du dich traust, genauer hinzusehen. Die Illusion wird so lange bestehen bleiben, bis du dich traust, genauer hinzusehen. Darum mache es dir so richtig gemütlich in dem gegenwärtigen Moment. Lass ihn dein einziges Zuhause sein. Lass ihn in deinen Augen perfekt und genau richtig sein, genauso wie er im gegenwärtigen Moment ist. Ich hoffe, du verstehst, dass ich mit dem gegenwärtigen Moment nicht nur das meine, was gerade ist und einige Sekunden später vorbei ist, sondern jeden Moment, den du gerade erfährst, wahrnimmst. Dieser Moment ist die Ewigkeit. Es gab noch nie etwas, was nicht im gegenwärtigen Moment stattgefunden hat.

Nun wurde uns also gesagt, wir müssten das Ego loswerden, weil es schlecht ist, und so erzeugen wir nur mehr von dem, was dieses überhaupt erst "schlecht" handeln lässt. Das Verurteilen, das Ablehnen, das Abtrennen, der Widerstand, das Verlangen, der Glaube an die Unvollkommenheit usw. Dies alles sind Dinge, aus denen das Ego überhaupt erst besteht. Das Ego besteht aus Gedanken des Verlangens, des Urteilens, der Trennung, des Widerstands, der Zeit und der Identität. Handle also genau entgegen, wenn du es wirklich auflösen willst. Sei gedankenlos, sei wunschlos gegenüber diesem, sei urteilsfrei gegenüber diesem. Sei zum Beispiel nur beobachtend oder genießend, liebe es und betrachte es als Teil von dir und von allem, was existiert. Nimm es an, sei in diesem Moment mit ihm und vergiss jegliche Identität, sei das Unpersönliche. Behandle es so, wie du Glückseligkeit und Einssein behandeln würdest.

Der Glaube daran, dass etwas an dem, was gerade ist, falsch ist, ist dem, was wir wirklich wollen, nicht dienlich. Lasse darum von ihm los. Gib jeden Gedanken daran, noch etwas verbessern zu müssen, um wahres Glück, Liebe, Freiheit, Frieden usw. zu erfahren, auf. Diese sind bedingungslos und daher jederzeit erfahrbar, sobald du dies vollkommen erkannt hast. Dass das Ego stört, stellt eine Bedingung dar. Du kannst jedoch das Bedingungslose parallel zu allem anderen im Leben erfahren. Genauso wie dein Dasein kann es dich überallhin begleiten und parallel zu allem anderen existieren. Es kann mehr dein Begleiter sein als die Luft zum Atmen, weil die Luft nicht überall sein kann, das Bedingungslose dagegen schon. Solange du bist, kann auch das Bedingungslose sein, solange du seiner gewahr sein kannst. Du brauchst nicht vor dem, was dich aktuell begleitet, davonlaufen, so als würdest du gerade vom Horizont davonlaufen, nur um dem Horizont gleichzeitig entgegenzulaufen, dem Horizont auf der anderen Seite. Das funktioniert nicht. Bist du bestrebt, das, was du aktuell bist, zu entfernen, dann schaffst du dir nur eine neue Identität, aus der heraus du die Alte entfernen willst. Du wirst nun zum Ego, das das Ego loswerden will. Sobald ein Verlangen, ein Bestreben, etwas zu erreichen, mit im Spiel ist, ist auch das Ego mit im Spiel. Einzig in der Wunschlosigkeit und dem Loslassen vom Wunsch der Bewertung und des Verändernwollens, im Sein in und mit diesem Moment, bleibt es außen vor. Im gedankenlosen Beobachten dessen, was gerade ist.

Warum du hier bist

Mit Sicherheit durftest du auch schon Momente erleben, in denen du dich fragtest, was du hier überhaupt sollst. Ich durfte mir diese Frage schon des Öfteren stellen, besonders wenn ich mich langweilte oder ich das Leben nicht von seiner besten Seite betrachtete. Besonders in Momenten, in denen mein Leben in meinen Augen keinen Sinn mehr ergab. Zwei Gründe, die mir als Antworten kamen, will ich hier ganz besonders hervorheben. Der Erste lautet: Um die Möglichkeiten dieser Welt zu erfahren. Der Zweite lässt uns unseren wahren Wert erkennen. Er lautet: Weil die ganze Existenz uns hier braucht. Fühlt sich das nicht gut an, so sehr gebraucht zu werden? So oft streben wir dem Gefühl hinterher, uns gebraucht zu fühlen, unserem Leben eine Bedeutung zu geben. Und hier ist es, nicht eine Gruppe von Menschen braucht uns, sondern die gesamte Existenz! Lassen wir uns in diesem Gefühl kurz verweilen. Wir sind wichtiger, als wir denken. Wer, wenn nicht wir, sollte unseren Platz einnehmen? Alle anderen spielen schon ihre Rolle und haben bereits ihren Platz eingenommen. Dein Platz würde also ohne dich einfach leer bleiben. Eine Lücke im Puzzle und damit im Gesamtbild würde entstehen, welche gar nicht so sehr unbemerkt bleiben würde. Das Leben aller Menschen, deren Leben du berührst, könnte nicht mehr in der Form stattfinden, wie es durch deine Rolle möglich ist.

Alle diese Menschen würden dann ein komplett anderes Leben führen. Und gemäß dem Schmetterlingseffekt würden bei einer so großen Veränderung, wie die, dass jemand wie du nicht mehr da wäre oder sogar nie da war, gigantische Veränderungen auf der Welt sichtbar sein. Die Welt wäre kaum noch wiederzuerkennen. Alle die Kaufentscheidungen, die einen Einfluss auf Mensch und Natur ausübten, die daran beteiligt sind, würden wegfallen. Bei jeder Interaktion mit einem anderen Menschen sorgst du dafür, dass dieser eine andere Richtung einschlägt, als wenn er dir nicht begegnet wäre. Überall hinterlässt du Spuren, und das in jedem Moment. Und diese Spuren lösen immer größere Kettenreaktionen aus. Deine

Handlung auf dieser Seite der Welt kann enorme Auswirkungen auf einen Menschen auf der anderen Seite der Welt haben, und das, ohne dass ihr euch kennt. Würde auch nur ein Buchstabe im Alphabet fehlen, sein Verbleib wäre in einem Buch überall bemerkbar. Streiche etwa den Buchstaben A in einem Buch in jedem Wort durch, und du wirst wissen, was ich meine. Viele Wörter wären dann nicht einmal mehr lesbar. Du spielst eine Rolle hier, die niemand perfekter spielen kann als du. Du bist sozusagen ein Experte darin, diese Rolle zu spielen. Du kannst sie so gut spielen, dass niemand merkt, dass sie nur gespielt ist. Genauso wie auch du nicht bemerkst, dass die anderen nur ihre Rolle spielen. Wir alle sind in unserer Rolle so vertieft, dass wir vergessen haben, dass es sich nur um eine vorübergehende Rolle handelt. Wir sind so sehr in diese Rolle vertieft, die wir auch oft unsere Persönlichkeit nennen, dass wir uns angefangen haben, mit ihr zu identifizieren. Wir glauben, wir sind diese Rolle.

Wir spielen sie nicht nur, sondern wir sind sie. Doch leider vergessen wir, dass diese Rolle eines Tages sterben muss, und wir erinnern uns, wir sind ewiges Sein. Wir werden also unsere Rolle überleben, und daher können wir sie auch nicht sein. Dies dürfen wir uns immer wieder vor Augen führen. Wir spielen hier eine wichtige Rolle, um dadurch uns und anderen wichtige und gewünschte Erfahrungen zu ermöglichen, doch wir sind sie nicht. Ich bin nicht Markus, ein Mensch mit den und den Eigenschaften. Ich bin ewiges Sein, das nur die Rolle namens Markus mit den und den Eigenschaften spielt. Und bei dieser Rolle wird es nicht bleiben. Schon viele andere Rollen durfte ich bereits zuvor spielen, und viele weitere werde ich nach dieser noch spielen. Es kann sehr befreiend sein, sich dessen bewusst zu sein und bewusst zu bleiben. Wenn wir uns den anderen Grund anschauen, dann geht es hier mehr um uns. Beim eben behandelten Grund geht es mehr um andere. Wir sind hier, weil wir gebraucht werden, um anderen zu dienen. Bei diesem Grund aber geht es darum, die Möglichkeiten dieser Welt zu erleben. Wir sind in dieser und nicht in einer anderen Welt, wo die Dinge ganz anders sind und laufen, weil wir sie erfahren wollen! Weil wir uns für diese ganz bewusst entschieden haben. - Was, wenn das Ziel deiner Seele nicht darin besteht, noch einen bestimmten Ort oder ein bestimmtes

So-Sein zu erreichen, sondern genau dort und der zu sein, wo und wie du aktuell bist und das in jedem Moment? Wenn unsere Seele also nicht nur für einen bestimmten und kurzen Moment sich entschieden hat, sich als diese, unsere Inkarnation zu erfahren, sondern wegen jedem einzelnen Moment und aller Entwicklungsstadien unseres Lebens? Und ich meine hier wirklich jeden, ohne Ausnahme. Alles, was wir bisher erlebt haben und noch erleben werden, wurde von unserer Seele geplant und erschaffen und damit gewollt!

Und das Vergessen dessen gehört ebenso zum Willen und zur beabsichtigten Erfahrung dazu. Die Seele will nicht einfach ein bestimmtes Ziel erreichen, sondern das Ziel inklusive des gesamten Weges erfahren, denn das Leben besteht nur aus dem Weg. Und dieser Weg wird am intensivsten erlebt, wenn die Seele ihn erfährt, ohne ihn im Voraus zu kennen und zu erinnern, wie sie ihn geplant und erschaffen hatte. Jedes erreichte Ziel bildet nur die Startlinie für einen weiteren Weg zu einem neuen Ziel. Und unsere Seele hat dies gewählt, weil sie sich dadurch selbst erfahren möchte. In einem Leben, in dem sie die Rolle spielt, die du aktuell als dein Avatar erlebst, kann sie sich auf eine andere Weise erfahren als in einem Leben als beispielsweise deine Mutter. Lassen wir uns einen Moment Zeit, um über diesen Gedanken nachzudenken und ihn auf uns wirken zu lassen...

Alles in unserem Leben wurde von uns selbst zuvor geplant und erschaffen, einschließlich des Vergessens, dass wir dies getan haben. Ähnlich wie wir in ein Fahrgeschäft in einem Vergnügungspark gehen, betritt unsere Seele eine Verkörperung als eine bestimmte Person. Und sie tut dies solange, bis es für sie als Mensch nichts mehr zu erfahren gibt, und dann wählt sie eine andere Existenzform. Stell dir vor, wie erfüllend dein Leben sein könnte, wenn du dir erlauben könntest, dies als deine neue Wahrheit zu sehen. Du bist hier, weil du hier sein möchtest, und alles, was du erlebst, wurde von dir selbst gewählt, geplant und erschaffen. Jeder Widerstand und damit verbundenes Leid würde sich in einem Augenblick auflösen, und an seine Stelle würden Faszination, Vorfreude, Liebe, Erfüllung, Gelassenheit und Genuss treten. Das, wonach wir uns so sehr sehnen und was wir durch äußere Objekte in einer anderen Zeit und einem anderen Ort erhoffen, ist nur ein Perspektivenwechsel entfernt! Glückseligkeit und Leid sind nicht das Ergebnis dessen, was wir erleben, sondern nur unserer Bewertung und Interpretation dessen, was wir erleben, basierend auf unserem Bewusstsein und nicht den Umständen, in denen wir uns befinden. Das dürfen wir verstehen. Wenn wir uns erlauben würden, alles zu lieben, alles anzunehmen und als gewollt zu betrachten, hätte jegliches Leid für uns ein für alle Mal ein Ende. Und was oder wer hindert uns als das, was wir sind, daran, die Inhalte unseres Lebens so zu sehen?

Doch manchen Menschen fällt es schwer, diese Sichtweise einzunehmen. Sie halten zu sehr an ihrem Widerstand und ihrer Ablehnung dessen fest, was ihr Leben ausmacht und was sie als ihr Menschsein kennen. Das Leiden und das Klagen über das, was ihnen widerfahren ist, sind zu vertraut, und sie sehen ihr Dasein als Opfer der Umstände. Sie wurden konditioniert, sich als hilflose Opfer zu fühlen. Wenn alles als gewollt betrachtet würde, anstatt als Angriff gegen uns, worüber sollten sie sich dann noch mit anderen unterhalten? Wie wäre es, die Welt noch mehr zu einem Vergnügungspark, einem essbaren Garten voller Schönheit, Genuss, Liebe und Verbundenheit zu gestalten? Und das nicht, weil wir in Widerstand gegen das, was ist, gehen, sondern weil wir den Weg zu dieser Veränderung erfahren und genießen möchten. Weil wir die Möglichkeiten, die uns dieses Ziel bietet, erleben möchten. Das Wort "Möglichkeiten" umfasst sowohl die schönen als auch die weniger schönen Orte, die Momente, zu denen wir durch unsere Entscheidungen gelangen können.

Entscheiden wir uns dafür, dass unser Leben schöner wird, indem wir stets positive Entscheidungen treffen. Dann können wir die Dinge in unserem Leben so schön wie möglich bewerten. Wir können die schönsten Gedanken denken, die uns möglich sind. Wir können die schönsten Worte aussprechen und damit andere glücklicher machen. Wir können nur das fördern, was wir mehr in der Welt haben wollen. Wir können unsere Hände nutzen, um die Welt zu verbessern, anstatt sie zu verschlechtern. Wir können anderen durch unsere Lebensweise als Beispiel dienen und so vieles mehr, wofür wir uns entscheiden können. Wenn wir das tun, werden wir die mögli-

chen Momente dieser Welt erfahren, die mögliche Version
dieser Welt erleben, die schöner ist, als wir es uns vielleicht
vorstellen können. Aber genauso gilt das Gegenteil und alles
dazwischen. Wir können stets das Schlechte in allem sehen,
uns eine innere Hölle erschaffen und dadurch andere verletzen. Wir können uns für Lügen entscheiden und dafür sorgen,
dass sich immer mehr Menschen von uns abwenden. Wir
könnten ganze Städte zerstören und vieles mehr. Und dadurch
entsprechende Erfahrungen machen. Alles, was in dieser Welt
während unserer Lebensspanne möglich ist, steht uns offen.
In jedem Moment öffnen wir uns vielen neuen möglichen Momenten. Und gleichzeitig verschließen wir uns vielen neuen
möglichen Momenten.

Viele Türen öffnen sich und viele Türen schließen sich in jedem Moment, abhängig von den Entscheidungen, die wir treffen, abhängig von den nächsten Schritten, die wir wählen. Alle
diese möglichen Erfahrungen können wir nur hier in dieser
Welt erfahren und nirgendwo sonst. Genau deshalb sind wir in
dieser Welt, genau deshalb sind wir gerade hier. Aber die
Antworten, die ich gefunden habe, enden hier nicht. Ich habe
sogar einen kurzen Film erstellt, mit Bildern, Musik und diesen
Antworten als Erinnerungsstütze. Aber im Grunde genommen
sind diese weiteren Antworten bereits in den beiden Haupt-
gründen zusammengefasst. Dennoch gehen sie genauer darauf ein. Bitte beachte, dass dies Antworten sind, die ich für
mich selbst gefunden habe. Sie können, müssen aber nicht
gleichermaßen für dich gelten. Hier sind also die weiteren
Gründe: Ich bin hier, um die Geschenke anzunehmen, die ich
bereits erhalten habe und noch erhalten werde. Ich bin hier,
um Harmonie in diese Welt zu bringen. Ich bin hier, um als
Vorbild zu dienen. Ich bin hier, um der Welt mein wahres
Selbst zu schenken. Ich bin hier, um die Welt paradiesischer
und schöner zu gestalten. Ich bin hier, um anderen ein Lächeln auf die Lippen zu zaubern. Ich bin hier, um das Leid im
Leben zu verringern.

Ich bin hier, um meine Verabredungen mit den Menschen, die
ich mag, einzuhalten, die ich bereits getroffen habe und noch
treffen werde. Ich bin hier, um mich selbst besser kennenzu-
lernen. Ich bin hier, um mein Wissen in die Welt zu bringen.

Ich bin hier, um Spaß zu haben und mein Leben zu genießen. Ich bin hier, um der Welt zu dienen und für andere und für die Welt da zu sein. Ich bin hier, um meinen Interessen nachzugehen und weitere Interessen zu entdecken. Ich bin hier, um die Orte zu besuchen, die ich bereits besucht habe und noch besuchen werde. Ich bin hier, um zu tun, was ich bereits getan habe und noch tun werde. Ich bin hier, um die Zukunft noch zu erleben. Ich bin hier, um die Neue Welt mitzuschaffen. Ich bin hier, um die beste Version meiner selbst zum Ausdruck zu bringen. Ich bin hier, um Neues zu entdecken. Ich bin hier, um mein Leben schön zu gestalten und zu einem höchsten Genuss für mich zu machen. Ich bin hier, um meiner Seele Erfahrungen zu ermöglichen. Ich bin hier, um die Schönheit und Magie des Lebens zu bestaunen. Ich bin hier, weil ich anderen Erfahrungen ermögliche, die ohne mich nicht möglich wären. Ich bin hier, weil diese Welt so schön ist. Ich bin hier, weil es der göttliche Plan vorsieht und ich ein wichtiger Bestandteil davon bin. Ich bin hier, weil es noch so viel zu entdecken gibt. Ich bin hier, weil das Leben ohne mich unvollständig wäre. Ich bin hier, weil ich mich für dieses Leben entschieden habe. Ich bin hier, weil mir mein Leben geschenkt wurde. Ich bin hier, um meine Rolle zu spielen, denn wer würde sonst meine Rolle spielen? Und wenn ich nicht hier wäre, was wäre dann die Alternative? Natürlich gibt es noch viele weitere Gründe dafür, warum wir hier sind und warum wir gerade hier und jetzt in dieser Zeit und an diesem Ort sind. Es ist wichtig, uns bewusst zu machen, dass es gute Gründe dafür gibt.

Dass wir hier sind, ist der beste Beweis dafür, dass es einen Grund dafür gibt. Dieser Grund kann von uns ausgehen, von der Existenz selbst oder sogar von beidem. Was machen wir nun mit diesem Wissen? Wir können es nutzen, um uns noch besser zu fühlen und aufzuhören, unser Leben als sinnlos oder unbedeutend abzuwerten. Wir können andere daran erinnern. Und wir können uns daran erinnern, wie viele Faktoren erst zusammenkommen mussten, damit wir in unserer jetzigen Form existieren können. Kann das alles wirklich nur Zufall sein? Oder gibt es einen Grund dafür, dass die Faktoren so stimmig waren und uns ermöglichten, die Menschen zu sein, die wir heute sind? Welche Sichtweise fühlt sich besser an? Die Annahme, dass es einen triftigen Grund gibt, warum wir hier sein wollen und dass es einen Plan gibt? Oder die Vorstellung, dass alles nur reiner Zufall ist, dass wir nicht gebraucht werden und es keine Bedeutung hat, ob wir hier sind oder nicht? Nimm dir einen Moment, fühle hinein und entscheide dich für die Perspektive, die dein Leben verschönert und erleichtert. Denn diese Sichtweise wird es dir ermöglichen, die Welt ebenfalls schöner zu gestalten. Wenn du dich gut fühlst, bist du eher geneigt, die Welt zu verschönern, im Gegensatz dazu, wenn du dich schlecht fühlst. Denn dann neigen wir dazu, der Welt eher Schaden zuzufügen. Warum bist du nun also hier?

Meine Reise zum Erkennen

Sobald es erst einmal Klick gemacht hat, fragte ich mich, wie ich so lange in Dunkelheit verweilen konnte. Wie konnte ich die Worte der Erleuchteten so lange nicht so interpretieren, wie es für mein Verständnis notwendig war? Für sie war es klar, aber sie verwendeten andere Worte als ich. Vielleicht wird es dasselbe mit meinen Worten sein. Für mich beschreiben sie genau den Weg, aber sie könnten jemand anderen nicht dorthin führen, wo ich hingelangen konnte. Worte sind begrenzt und haben für jeden manchmal eine andere Bedeutung. Die gute Nachricht ist, sobald es erst einmal Klick gemacht hat, verändert sich alles. Es ist eigentlich so einfach, dass wir uns fragen, warum wir nicht schon vorher darauf gekommen sind. Und selbst wenn wir es verstehen und erfahren, bedeutet das nicht unbedingt, dass bei uns schon der Klick stattgefunden hat. Anfangs könnten wir uns entscheiden, unsere Suche weiter fortzusetzen und es anderswo zu suchen, weil wir es noch nicht vollständig erlebt haben. Wir denken, dass es ein spektakulärer Moment sein wird, auf den wir hinarbeiten, ein Ereignis, doch das ist es nicht. Es kann als Nebenprodukt auftreten, aber es ist nicht der Auslöser dafür. Das Erwachen geschieht ganz still. Es ändert sich nichts, es wird nichts hinzugefügt. Es ist einfach nur ein Erkennen, und dadurch fallen alle Hindernisse von uns ab.

Früher faszinierten mich Blumen. Ihre Schönheit und Perfektion ließen mich einen unbeschreiblichen Zauber erleben. Und auch heute noch kann ich diese Magie erfahren. Eine Magie, die mich sprachlos macht und in Bewunderung erstarren lässt. Sie zieht mich in ihren Bann, und ich könnte darin eine Ewigkeit verweilen. Hätte ich mich dem mehr hingegeben, hätte ich mir vermutlich viel Leid ersparen können. Doch es sollte anders kommen, und so suchte ich mein Glück stets in äußeren Objekten. Immer war etwas falsch an dem, was gerade war. Immer lehnte ich einen Teil des gegenwärtigen Moments ab und widersetzte mich ihm. An der Spitze dieses Kampfes verlor ich mich in der Opferhaltung und empfand mein Leben als zunehmend ungerecht, mich selbst als Pechvogel. Immer wieder fragte ich mich, warum ausgerechnet mir das passieren musste. Womit hatte ich so viel Leiden verdient? Heute weiß ich, dass es mein Widerstand war, der dieses Leiden erzeugt hat. Damals strebte ich nach einer schönen Partnerin und sagte mir: "Wenn ich sie erst einmal gefunden habe, wird alles anders sein." Ich machte also, wie viele andere auch, mein Glück von einer anderen Person abhängig, von einem Phantom der Zukunft. Ich verfiel dem Märchen, dass nur ein Morgen mich erlösen und alles zum Besseren verändern würde. Wie sehr ich doch dieser Illusion glaubte. Heute ist es für mich so klar, dass etwas Vergängliches uns niemals dauerhaft erfüllen kann. Ich frage mich, wie ich das jemals glauben konnte.

Ich machte mich zum Sklaven dieses Wunsches und richtete mein Leben danach aus. Ich gab mein Geld für Kleidung, Bücher, Parfüm und Discobesuche aus - für all das, was ich glaubte, zu brauchen, um diesem Ziel näherzukommen. Ich verstellte mich sogar. Mit der Zeit kam ein weiterer Wunsch hinzu, dem Motto folgend: "Alles im Leben vermehrt sich." Ich wollte einen athletischen Körper, viele Muskeln bei wenig Fett, um anderen Menschen zu imponieren, um attraktiver zu werden, um Gewicht zuzunehmen und meine Unvollkommenheit gegen ein wenig mehr Vollkommenheit einzutauschen. Der Glaube dahinter: Ich muss noch etwas erreichen, um endlich glücklich sein zu können. Und so ließ ich mein Leben auch von diesem Streben diktieren und formen. Ich passte meine Ernährung darauf an, bildete mich in diesem Bereich weiter, ging regelmäßig zum Training, verzichtete auf vieles - und das alles nur, um etwas zu erlangen, was nur in mir zu finden ist und was ich bereits jetzt ohne jedes erreichte Ziel haben kann. Mein ganzes Leben richtete sich nach diesem illusorischen Ziel, das mehr versprach, als es halten konnte. Ich konnte zwar ganze 20 kg Masse aufbauen, aber es war nie genug und egal, wie sportlich ich aussah oder wie stark ich war, ich bekam nicht das, wonach ich suchte. Also glaubte ich, es sei noch nicht genug. Ich glaubte, es liege daran, dass es noch nicht genug ist, anstatt zu erkennen, dass es einfach an einem anderen Ort zu finden ist. Ganze 6 Jahre lang verfiel ich dieser Suche. Und das alles nur, um nun alles wieder verloren zu haben. Heute wiege ich wieder so viel wie vor dem Training. Ein wenig Kraft und Muskeln sind geblieben, ebenso wie die

Erfahrung, aber das war es auch schon. Kein Glück, keine Zufriedenheit, kein Gefühl des Angekommenseins, keine Freiheit, keine Liebe konnte ich dadurch dauerhaft erlangen - höchstens für einen kurzen Moment.

Ich durfte erfahren, wie vergänglich dieses Streben ist und dass es niemals dauerhaftes Glück bringen kann. Ich habe damit aufgehört, weil die Lust daran nachließ, aber ich hätte auch weitermachen können und dann einem Unfall zum Opfer fallen können, um die Vergänglichkeit meiner Anstrengungen zu erkennen. Früher oder später hätte ich sowieso aufhören müssen und mich auf die Suche an einem anderen Ort begeben müssen. Und das habe ich auch getan, während ich diesem Ziel noch nachjagte. Ich strebte gleichzeitig nach ultimativer Gesundheit und körperlicher Reinheit und habe daher meinen Körper oft entgiftet, gefastet, Nahrungsergänzungsmittel eingenommen oder spezielle Diäten gemacht. Es ist nichts Falsches daran, Sport zu treiben oder in die eigene Gesundheit zu investieren. Es ist nur sinnlos, etwas zu tun, um etwas zu erreichen oder zu bekommen, was niemals dauerhaft erlangt werden kann. Wenn ich es tue, um gesünder zu sein, ist das in Ordnung, auch wenn es vergänglich ist. Mein Problem war, dass ich es getan habe, um ein bestimmtes Gefühl zu bekommen, das ich dadurch jedoch nicht dauerhaft erreichen konnte. Ich habe es nicht nur wegen meiner Gesundheit getan, sondern hauptsächlich wegen dieses Gefühls. Ich wollte glücklich und geliebt sein und erhoffte mir, dass es mir dadurch gelingen würde. Dabei war ich selbst derjenige, der mir das am meisten verwehrte. Ich konnte mich selbst noch nicht lieben, weil ich noch nicht die vermeintliche Vollkommenheit besaß, von der ich dachte, dass ich sie dafür brauchte.

Ich spürte wie viele andere eine Leere in meinem Herzen, die mich dazu drängte, sie zu füllen, und deshalb probierte ich alle möglichen "Stöpsel" aus. Doch erst als es mir gelang, diese Leere kurzfristig mit dem richtigen "Stöpsel" zu stopfen und dadurch Erfüllung zu erleben, konnte ich erkennen, was wirklich hinter all meinen Zielen steckte. Es war das Ende aller Verlangens, denn alles, wonach ich wirklich strebte, war nun endlich vorhanden. Aber dazu später mehr. Beim Training setzte ich sogar meine Gesundheit aufs Spiel, indem ich meinem Körper zu viel abverlangte. Und wie bereits erwähnt, es war nie genug. Ich war wie ein Drogenabhängiger, der dem nächsten Rausch hinterherjagte, der nur für wenige Minuten anhielt und mich dann wieder nach dem nächsten Streben ließ. Ich war gefangen. Gefangen in meiner Sucht und in meinem falschen Glauben. Meine Sucht bestand eben aus all diesen Zielen, durch die ich mir diesen Rausch erhoffte. Wir alle streben nach Gefühlen. Gefühle sind unsere Motivation, aber wir glauben, dass wir sie nur durch bestimmte erfüllte Bedingungen, wie zum Beispiel einen erfüllten Wunsch oder ein erreichtes Ziel, erfahren können. Dabei sollte eigentlich klar sein, dass diese Gefühle in uns entstehen und nicht in den Dingen selbst liegen. Wenn wirklich viel Geld nötig wäre, um dieses Gefühl zu erreichen, warum können dann auch sehr arme Menschen solche Gefühle erleben? Auch ich strebte nach Reichtum, denn darin vermutete ich meine Erlösung und mein Glück, von dem ich dachte, dass es dann anhalten würde. Dabei ignorierte ich die Tatsache, dass viele wohlhabende Prominente Selbstmord begehen und es viele depressive Reiche gibt.

Wie ein Esel, dem eine Karotte mit einer Angel vor die Nase gehalten wird und die er nie erreichen kann, ging ich immer weiter, um den Horizont zu erreichen. Doch je näher ich ihm kam, desto weiter entfernte er sich von mir. Schließlich kam noch ein weiteres großes Ziel hinzu, das sich "Persönlichkeitsentwicklung" nannte. Ich vermutete, dass meine Unzufriedenheit daher rührte, dass ich mich noch nicht ausreichend entwickelt hatte. Also arbeitete ich an mir selbst, las unzählige Bücher - mittlerweile weit über 300 - besuchte Seminare, suchte nach limitierenden Glaubenssätzen, probierte verschiedene Methoden aus und vieles mehr. Wieder einmal richtete ich mein gesamtes Leben danach aus und gab mein hart verdientes Geld aus, für das ich zuvor Zeit aufgewendet hatte, um es zu bekommen. Wieder einmal jagte ich einem Phantom hinterher, von dem ich mir Erlösung versprach. Doch dadurch wurden nur immer neue Wünsche geboren, die mich gefangen hielten. Ich entdeckte immer mehr an mir, was angeblich nicht richtig war, was noch vervollständigt oder verbessert werden musste. Dann kam der Tag, an dem der Wunsch nach einem perfekten Körper verschwand, aber dafür trat die Spiritualität in den Vordergrund. Ich begab mich in den Dschungel der Spiritualität, wo zahlreiche Ziele auf mich warteten. Nun galt es, mein Karma zu erkennen und aufzulösen, meinen Seelenplan zu entdecken, meine Meditations- und Yoga-Praxis zu perfektionieren und Atemübungen zu praktizieren. Ich ließ mich in Reiki einweihen und später auch im Kriya-Yoga. Wieder einmal richtete ich mein Leben nach diesem Ziel aus. Es war, als ob mir gesagt wurde, dass ich ein spirituelles Wesen sei und noch etwas tun müsse, um dies auch wirklich zu sein. Mir wurde gesagt, dass ich aus einem bestimmten Grund hierher geschickt wurde, aber diesen Grund musste ich erst mühsam suchen.

Ich war unvollkommen und musste erst noch vollkommen werden. Wieder einmal strebte ich einem Ziel hinterher, das erst in der Zukunft erreicht sein würde. Heute weiß ich, dass, wenn es nicht jetzt ist, es nie von Dauer sein wird und somit vergänglich ist. Und wenn etwas vergänglich ist, wird es Leiden mit sich bringen. Zugegeben, mit der Spiritualität war ich dem Ganzen schon nähergekommen, aber gleichzeitig birgt sie auch viele Tücken. Natürlich gesellten sich zu diesen großen Wünschen auch zahlreiche kleinere Wünsche und Ziele, nach denen ich mein Leben ausrichtete und für die ich Geld brauchte. So lief ich im Hamsterrad meine Runden. In dieser Zeit glaubte ich, dass etwas mit der Welt nicht in Ordnung sei und steigerte mich in sogenannte Verschwörungstheorien hinein, von denen übrigens ein Großteil bereits eingetreten ist. Ich glaubte, dass sich etwas im Außen verändern müsse, damit ich endlich an den Punkt gelangen könne, an dem ich sein wollte - dem Gefühl von Glück, Liebe und Freiheit. Doch ich erkannte nicht, dass dies nur noch mehr Leid und Schmerz in mir hervorbrachte und dass dieser Zustand die Ursache für eine Welt war, die nicht in Harmonie existiert. Heute weiß ich, dass ich den Hass nicht bekämpfen kann, indem ich mit Hass darauf reagiere. Heute weiß ich, dass alles im Leben sich vermehrt und wenn ich Harmonie in meinem Leben wünsche, dann darf ich nur diese Harmonie in mir zulassen. Das bedeutet, dass ich auch das Unschöne lieben muss, denn sonst erschaffe ich nur noch mehr davon.

All das Schlechte in der Welt hat Trennung und Disharmonie als gemeinsame Eigenschaft, und doch werden gerade diese Aspekte in der Aufwach-Szene weiter genährt. Auch hier gibt es wieder "Bösewichte" und "Gute" - eine weitere Form der Trennung. Wir betrachteten uns selbst als die Guten und die anderen als die Schlechten. Die Handlungen der Anderen erschienen uns schrecklich, sie erzeugten Angst oder Hass in uns und dadurch wurden wir selbst nur noch disharmonischer. Dieser Zustand bildet die Grundlage für die vielen negativen Nachrichten in der Welt. Wir waren nicht besser, sondern trugen einfach nur ein anderes Trikot.

Heute weiß ich, dass nur der Fokus auf das Gewünschte uns zum Gewünschten führen kann. Wohin wir unseren Fokus richten, dorthin gelangen wir auch, und das verstärkt sich sogar noch, denn wir nähren es. Nun weiß ich, dass ich selbst zu einer gewünschten neuen Welt werden darf, um sie zu ermöglichen, indem ich sie lebe und vorlebe.

Ja, auch mit diesem Ziel beschäftigte ich mich lange Zeit - dem Wunsch nach einer paradiesischen Welt. Ich reiste viel herum in meinem Leben, weil ich mich nicht angekommen fühlte und dem Außen dafür die Schuld gab. Ich tauchte auch in die Welt der Psychedelika ein, die meine Entwicklung in raschem Tempo voranbringen sollten. Durch sie durfte ich erfahren, wer wir wirklich sind und was ich wirklich will. Ich erkannte vieles durch sie, war aber auch in gewisser Weise von ihnen gefangen.

Ich strebte immer weiteren Erkenntnissen hinterher und erhoffte mir durch einen Trip die Lösung, die alles verändern würde. Ich unternahm über 60 Reisen mit Ayahuasca, experimentierte mit Pilzen in Dosierungen von über 17 Gramm Trockengewicht, probierte Iboga mit 20 Gramm und 5-MeO-DMT aus. Dadurch sammelte ich Erfahrungen und prägte meine Lebenserfahrung. Doch auch damit konnte ich nie dauerhaft das bekommen, was ich mir erhoffte und wonach ich mich so sehr sehnte. Aber durch diese Erfahrungen erkannte ich immer mehr, was es bedeutet, in der Hölle oder im Himmel zu sein und wo ich das, was ich wirklich wollte, finden konnte.

Ein Freund empfahl mir vor einigen Jahren ein Hörbuch namens "2020 - Eine neue Erde", das ich mir mehrmals anhörte. Erst nach dem 5. oder 10. Mal folgte ich der Buchempfehlung, die "Mary - Die unbändige göttliche Lebenslust" hieß. Dieses Buch führte mich noch näher an mein Ziel heran. Für eine kurze Zeit gelangte ich tatsächlich ans Ziel. Die Erkenntnis reifte, dass Wohlbefinden das ist, was ich mir wünsche, und dass es in mir selbst entsteht. Ich fühlte mich endlich angekommen, eine neue Welt eröffnete sich für mich. Leider wies ich einen Freund darauf hin, der die Dinge anders sah, und dadurch war ich wieder draußen. Es war wieder nur etwas Vergängliches gewesen.

Aber ich las auch andere Bücher von Bodo Deletz, die mich immer wieder dorthin führten, wo ich hinwollte. Dafür musste ich nur bestimmte Methoden anwenden und meinen Fokus auf das Gewünschte richten. Auch die Sarah- und die Eule-Trilogie halfen mir dabei. Einmal geriet ich in einen sehr leidvollen und hässlichen Zustand und fragte mich, was ich nun tun könnte. Mir fielen nur drei sinnvolle Wege ein: Akzeptieren (lieben), verändern oder verlassen. Ich konnte es nicht verlassen, denn es war in mir. Ich wusste nicht, wie ich es verändern konnte, also blieb nur die Akzeptanz. Ich entschied mich dafür, den aktuellen Zustand zu lieben, so wie er war, einfach weil er gerade da war. Und dann geschah das Wunder - er verwandelte sich in Liebe.

Ich wechselte von der Hölle in den Himmel, indem ich es einfach annahm, ohne Widerstand zu leisten. In diesem Moment verschwanden alle Wünsche und Verlangen, die ich zuvor hatte. Mir wurde klar, dass sich hinter all meinen Zielen nur diese Liebe verbarg, die ich suchte. Falls ich noch Wünsche hatte, waren es nur der Wunsch, dieses Gefühl zu genießen und es anderen zu ermöglichen. Jetzt wusste ich endlich, dass das, was ich wirklich wollte, Liebe und Wohlbefinden war, dieses wunderbare Gefühl. Leider ging es mir immer wieder verloren, weil ich damals noch nicht wusste, wie ich es selbst blockierte.

Im Laufe meines Lebens machte ich viele weitere Erfahrungen und sammelte Erkenntnisse. Ich lernte, dass die Steuerkonsole für meine Realität in mir selbst liegt. Ich beschäftigte mich immer intensiver mit dem Manifestieren und hatte einige Erfolge, die eindeutig damit zusammenhingen. Ich erkannte mich immer mehr als Schöpfer meiner eigenen Realität, aber es funktionierte nicht immer und war nicht von Dauer.

Ich probierte verschiedene Methoden aus und lernte, dass ich im Unterbewusstsein ansetzen musste. Ich versuchte es mit Hypnose, NLP und vielen Affirmationen. Ich richtete mein Leben danach aus, obwohl ich bereits wusste, was ich wirklich wollte. Die Vorstellung, mein Traumleben zu manifestieren, war einfach zu verführerisch. Doch im Laufe der Zeit wurde ich immer minimalistischer und erlebte dadurch eine Art Befreiung. Schließlich erkannte ich, dass es nicht die äußeren Dinge sind, die mir geben, was ich wirklich will. Sie können mir dabei helfen, es mir selbst zu ermöglichen, aber sie sind nicht notwendig.

Durch das Buch "Die Erleuchteten kommen" hatte ich bereits ein Jahr zuvor erfahren, was der Fokus auf das Sein mir alles geben kann und wie sehr er mich erfüllt. Ich erlebte immer wieder Erfüllung, nur um sie wieder zu verlieren. Es gab Momente, in denen ich eine tiefe Verbindung zum Leben spürte, die einfach köstlich war, aber ich konnte sie nicht festhalten. Wie ein Schmetterling entfloh sie mir jedes Mal, wenn ich versuchte, sie zu ergreifen. Ich hörte mir viele Male den Vortrag von Osho "Der Sinn und Zweck des Lebens" an, in dem bereits beschrieben wurde, wie ich das erreichen kann, was ich mir wünsche, doch ich verstand es noch nicht vollständig. Nach unzähligen Wiederholungen kam ich schließlich zu der Erkenntnis, dass ich die Ziele festlege, von denen ich mir Glück verspreche und auch teilweise erlange. So erkannte ich, dass ich einfach das, was hier und jetzt ist, zu meinem höchsten und schönsten Ziel erklären muss. Wenn ich das tue, ernte ich die gleichen Gefühle, als hätte ich mein höchstes und schönstes Ziel erreicht. Und tatsächlich funktionierte es. Ich hatte eine Abkürzung zur Erfüllung gefunden, aber leider war auch das nicht von Dauer. Auch das Lied von Kurt Tepperwein und Seom wies mich bereits darauf hin, doch auch das brachte mich nicht weit genug, um den entscheidenden Durchbruch zu erleben. Heute erkenne ich klar, dass der Vortrag und das Lied es bereits beschrieben hatten.

Erst jetzt, nachdem ich weitere Bücher gelesen, Meditationen durchgeführt und Vorträge von Karl Renz gehört habe, konnte es endlich Klick machen. Auf meiner Reise habe ich erfahren, wo es nicht zu finden ist. Ich habe gelernt, dass es nicht im Außen zu finden sein kann, denn obwohl das Außen gleich ist, habe ich es mal und mal nicht. Ich habe gelernt, dass es ein Gefühl ist. Es kann nicht in etwas Vergänglichem zu finden sein, denn sonst wäre es nicht von Dauer. Daher können es auch nicht die Gefühle selbst sein, und ich durfte sie loslassen. Sie sind nicht der Ort, an dem es zu finden ist, sondern höchstens eine Begleiterscheinung.

Ich habe gelernt, dass es etwas sein muss, das immer im Jetzt präsent ist. Es kann nicht etwas in der Zukunft sein, etwas, das noch nicht existiert. Es darf nicht an Bedingungen geknüpft sein, da es sonst wieder nicht von Dauer ist. Außerdem habe ich gelernt, dass ich wunschlos und bedingungslos werden darf, wenn ich wirklich frei sein will. So blieb schließlich nur noch eins übrig. Wie beim Spiel "Wer ist es?" blieb nur noch ein Bild übrig. Es war das Sein. Das, was ich wirklich will, kann nur im Sein gefunden werden, denn nur das Sein ist unveränderlich, ewig und bereits vorhanden, ohne dass ich etwas dafür tun muss. Denn wenn dem nicht so wäre, wäre es wieder vergänglich. Diese Erkenntnis stimmt auch mit den Beschreibungen der Weisen und Erleuchteten überein. Wenn ich nur sein kann, was sich niemals verändert und ewig ist, dann muss ich das Sein selbst sein, das schlichte Existieren an sich. Und ich habe erkannt, dass dieses Sein niemals verletzt werden kann, da es auch niemals verändert werden kann. Daher sind alle Verletzungen, von denen ich glaubte, dass sie mir zugefügt wurden, nicht meinem wahren Selbst zugefügt worden. Und so fielen sie alle von mir ab, denn am reinen Sein konnten sie nicht haften bleiben.

Da ich das Sein nun zu meinem einzigen Wunsch und zur einzigen Bedingung erklärt habe und da das Sein immer vorhanden ist, verschwand auch jedes Verlangen, und die gewünschten Gefühle konnten von selbst Raum einnehmen. Die

Liebe kann nicht erlangt werden, sie tritt automatisch ein, sobald wir aufhören, etwas abzulehnen. Sie ist wie die Sonne, die manchmal lediglich von Wolken (Widerständen, Ablehnungen) verdeckt ist. Mit jedem Widerstand hörte auch das Leid auf. Und da ich nun etwas gefunden hatte, was mir niemals genommen werden kann und was immer gleich bleibt, verschwand auch jede Angst.

Während ich mich auf das Sein konzentriere und somit aufhöre zu urteilen und Trennung zu erzeugen, erlebe ich mich eins mit allem. Solange ich nur einen Teil meiner Wahrnehmung ablehne, kann keine Liebe existieren. Denn Liebe ist reine Akzeptanz und schließt alles ein. Sie ist Verbundenheit und Freiheit. Wenn es etwas gibt, das ich ablehne, kann ich nicht wirklich frei oder verbunden sein. Das, was ich wirklich will - Liebe und Freiheit - tritt automatisch ein, wenn ich nur noch das Sein will und mich darauf konzentriere. Wenn ich durch den Fokus auf das Sein in die Gegenwart komme und aufhöre, Gedanken der Trennung zu hegen. Wenn ich Vollkommenheit erfahren will, habe ich keine andere Wahl, als alles als vollkommen zu betrachten und dadurch zu erkennen. Oder ich darf nur noch das in meiner Wahrnehmung haben, was ich als vollkommen betrachte, und währenddessen alles Unvollkommene vergessen. Aus diesem Grund ist für mich alles nur noch vollkommen, auch wenn es manchmal vollkommen unvollkommen erscheinen mag. Warum sollten auch Fehler in der Schöpfung existieren? Alles ist genau so, wie es sein soll, und ich bin hier auf Erden, um die Möglichkeiten dieser Welt zu erfahren.

Wenn du an den Punkt gelangen möchtest, an dem du dich schon immer angekommen fühlen wolltest, dann lasse alle Ziele los. Entspanne dich so, als wäre bereits alles vorhanden, was du dir je wünschen könntest. Lasse alles außer dem Sein los. Lasse den Glauben los, dass du noch etwas tun musst, um es zu erreichen. Liebe bedingungslos das, was jetzt gerade in deiner Wahrnehmung ist, einfach weil es existiert. Lass das Sein dein einziger Wunsch sein. Alles, was uns leiden lässt, wird von uns abfallen, und wir können endlich glücklich sein.

In "Gespräche mit Gott" wird gesagt, dass wir den Himmel erfahren, wenn wir nichts mehr sein, tun oder haben müssen, um inneren Frieden, vollkommene Liebe und absolute Glückseligkeit zu erfahren. Denn alles, was wir uns je wünschen könnten, ist bereits im Hier und Jetzt vollständig präsent, zum Ausdruck gebracht und erlebt. Und das Sein kann uns all dies geben, denn dafür müssen wir nichts mehr tun, es ist bereits da. Durch dieses Erkennen erfahren wir Frieden, Liebe und Glück. Wir sind endlich angekommen.

Das Sein als einziger Wunsch ist also das Tor zum Himmel. Wenn alles eins ist und wir dieses Eine sind, dann fühlen wir die Glückseligkeit des Seins, wenn wir einfach nur ins Sein eintauchen. Wenn wir alle Wolken, die es bedecken, wegpusten. Im reinen Sein fällt alles weg, was dich am Glück hindert, und alles taucht auf, was dich glücklich sein lässt. Da das Sein in allem das Gleiche und damit unpersönlich ist, verschmilzt du mit der gesamten Existenz, wenn du einfach nur bist und dich auf dein Sein konzentrierst. Es ist das, was schon immer da war, du warst es schon immer und wirst es immer sein.

Viele Menschen streben einem zukünftigen Zeitpunkt nach und verpassen dabei die Gegenwart. Wenn sie dann in der Zukunft ankommen, sehnen sie sich nach der vergangenen Gegenwart zurück. Am Ziel angekommen wünschen wir uns, noch auf dem Weg zu sein, und auf dem Weg wünschen wir uns, am Ziel zu sein. Wenn wir uns nur darauf konzentrieren, was im Hier und Jetzt ist, und es genießen, solange es da ist, dann leben wir wirklich und verpassen nicht unser Leben. Wenn wir uns selbst jetzt schon das geben, wonach wir anderswo suchen, und alles, was hinzukommt, genießen. Wenn du das Sein realisiert und erkannt hast, wird alles Weitere im Leben wie ein Bonusgeschenk. Es bereichert dein Leben, ist aber nicht mehr notwendig, und du kannst es zum ersten Mal wirklich genießen, indem du es bedingungslos lieben kannst, ohne es unbedingt so oder so haben zu müssen. Erst dann bist du wirklich frei. Erst wenn es dir gleichgültig ist, wie die Dinge in deinem Leben sind, wenn sie nicht mehr bestimmten Idealen entsprechen müssen, damit du dich glücklich fühlen kannst.

Wenn wir unseren Frieden, unser Glück, unsere Freiheit, unsere Zufriedenheit, unsere Liebe usw. von etwas abhängig machen, sind wir Marionetten dieser Sache, dann sind wir Gefangene. Lass sie einfach sein, ohne Bedingungen. Schreibe ihnen nicht vor, wie sie sein müssen, um in dein Leben zu treten. Vertraue darauf, dass sie erscheinen, sobald du sie sein lässt und aufhörst, nach ihnen zu greifen, ohne sie dabei zu erwarten. Lass sie los und sei dir gleichgültig, ob sie da sind oder nicht. Du brauchst sie nicht mehr, du brauchst nur noch das Sein, und dieses ist immer da. Wenn sie da sind, ist es gut, und wenn nicht, ist es auch gut. Betrachte sie wie ein Bonbon, das du naschst, obwohl du bereits satt bist und kein Verlangen danach verspürst. Erst wenn du sie nicht mehr willst, werden sie dir automatisch gegeben.

Nun, wenn du das verstehst und realisierst, dann bist du angekommen und kannst das Buch wieder schließen. Wenn nicht, dann lies noch weiter, denn wir werden noch des Öfteren darauf zurückkommen. Doch bevor du weiterliest, halte einmal inne und fühle hinein, was es bedeutet, nur zu sein. Was diese Worte hier bedeuten. Überprüfe das Gesagte und schiebe einmal alles außer dem Sein zur Seite. Lasse diese Worte erst einmal wirken. Ich habe dir nun alles gesagt, was du wissen musst, damit es auch bei dir "Klick" machen kann. Das Buch wird sich nicht mehr um viel Neues drehen. Es wird dir nur ein noch größeres Verständnis dieser Worte schenken wollen. Nicht mehr und nicht weniger.

Hör auf, es immer weiter auf ein Morgen oder auf ein anderes Objekt zu verschieben. Du bist es schon, du hast es schon. Du hast bereits alles, was du brauchst, um den Himmel in dir zu erfahren. Entspanne dich, es gibt nichts mehr zu tun. Wach auf aus den Gedanken des Verlangens, denn sie sind das, was dich am Ersehnten hindert. Jegliche Bemühung hindert dich nur, wenn du sie als Erfordernis betrachtest. Das Sein bleibt auch ohne jegliche Bemühung bestehen, es erfordert rein gar nichts. Es ist einfach und kommt aus sich selbst heraus. Alles Erforderliche stellt sich automatisch ein, sobald du einfach nur bist. Sein ist der Schlüssel.

Höre auf, einem Morgen hinterherzujagen, das niemals eintreten wird. Lebe stattdessen aus dem Sein heraus und verliebe dich so ins ganze Leben. Die Botschaft ist so einfach, doch kann unser Verstand sie nicht begreifen. Sie kann nur erfahren werden, wenn der Verstand zur Ruhe kommt. Richte deine volle Aufmerksamkeit auf das Gefühl des Seins, und dadurch wird der Verstand zur Ruhe kommen. Das, was du wirklich willst, ist ein Gefühlszustand, der sich einstellt, sobald du von allem außer dem Sein losgelassen hast, wenn du nur noch das Sein wünschst und dich nur noch damit identifizierst. Sein genügt.

Wenn wir im Sein sind, hören wir auf, die Liebe zu behindern, indem wir aufhören, sie durch Gedanken der Trennung zu blockieren, und dadurch werden wir sie erfahren. Wenn wir die Liebe erfahren, wird dadurch alles im Leben schön und zu einem hohen Genuss. Und wenn unser Leben schön ist, fühlen wir uns wie im Himmel.

Genug der Worte, es ist alles gesagt. Lass uns nun diese Botschaft aus anderen Blickwinkeln beleuchten.

Wenn du danach strebst, dass es dir so richtig gut geht, dass du weniger leidest und dein Leben voller Genuss, Glück und Liebe erfährst, dann beantworte bitte die folgenden Fragen:

1. Was müsste gegeben sein, damit du genau dies erfahren kannst?

2. Was wäre anders, wenn diese Dinge gegeben wären, warum sind sie erforderlich?

3. Was hält dich aktuell alles davon ab, dein Leben auf diese Weise zu erfahren?

4. Woher willst du wissen, dass es erst dann und noch nicht heute möglich ist?

5. Wie lange glaubst du, kann das durch diese Bedingungen erzeugte Glück halten?

6. Ist es für jeden Menschen gleichzeitig möglich, diese Bedingungen zu erfüllen, um dadurch das gleiche Glück zu bekommen?

7. Machen diese Bedingungen grundsätzlich glücklich oder gibt es auch Menschen mit diesen erfüllten Bedingungen, die nicht glücklich sind? Oder Menschen, die auch ohne dass diese Bedingungen erfüllt sind, glücklich sind?

8. Warum gehören manche Mönche zu den glücklichsten Menschen, obwohl sie nichts besitzen, arm sind und keine wirklichen Erfolge vorzuweisen haben?

9. Wo, wodurch und warum entsteht Glück? Warum machen einige Dinge dir Spaß und machen dich glücklich, während sie andere Menschen nicht glücklich machen?

Hast du alle Fragen schriftlich beantwortet? Super, und was hast du erkennen können? Ich möchte an dieser Stelle ein offenes Geheimnis aussprechen: Glück wird durch uns selbst blockiert oder erzeugt. Jeder Mensch kann grundsätzlich höchstes Glück erfahren. Jedes Hindernis ist selbst gemacht und kann auch selbst wieder aufgelöst werden, wenn du dazu bereit bist.

Das Leben ist nicht so, wie du vielleicht denkst. Wäre es so, dann müsste jeder Mensch die Welt auf die gleiche Weise sehen, doch das tut er nicht. Jeder Mensch sieht die Welt anders, weil jeder Mensch die Welt anders bewertet. Uns wurde beigebracht, dass es im Leben um weltliche Ziele geht, wie eine erfolgreiche Karriere, Ansehen, eine Familie gründen, ein eigenes Haus besitzen usw. Aber geht es wirklich darum? Was bleibt davon übrig, nachdem wir gestorben sind? Wer wird sich noch nach fünf Generationen an uns und unsere Erfolge erinnern? Welche Bedeutung haben all diese Dinge, wenn sie vergänglich sind und nicht für alle Menschen gleichzeitig möglich sind?

Für mich geht es im Leben darum, es so gut wie möglich zu genießen, glücklich zu sein, mich am Zusammensein mit anderen und genauso am Alleinsein zu erfreuen. Nicht nur in einigen wenigen Momenten, wenn etwas "Besonderes" passiert ist, sondern in jedem Moment. Jeden einzelnen Moment zu einem höchsten Genuss zu machen. Nicht nur die Früchte meiner Handlungen zu genießen, sondern auch das Handeln selbst zu genießen und zu lieben. Mich und alles, was mich umgibt, anzunehmen, wie es ist, und gleichzeitig das zu wählen, was meinen Absichten dient, ohne das abzulehnen, was mir weniger dient. Die Vollkommenheit und Perfektion des Lebens nicht nur in jedem Moment, sondern auch in allem, woraus der Moment besteht, zu erkennen. Jeder einzelne Aspekt des Lebens kann als Genuss erfahren werden. In jedem Moment ist bereits alles vorhanden, wonach ich wirklich suche. In jedem Moment können Freiheit, Liebe, Glück, Freude, Geborgenheit, Erfüllung, Ankunft, Verbundenheit, Entspannung, Frieden, Spaß, Genuss, Heilung und Glückseligkeit erfahren werden. Und danach strebe ich wirklich. Es hängt ausschließlich von meiner Sichtweise auf diesen Moment ab und nicht vom Moment selbst. Wenn ich dem gegenwärtigen Moment widerstehe, indem ich ihn ablehne, dann leide ich. Wenn ich ihn anders haben will, als er gerade ist, dann lehne ich ihn ab und leide dadurch.

Es gibt keinen besseren Moment, es gibt nur Momente, die wir selbst besser machen können. Es hängt alles von uns selbst ab. Das Leben ist schön, jeder einzelne Aspekt des Lebens ist auf seine Art und Weise schön. Nur unser Urteil macht ihn zu etwas anderem. Alles, was du aktuell willst, möchtest du nur, weil du dir dadurch die Gefühle erhoffst, die du auch bereits ohne diese Objekte, jetzt in diesem Moment, erfahren kannst. Du brauchst lediglich aus den Illusionen aufzuwachen, denen du zu glauben begonnen hast.

Dir wurde beigebracht, dass es wichtig ist, was andere über dich denken, anstatt deine eigene Wahrheit zu leben. Dir wurde beigebracht, dass die Welt voller Gefahren ist und du deshalb nach Sicherheit streben solltest. Dir wurde beigebracht zu glauben, dass du noch etwas brauchst, um das zu bekommen, was du wirklich willst. Dir wurde beigebracht, dass Kontrolle möglich ist. Dir wurde beigebracht, dass du nicht richtig bist, so wie du bist. Dir wurde beigebracht, dass sich noch etwas in deinem Leben verbessern muss und nicht so sein darf, wie es ist. Dir wurde beigebracht, Glück im Außen in vergänglichen Objekten zu suchen und mit anderen Menschen darum zu konkurrieren. Dir wurde beigebracht, dass du Opfer der Umstände bist. Dir wurde so vieles beigebracht, und du hast es geglaubt. Nur dadurch erfährst du dein Leben nicht so, wie du es wirklich haben möchtest – als spaßig, genussvoll, frei, voller Freude und Glück, voller Liebe und Fülle, entspannt, voller Schönheit und Wunder.

Willst du es auf diese Art wieder erfahren, dann darfst du dich von all diesen Illusionen trennen. Wichtig ist nicht, ein Leben zu führen, das nur anderen gefällt, sondern es so zu führen, wie es dir gefällt und wie du es in deinem Herzen fühlen möchtest. Unabhängig von den Meinungen anderer oder davon, was sie über dich denken könnten. Denn es ist dein Leben und nicht das eines anderen. Du bist hier, um die Möglichkeiten dieser Welt zu erfahren, so wie du es in deinem Herzen fühlst. Wenn sich etwas nicht stimmig und gut für dich anfühlt, dann ist es auch nicht für dich bestimmt.

Erkenne, dass Sicherheit eine Illusion ist. Wir besitzen nicht genug Möglichkeiten, Ressourcen und Lebenszeit, um uns vor allen möglichen Gefahren zu schützen, die eintreten könnten. Das ist unmöglich. Warum also versuchen, sich vor einer bestimmten Gefahr zu schützen, wenn eine andere eintreten kann, gegen die wir nicht geschützt sind? Es ist dienlicher, darauf zu vertrauen, dass wir nur sterben können, wenn es Zeit dafür ist. Und wenn es Zeit ist, können wir es ohnehin nicht verhindern. Und dass unser wahres Wesen ewig lebt und von jeglichem Verlust, Verletzung und Veränderung unberührt bleibt. Das Leben wird schöner, wenn wir darauf vertrauen, dass alles immer richtig ist, genauso wie es gerade ist – unser Körper, die Menschen um uns herum, unsere Welt, dieser Moment, diese Zeit und der Ort, an dem wir uns gerade befinden. Was wäre, wenn alles immer genauso ist, wie es sein soll und wie wir es uns auf Seelenebene gewünscht haben, um die Erfahrungen zu machen, wegen derer wir dieses Mal hier sind?

Auch Kontrolle ist eine Illusion. Wir haben nicht genug Möglichkeiten, Ressourcen und Lebenszeit, um alles kontrollieren zu können und immer die Kontrolle zu behalten. Denn die Dinge ändern sich von sich aus und das Leben ist zu umfangreich.

Und die Wahrheit ist, du brauchst nicht erst noch etwas, um das zu bekommen, was du dir wirklich wünschst. Das Einzige, was du brauchst, ist deine eigene Erlaubnis, und diese Erlaubnis geht von dir aus. Überlege einmal, warum sollte unser Glück von einem bestimmten Produkt oder materiellen Besitz abhängen? Etwas, das uns jederzeit wieder genommen werden kann und wovor wir ständig Angst haben, dass es uns wieder genommen wird? Etwas, das uns abhängig macht, weil wir glauben, dass wir es brauchen, um glücklich zu sein? Ich hoffe, du erkennst, dass das Glück, das dir durch externe Objekte gegeben wird, die vergänglich sind, nur eine weitere Quelle des Leidens ist. Und alle äußeren Objekte sind vergänglich. Du leidest, weil du weißt, dass es dir wieder genommen werden kann, und dann leidest du, weil du Angst davor hast, dass es dir genommen wird. Du leidest auch, wenn du es entweder noch nicht hast oder wenn es dir wieder genommen wurde. Und du leidest, wenn du entdeckst, dass es dir nicht das gegeben hat, was du dir erhofft hattest.

Es gibt jedoch ein Glück, das dir nicht genommen werden kann, das dich nicht leiden lässt und das du in jedem Moment unabhängig von den Umständen und dem Besitz haben kannst. Dieses Glück erfährst du, wenn du dich dazu entscheidest und dir erlaubst, den gegenwärtigen Moment als das Schönste überhaupt, als richtig und gut, als ein Geschenk zu sehen. Wenn du das, was gerade ist, zu dem machst, was du willst, anstatt dem hinterherzujagen, was du willst. Alles ist bereits perfekt, sonst wäre es nicht so, wie es ist. Wir sind keine Opfer des Lebens, sondern Schöpfer. Unsere Welt und unser Leben sind genau so, wie sie sein sollen, optimal für uns. Wir haben es nur vergessen. Wir erfahren, was wir erfahren, nicht weil jemand uns bestrafen will, sondern weil wir dadurch etwas Bestimmtes erfahren und erkennen wollen.

Wirkliche Veränderung tritt nicht ein, wenn wir etwas im Außen verändern, denn das Außen ist nur ein Spiegelbild unseres Inneren. Veränderung tritt ein, wenn wir das Außen so annehmen, wie es ist, und dadurch unser Inneres verändern. Wenn wir wieder in Harmonie mit uns selbst kommen, kann auch Harmonie im Außen entstehen. Alles ist bereits perfekt. Das dürfen wir erkennen. Wir dürfen alles als perfekt annehmen und dann die Aspekte wählen, die wir gerade erfahren wollen, ohne uns dabei etwas zu erhoffen, was wir bereits in diesem Moment erfahren können. Wir können etwas anderes wählen, weil wir Lust darauf haben und nicht, weil wir glauben, dass es eine Notwendigkeit für unser Glück ist. Nicht weil wir dadurch etwas bekommen wollen, sondern einfach nur, weil wir nun einen anderen Aspekt des Lebens erfahren möchten, und gleichzeitig auch okay damit sind, wenn alles so bleibt, wie es gerade ist.

Genau wie alles bereits richtig ist, bist auch du richtig. Doch es steht dir frei, es auch anders zu sehen, und das tun die meisten von uns. Nichts im Außen kann dir je langfristig das geben, was du dir davon erhoffst, denn es ist vergänglich. Außerdem erfahren wir durch die Objekte im Außen nur Glück, weil wir es uns dann erlauben, die Situation so zu sehen, dass Glück möglich wird. Und das auch nur so lange, wie wir uns erlauben, unser Leben so zu sehen. Wir können es uns jedoch auch jetzt bereits erlauben, unser gegenwärtiges Leben so zu sehen, und dadurch erfahren wir das gleiche Glück.

Die illusorische Reise

Lasst uns von meiner eigenen Reise nun gleich zu der Reise übergehen, auf der wir uns alle befinden. Auf der Suche nach den Kernaussagen der Erleuchteten und Weisen meldete sich plötzlich der Drang in mir, dieses Kapitel zu schreiben und über diesen Weg zu diesen Aussagen zu gelangen. Genau wie du, bin ich nun sehr gespannt, was jetzt durch mich in dieses Kapitel fließen will. Und damit wären wir bereits beim ersten Punkt.

Bei der Erleuchtung geht es um das freie Fließen des Lebens und der Liebe, und dazu dürfen alle Hindernisse beiseite geräumt werden. Am besten gelingt dies, indem wir diese Hindernisse ein für alle Mal als Illusion erkennen. Andernfalls kämpfen wir nur weiter mit Trugbildern. Es ist hilfreich, die Haltung einzunehmen, dass alles als Illusion und falsch betrachtet wird, als bloße Annahme, die in den meisten Fällen nur für diejenigen gilt, die fähig sind, daran zu glauben.

Jeder, der von einer Notwendigkeit für Erleuchtung spricht, bewegt sich in der Illusion. Wenn du dich aus der Illusion begeben möchtest, dann gehe ab sofort davon aus, dass alles bereits vorhanden ist, alles bereits vollkommen ist und nichts mehr verbessert werden muss. Du bist bereits alles, was du anstrebst, doch dein Streben danach hindert dich am Erkennen. Beende jegliche Bestrebung, noch etwas erreichen zu wollen. Beende jegliches Verlangen und jeden Versuch, die Perfektion und Vollkommenheit des Lebens, so wie es ist, anzuzweifeln, und dann werden sich die Nebel der Illusion nach und nach lüften.

Wisse, es ist bereits alles vorhanden, du kannst es nur aktuell noch nicht erkennen, das ist alles. Es braucht nichts mehr hinzugefügt zu werden, nur die Illusion muss erkannt werden, damit die Verstandeswolken wieder das Licht der Glückseligkeit freigeben. Bei der Erleuchtung geht es also nicht darum, etwas hinzuzufügen, sondern nur etwas zu entfernen. Es ist nicht ein Zuwenig, das dich behindert, im Gegenteil, es ist ein Zuviel des Guten. Du bist nicht zu langsam unterwegs, im Gegenteil, du bist zu schnell unterwegs.

Erleuchtung, so könnte man meinen, ist am besten über die Gegensätze unserer heutigen Gesellschaft zu erreichen. Die große Masse spiegelt uns sehr gut, wie es nicht geht. Doch wie bereits eingangs erwähnt, ist Erleuchtung nichts, was erreicht werden kann, denn es ist bereits erreicht. Wir sind es bereits, und darum können wir es auch nicht erreichen.

Erleuchtete nehmen die Welt aus einer Perspektive wahr, wie wohl nahezu jeder gerne die Welt haben würde. Nicht weil sie sich einer Illusion hingeben, sondern weil sie aufhören, der Illusion zu glauben, dass die Welt und das Leben etwas anderes sein könnten als das Schönste, was sie sein können.

Wir würden gerne die Welt vollkommen haben und geben uns größte Mühe, sie auf unsere Art zu vervollkommnen, doch sie ist es bereits in all ihren Aspekten und in jedem einzelnen Moment. Wir erkennen es nur gerade nicht, und das ist die Illusion. Und da wir es gerade nicht erkennen, erfahren wir es auch nicht. Geh darum am besten stets davon aus, dass es nichts Unvollkommenes gibt. Alles ist bereits genauso, wie es sein soll. Nur haben wir verlernt, es auch so zu sehen, und darum erfahren wir es auch nicht.

Es wurde nie etwas Unvollkommenes erschaffen – wozu auch? Selbst das scheinbar Unvollkommene ist Teil dieser Vollkommenheit. Alles ist bereits schön, doch für uns ist nur das schön, was wir uns auch erlauben, als schön zu sehen. Dabei steht es uns in jedem Moment frei, alles schön zu finden. Empfinden wir es als schön, dann lieben wir es. Lieben wir es, dann finden wir es auch schön.

Wer macht nun den Anfang, das Sehen oder das Lieben? Tatsächlich brauchst du nichts zu tun, noch nicht einmal es als schön zu sehen, denn die Schönheit spricht von selbst durch ihr bloßes Dasein, sofern sich keine Urteile, die etwas anderes sagen, einmischen und du ihnen glaubst.

Merke dir, jeder Moment ist bereits perfekt, vollkommen, schön und richtig. Er ist voll mit dem, was wir uns wünschen, und sobald wir uns absolut erlauben, dies so zu sehen, werden wir es auch erkennen. Dann wird zu uns fließen, was wir wirklich wollen, und das in jedem Moment. Dies wird unsere Augen für die Schönheit des Lebens öffnen, für die wahre Schönheit, sodass wir sie wiedererkennen können.

Doch habe keine Erwartungen oder Hoffnungen, denn das würde nur wieder Spannungen erzeugen und dich darin behindern, es zu erfahren. Lass es einfach nur da sein und sei damit. Sei so, in diesem Moment, als würdest du gerade alles erfahren, was du je wolltest. Lasse ihn Ausdruck all deiner Wünsche sein und die Gesamtsumme dieser sogar noch übertreffen. Lass ihn der gefundene und größte Schatz sein, der nur gefunden werden kann, denn das ist er.

Wisse, du bist bereits am Ziel, denn du kannst nirgendwo anders sein als am Ziel, denn es gibt nur das Hier, denn alles ist eins. Es gibt nur diesen einen Moment, und in ihm ist bereits alles vorhanden, auch wenn du gerade nur einen winzigen Ausschnitt davon wahrnimmst. Du bist für immer in der Ewigkeit zu Hause, und das wird sich auch nie ändern. Egal, welchen Moment du auch gerade erfährst, es ist immer derselbe, jedoch aus einer anderen Perspektive heraus. Du kannst nur in diesem Moment sein, weil es keinen anderen Ort gibt, an dem du sein kannst.

Diese Erkenntnis darf dir dienen, dein Bestreben, dich anderswo hinzubegeben, vollkommen aufzugeben. Lasse los von der Hoffnung, anderswo könnte es besser sein. Es gibt kein Anderswo. Da, wo du bist, kann bereits höchstes Glück erfahren werden, unabhängig davon, wo du gerade glaubst zu sein. Weder gibt es eine andere Zeit noch einen anderen Ort oder ein anderes Umfeld. Es fehlt nichts, alles ist bereits so eingerichtet, dass du Glückseligkeit erfahren kannst. Nichts muss sich verbessern.

Verabschiede dich am besten von dem Wort "besser" und tausche es gegen das Wort "Veränderung" aus. Es kann sich etwas verändern, es kann anders werden, aber niemals besser, denn alles ist bereits so perfekt, dass keine Besserung mehr möglich ist. Klar, dir wurde etwas anderes beigebracht, doch ist es gerade dieser Irrglaube, der dich daran hindert, es zu erkennen.

Wisse darum außerdem, dass da, wo du gerade bist, das, was du gerade erfährst, genau das ist, was du erfahren willst. Lasse jeden Moment genau das sein, was du willst. Lasse jeden Moment, den du gerade erfährst, jedes Hier und Jetzt, genau das sein, was du am meisten willst, und du wirst Erfüllung erfahren. Die Erfüllung, weswegen viele sich auf einen langen Weg in ein Anderswo begeben, nur um dann kurze Zeit später enttäuscht einem anderen Anderswo hinterherzurennen. Vergiss jedes Anderswo, es ist bloße Fiktion.

Das, was du willst, was du dir durch jedes Objekt, nach dem du strebst, erhoffst und selbst wenn dieses Objekt eine romantische Liebe sein sollte, ist in Wahrheit diese Erfüllung, dieses sich endlich angekommen Fühlen. Ankommen kannst du jedoch nur, wenn du aufhörst, unbedingt anderswo hinzuwollen. Du willst dich in Wirklichkeit nicht einem Ziel verbunden fühlen, im Gegenteil, du willst dich frei fühlen.

Freiheit ist jedoch das Gegenteil von der Verbundenheit zu einem Ziel. Jedes Ziel, jeder Wunsch macht dich nur unfrei und zu einem Sklaven und entfernt dich nur weiter von dem, weswegen du dieses Ziel überhaupt hast. Jedes Anderswo, das du anstrebst, erzeugt nur Leiden, und gerade dieses Leiden willst du vermeiden. Egal, was du tust, sobald du woanders hin willst, als wo du jetzt bist und was jetzt ist, entfernst du dich nur von deinem Ziel.

Der Schatz, den du suchst, ist im Hier und Jetzt versteckt. Sobald du diesen in einem Anderswo suchst, entfernst du dich nur von ihm. Erfüllung und das, was du wirklich wünschst, kann nur in der Wunschlosigkeit gefunden werden, und diese kann nur erreicht werden, wenn du nur noch wünschst, was bereits hier und jetzt ist.

Die große Masse will stets woanders hin, um etwas zu erreichen. Der Weg der Erleuchtung besteht darin, nirgendwo an-

ders mehr hinzuwollen und nichts mehr zu erreichen. Die große Masse will schnell woanders hin, aber der Weg der Erleuchtung besteht darin, achtsam jeden Schritt im Leben zu
genießen, jeden einzelnen Moment voll auszukosten, weil er
bereits das ist, was wir uns wünschen. Und das gelingt am
besten, wenn wir langsam sind. Wenn wir zu schnell sind,
verpassen wir das Glück dieses Moments.

Du brauchst auch nichts mehr zu bewerten oder zu kommentieren. Verabschiede dich davon. Alles ist, wie es ist, und jeder
Kommentar verfälscht es nur. Aus der Sicht eines Erleuchteten ist alles bereits vollkommen, schön, richtig, gut, unermesslich wertvoll, göttlich und perfekt. Mehr brauchst du nicht zu
wissen. Wozu also bewerten? Besonders, wenn keine Bewertung es besser machen kann, als es bereits ist?

Schau dir eine Schneeflocke an, und du wirst ihre Schönheit
und Perfektion bereits erkennen können, ohne ihr diese mit
deinen Gedanken noch hinzufügen zu müssen. Genieße einfach nur das, was gerade den Raum deines Bewusstseins mit
dir teilt.

Wisse, selbst wenn sich dieses Objekt verändern würde, würde dadurch nicht automatisch Erfüllung wahrscheinlicher werden. Nichts im Außen braucht sich zu ändern, nur deine
Sichtweise darauf. Wenn du dir erlauben kannst, die Welt auf
diese Weise zu sehen, dann endet jegliches Verlangen und
jeglicher Widerstand. Damit endet auch jegliches Leid, und
gleichzeitig kann die Liebe und Glückseligkeit wieder frei durch
dich fließen.

Du wirst frei von sämtlichen inneren Bossen sein, die dir ständig vorschreiben, was du noch tun und erreichen musst und
was noch nicht stimmt. Handle aus einer Position heraus, in
der du bereits alles hast, was du je wollen könntest. Tue das,
was du tust, nicht, um noch etwas zu bekommen, sondern
einfach wegen des kurzen Moments, in dem du die Frucht
deines Handelns erlebst. Betrachte das Handeln an sich, das
bloße Leben und Atmen, bereits als eine Frucht.

Handle nicht, weil sich an deinem Zustand noch etwas verbessern muss, sondern handle, weil es keine Rolle spielt, was du tust, um zu erfahren, was als der köstlichste Nektar bezeichnet werden kann. Haben ist nicht das Ziel. Alles, was du als Objekt haben kannst, ist vergänglich und kann dir wieder genommen werden.

Somit ist es nur eine Quelle für Angst und Leid, das genaue Gegenteil von dem, was du dir wünschst. Auch jedes Können ist kein erstrebenswertes Ziel, denn auch dieses kann dir jederzeit wieder genommen werden. Außerdem basiert es in den meisten Fällen nur darauf, besser als jemand anderes zu sein. Doch es gibt keinen anderen, es gibt nur uns, genauso wie es nur diesen Moment gibt. Alles andere ist nur Illusion, die uns Leiden lässt.

Gehe davon aus, dass es nur dich gibt. Alle sind du, doch aktuell blickst du aus der Perspektive, die du deinen Körper nennst. Es gibt keine Trennung, es gibt nur Einssein in verschiedenen Verkleidungen. Alles, was du erblicken kannst, bist du, doch du kannst es gerade nicht erkennen und damit erfahren, weil dir beigebracht wurde, es anders zu sehen.

Im reinen Sein wirst du keine Grenzen mehr zu etwas anderem wahrnehmen können. Die Welt, die du erlebst, existiert in dir. Es gibt kein Außen, du bist das Einzige, das existiert, und das Einzige, was du wirklich wissen kannst. Du bist die absolute Wahrheit, weil es nichts anderes als dich gibt, weil alle Dinge du sind.

Die große Masse strebt danach, das große Glück in einem anderen Menschen zu finden. Doch andere Menschen sind vergänglich und damit wieder eine Quelle für Angst und Leid. Wahres Glück kann nur in dir selbst gefunden werden, im All-Ein-Sein. Wenn du es dort nicht findest, wirst du es nirgendwo sonst finden können. Das Glück durch einen anderen Menschen kann als sehr schwacher Trostpreis für das wahre Glück erkannt werden. Wenn dein Glück von einem anderen Menschen abhängt, bist du nicht frei, sondern abhängig. Doch Freiheit ist das, was wir wirklich wollen.

Frei kannst du nur sein, wenn du nur noch das brauchst, was dich niemals verlassen kann, und das ist dein reines Sein, die Kenntnis, dass du existierst, in welcher Form auch immer. Diese ewige und unveränderliche Wahrheit kann durch nichts zerstört und dir durch nichts genommen werden. Wann immer du Glück, Leid oder überhaupt etwas empfinden kannst, bist du. Mache dies zu deinem einzigen Wunsch, und alles Weitere wird ein Bonus sein.

Lasse dein größter Wunsch sein, einfach nur zu sein, nicht mehr und nicht weniger. Mache das Sein zu deinem höchsten Genuss, zu dem, was du schon immer einmal wolltest und nun endlich erfahren darfst. Der Moment kann seine Erscheinung ändern, doch du und der Raum, in dem dieser erscheint, bleiben ewig gleich. Ihr seid immer da, ohne jegliche Form oder Aussehen. Jenseits aller Vorstellungen kannst du nur sagen, dass es ist und sich nie verändert. Der Traum verändert sich, doch der Träumer bleibt immer gleich. Du bist dieser Träumer, und du selbst entscheidest über die Qualität deines Traumes durch deine Sicht auf ihn.

Soll er hässlich sein und möchtest du ihn als hässlich erfahren, dann finde ihn hässlich, und er wird es sein. Willst du ihn gerne als schön erfahren, dann finde ihn schön, und er wird es sein. Es ist immer deine freie Wahl, wie du ihn erfährst, und du kannst deine Wahl, wie du ihn sehen willst, in jedem Moment neu treffen.

Doch wie auch immer du ihn siehst und was auch immer du gerade erfährst und wahrnimmst, genieße es, solange es da ist. Genieße es zu leiden, wenn du gerade leidest, und sage Ja zum Leiden. Mache das Leiden zu etwas, was du schon immer einmal erfahren wolltest. Liebe das Leiden so, wie es ist, und empfinde es als schön. Mache das Leiden zu deinem höchsten Genuss. Und verfahre auf diese Weise auch mit allem anderen im Leben, mit jedem Objekt und mit jeder Erfahrung.

Lasse das, was die Masse hässlich findet und wovor sie sich fürchtet, das sein, worauf du dich freust, wenn es von selbst zu dir kommt. Mache den Tod, der von allein zu dir kommt, zu deinem größten Wunsch. Mache das Verlassenwerden und den Verlust, sobald diese von selbst zu dir kommen, ohne dass du dir Mühe gegeben hast, es zu begünstigen, zu deinem größten Wunsch. Mache das, was auch immer zu dir kommen mag, jeden Schicksalsschlag, ob gut oder schlecht, zu deinem größten Wunsch. Wünsche, was auch immer das Leben dir geben mag. Liebe alles, wie auch immer es gerade sein mag. Erst dann kannst du wirklich frei sein.

Solange da auch noch ein Fünkchen von Angst oder der Wille, etwas vermeiden zu wollen, in dir ist, bist du nicht wirklich frei, sondern noch immer eine Marionette deines Verstandes und der Angst, die ihm entspringt.

Lasse von allem, was dich bindet, los. Jede Erwartung, jede Furcht, jedes Verlangen, jede Abhängigkeit, jede Hoffnung, jedes Urteil, jede Identifikation, jeden Glauben und so weiter. Wenn ich von "loslassen" spreche, meine ich damit, dass du dich nicht länger von ihnen diktieren lässt. Erkenne sie als Illusionen an, die keinerlei Bedeutung haben. Betrachte dich entweder als niemanden oder als alles und nichts dazwischen. Schrumpfe dein Ego bis ins Nichts oder vergrößere es bis in die Unendlichkeit, und du wirst wieder eins mit allem sein, denn es wird keine Trennung mehr durch das Ego geben.

Mache dich komplett frei von Name und Form oder von der Geschichte deines Körpers. Jeder Erleuchtete berichtet, dass die Illusion, jemand Bestimmtes zu sein oder sein zu wollen, von ihnen abgefallen ist. Derjenige, an den sie zuvor glaubten, zu sein, wurde als Illusion erkannt. Derjenige, an den du glaubst, zu sein, existiert nicht, und das, was du bist, ist nicht greifbar. Behandle deine Identität so, als wäre sie so groß, dass du keinen Weg kennst, sie zu beschreiben, und daher hast du aufgehört, sie in etwas Begrenztes zu stecken.

Löse dich von allem, von dem du glaubst, dass du es bist, denn das bist du nicht. Das, was du bist, spricht von selbst, sobald du aufhörst, es in etwas Begrenztes zu stecken. Du bist, und das reicht aus. Mehr brauchst du über dich nicht zu wissen. Alles Weitere würde nur eine unendliche Geschichte voller Irrwege in einem endlosen Labyrinth erzeugen. Genieße einfach nur, dass du bist, ohne wissen zu wollen, warum und wie. Du wirst nie zu einer zufriedenstellenden Antwort gelangen.

Jede Antwort würde nur weitere Fragen hervorbringen und dich von dem ablenken, was wirklich wichtig ist: das Hier und Jetzt und das Ankommen in diesem Moment, ohne den Drang, woanders sein zu müssen. Jede Frage würde einen solchen Drang darstellen. Folge den Fragen einfach, ohne eine Antwort darauf finden zu wollen. Andernfalls erzeugst du nur das, was dich von dem Weg zu dem abbringt, was du wirklich willst.

Erleuchtung ist, wenn du dich von allem befreit hast, von dem du dich befreien kannst, ohne dass dein Körper Schaden nimmt. Es geht nicht so sehr darum, sich im Außen zu befreien, denn das Äußere ist unwichtig. Es geht darum, sich innerlich von allem im Außen zu befreien, denn dort sind die wahren Ketten verborgen. Die große Masse sucht im Außen, aber Erleuchtung und das, wonach du wirklich suchst, können nur im Inneren verwirklicht und gefunden werden. Nichts im Außen hat eine Bedeutung. Denn alles im Außen ist nicht die Ursache für Glück oder Leid, es ist immer etwas im Inneren.

Schmerz und Leid entstehen nie im Außen, sondern immer nur im Inneren. Die ganze Welt, die du erlebst, entsteht in dir, dein Inneres bestimmt, welche Welt du wahrnimmst. Den Wunsch zu haben, etwas im Außen verbessern zu wollen, ist so, als würdest du versuchen, durch den Schatten oder den Spiegel etwas an seiner Ursache zu verändern. Nicht die Reflexion ist das Problem, sondern immer das, was reflektiert wird. Vor allem der Glaube, dass es überhaupt ein Problem geben könnte. Es gibt keine Probleme, sondern nur den Glauben, die gedankliche Illusion, dass es welche gibt. Ein Problem entsteht, weil wir etwas, das ist, ablehnen und glauben, es müsse verbessert werden und es sei nicht richtig. Doch aus welcher Motivation heraus würdest du etwas verbessern oder ablehnen, wenn bereits alles perfekt, richtig und vollkommen wäre?

Verstehe mich nicht falsch, Veränderung darf jederzeit geschehen. Veränderung ist die Natur aller Dinge. Aber solange sie nicht aus einem natürlichen Fluss heraus geschieht und aus der festen Erkenntnis, dass nichts mehr von dem, was wir wirklich wollen, dadurch erreicht oder hinzugefügt werden kann, knebelt sie uns nur. Sie wird dir nicht mehr Frieden, Freiheit, Glück, Freude, Liebe, Erfüllung oder Einheit ermöglichen können als das, was bereits jetzt möglich ist.

"Liebe, Freiheit und Glück sind niemals abhängig von einem Ort, sondern immer abhängig von deinem Bewusstsein, daher musst du dich darum kümmern" - Peter Schneeweiß. Nicht dein Körper macht dich unfrei, sondern deine Annahme, dass er es tut. Ändere diese Annahme und du änderst damit auch den Grad deiner Freiheit. Wahre Freiheit entsteht, wenn du unabhängig von dem, was dich gerade umgibt, was gerade da ist, dir erlaubst, frei zu sein. Selbst wenn das, was dich gerade umgibt, dein Körper ist. Wenn du nur ohne Körper frei sein kannst, dann ist diese Freiheit an Bedingungen gebunden und daher nicht wirklich frei. Wahre Freiheit, genauso wie wahre Liebe, sind absolut bedingungslos. Sie sind unabhängig von dem, was noch ist. Nur das, was bedingungslos ist, ist wirklich wahr.

Das Gleiche gilt für deinen Frieden. Solange er an Bedingungen geknüpft ist, ist er vergänglich und daher eine Quelle von Angst und Leid. Denn sobald diese Bedingungen nicht mehr erfüllt sind, wirst du ihn verloren haben und daher Angst empfinden, was Leiden erzeugt. Daher kann das, wonach du im Außen suchst, niemals das sein, wonach du wirklich suchst. Denn wenn es nur im Außen zu finden ist, dann ist es wieder bedingt und vergänglich, und nur eine Quelle von Angst und Leid.

Du möchtest jedoch Liebe und Freiheit, das Gegenteil von Angst und Leid. Daher solltest du jede Suche nach Erfüllung anderswo aufgeben, da sie dich nicht zu dem Ort führen wird, an dem du hoffst anzukommen. Das, wonach du dich sehnst, ist bedingungslos erreichbar, und deshalb musst du nicht mehr woanders hin. Du musst lediglich erkennen, dass es bedingungslos ist und aufhören, es an irgendwelche Bedingungen zu knüpfen. Das Einzige, was du brauchst, um es zu erfahren, ist dein bloßes Dasein. Und diese "Bedingung" ist jederzeit erfüllt. Wenn du von allen angenommenen Bedingungen loslassen würdest, auch von denen, die ich gerade genannt habe, dann würdest du es erfahren. Es bedarf lediglich einer Entfernung oder Loslösung, ohne etwas hinzuzufügen.

Wir dürfen uns aus den Illusionen entwickeln, in die wir tief verwickelt sind. Nur deshalb erkennen wir noch nicht, dass wir bereits die ganze Zeit am Ziel sind und nirgendwohin mehr müssen. Wir können, aber wir müssen nicht. Das, wonach wir suchen, ist in diesem Moment und in jedem anderen Moment zu finden, denn es gibt nur einen Moment aus verschiedenen Perspektiven. Es ist vergleichbar damit, eine Kugel aus verschiedenen Richtungen zu betrachten. Sie ist auf jeder Seite gleich. Du bist in jedem Moment, wie auch immer er aussehen mag, enthalten, und das ist das Einzige, was existiert. Es gibt nur dich, du bist der Moment, du nimmst immer nur dich selbst wahr.

Die Gesamtsumme von allem, was existiert und wahrgenommen werden kann, bist du. Du bist die absolute Wahrheit. In jedem Moment geht es darum, dich als ewige Konstante, als ewiges Sein zu erkennen. Das, was du gerade wahrnimmst, bist du, obwohl du momentan nur einen kleinen Ausschnitt davon als deinen Körper bezeichnest. Es gibt von allem, was je existieren könnte, eine Momentaufnahme, und die Gesamtsumme davon bist du. Daher bist du auch in allem enthalten, und mit allem meine ich dein wahres Wesen. Wir könnten dies auch das Feld aller Möglichkeiten, das Quantenfeld, nennen. Alles bist du, nur verschieden ausgedrückt. Du bist Energie, die sich in verschiedenen Formen ausdrückt, und du wurdest von der Illusion der Trennung und von einem Hier und Dort getäuscht. Wer bist du, wenn du nichts über dich wüsstest? Könntest du dann diese Frage beantworten, oder würdest du einfach nur sein? Wenn dir kein Gedanke mehr möglich wäre, was würde bleiben? Das, was wirklich ist, ist unabhängig von Gedanken. Gedanken sind vergänglich, aber dein wahres Sein, das Absolute, ist ewig und nicht vom Vergänglichen abhängig. Du kannst also getrost von jeglichem Gedanken ablassen. Diese lenken dich höchstens von der Wirklichkeit ab. Entweder es stellt sich von selbst ein, oder es ist nicht bedingungslos und somit nicht wahr, ewig und nur eine weitere

Quelle für Angst und Leid. Sei einfach da, sei einfach nur präsent, mehr brauchst du nicht tun, und dies ist etwas, was du nicht tun kannst. Es ist vielmehr das, was übrig bleibt, nachdem du mit allem Tun aufgehört hast. Es geschieht absolut mühelos und von selbst.

Nur das, was bleibt, nachdem jegliche Bemühung fallen gelassen wurde, ist wirklich von Wert. Wenn du dich bemühst, bist du nicht entspannt und entfernst dich von dem, was du wirklich willst. Betrachte jede Bemühung als absolut zweck- und sinnlos. Sie wird dich nicht näherbringen, sondern dich eher davon entfernen. Der Weg der Masse besteht darin, sich anzustrengen, während der Weg der Erleuchtung in der Mühelosigkeit liegt. Wenn es nicht so wäre, wäre es wieder bedingt und vergänglich. Verstehst du jetzt, was ich meine, wenn ich sage, dass du es nicht erreichen kannst und dass es die ganze Zeit bereits bei dir ist? Jeder hat es bereits, aber nur die Erleuchteten wissen es und erfahren dieses Wissen. Das ist der einzige Unterschied zwischen einem Erleuchteten und jemandem, der scheinbar nicht erleuchtet ist. Der Erleuchtete weiß, dass er bereits erleuchtet oder glückselig ist, während der Nicht-Erleuchtete es nicht weiß. Jede weitere Unterscheidung ist nur ein Symptom dieser Desillusionierung.

Erfüllung, Glück, Frieden, Freiheit, Harmonie, Entspannung, Liebe, das Gefühl des Angekommenseins usw. werden automatisch erfahren, sobald du erkannt hast, dass du bereits alles hast, was du je wollen könntest, weil du alles bist, was existiert. Diese gewünschten Gefühle, nach denen jeder Mensch durch die Jagd nach äußeren Objekten strebt, werden nicht erfahren, weil sie an einem anderen Ort vermutet werden. Dadurch schauen sie daran vorbei und erkennen sie nicht. Oder besser gesagt, sie bauen illusorische Trugbilder zwischen sich und diesen Gefühlen auf und erkennen sie deshalb nicht.

Sie stellen sich etwas vor, was gar nicht existiert, und sehen dadurch nur noch die Illusion, Maya, die Illusion des Selbst. Wenn du weißt, dass das, was du wirklich willst, der wahre Schatz des Lebens, dir niemals genommen werden kann, weil es dein wahres Wesen ist und du es grundsätzlich in jedem

Moment erfahren kannst, in dem du es zulässt und dich dafür öffnest, dann fallen Angst, Sorgen und Zweifel von dir ab. Was dich behindert, klebt nicht an dir, sondern du hältst es fest. Du musst nur loslassen, und es wird von selbst von dir abfallen. Alles, was du im Leben erleben kannst, ist nur ein Bonus und völlig uninteressant, sobald du den wahren Schatz in dir gefunden hast. Du solltest dir jedoch bewusst sein, dass du als die Quelle jeder Erfahrung und weil du ewig bist, ewig Zeit für alles hast. Was du in diesem Leben nicht erfährst oder erreichst, kannst du in einem anderen Leben erfahren oder erreichen, wenn es dann immer noch das ist, was du willst. Im Laufe deiner ewigen Reise wirst du alles, was du erfahren möchtest, erfahren. Du musst einfach nur sein, und damit kannst du niemals aufhören, denn du bist die Existenz selbst, und Existenz kann nicht aufhören zu existieren. Doch wenn du geduldig bist, wird die Wartezeit bis dahin viel angenehmer sein.

Denk daran, du bist jeder Moment in allen seinen Variationen. Weil jeder Moment du bist und es nichts anderes gibt, außer dich. Doch kannst du dich jederzeit einer Illusion hingeben, die dich etwas anderes erfahren lässt. Und wenn du in diesem Bewusstsein nun einmal diesen Text zur Seite legst und nur mit diesem Moment bist, im Wissen, dass du das, was du gerade wahrnimmst, selbst bist und es überhaupt keine Distanz zwischen dir und dem, was du gerade wahrnimmst, gibt, weil du selbst das Wahrgenommene bist, dann bist du nur noch und alles Weitere wird keine Rolle mehr spielen. Du wirst einfach nur genießen zu sein.

Wenn du alles bist, was existiert, wie kann es dann noch etwas zu erreichen geben? Wo soll dann das Anderswo sein? Wie kannst du dann nicht am Ziel sein? Das Gefühl zu sein, beinhaltet bereits alles, weil du alles bist. Doch aus diesem All-Ein-Sein nimmst du gleichzeitig nur einen winzigen Teil von dem, was du wirklich bist, wahr, weil du deinen Fokus auf diesen richtest, um diesen noch intensiver zu erfahren. Du blickst somit vom Ziel aus, nämlich dem Einssein, auf den Weg. Du kannst niemals ankommen, weil es keinen Weg gibt, denn du bist der Weg. Du kannst nur ankommen, indem du dies erkennst. Indem du erkennst, dass du bereits am Ziel bist, weil es nur dich gibt.

Wie fühlt sich diese Kenntnis an? Blicke einmal aus der Perspektive, in der du dir bewusst bist, dass du bereits alles bist, auf das, was dich gerade umgibt. Und zu dem, was dich gerade umgibt, zähle ich auch deinen Körper.

Die Masse hat Angst, das Gegenteil von Vertrauen, und darum leidet sie. Vertraue bedingungslos, dass alles, was passiert, immer richtig ist. Denn wenn du vertraust, lässt du los von den Zukunftsfiktionen deiner Angst. Sei einfach nur bedingungslos und damit grundlos vertrauend. Du brauchst nicht zu wissen, warum, sei es einfach nur.

Das, was du wirklich bist und in allen Dingen suchst, kann dir niemals genommen werden, du kannst lediglich zeitweise eine Illusion zwischen dir und diesem Wissen stellen, doch du kannst niemals aufhören, es zu sein. Selbst solltest du es mal wieder vergessen, wirst du dich eines Tages wieder daran erinnern, so wie du es bereits viele Male getan hast.

Stell dir vor, du sitzt in einem Raum, der alles beinhaltet, was du je wollen könntest, und in diesem schaust du TV. Du bleibst ewig in diesem Raum, doch es kann passieren, dass du zeitweise so tief in den Illusionen dieses TVs vertieft bist, dass du den Raum vergisst, doch wirst du selbst dann noch in diesem Raum sein. Du bist vertieft in einem Film über Zwang, und doch bleibt dein Raum, in dem du bist, völlig unberührt davon. Du, der sich diese Illusion anschaut, bleibt frei und ist nur von dem scheinbaren Zwang in den illusorischen Bildern des TVs verfangen. Diese Bilder stehen für die Gedanken, die dich etwas anderes glauben lassen als das, was du wirklich bist.

Erkenne, dass du bereits alles bist und hast und all die Objekte, durch die du dir erhoffst, was du längst bist, dir nichts geben können, was du bereits bist. Du jagst nach ihnen wegen Frieden, Liebe, Glückseligkeit, Glück, Freude, Einssein, Freiheit usw. Doch bist du all dies bereits. Diese Dinge befinden sich nicht in diesen Objekten, sondern in dir. Jage ihnen nicht hinterher, sondern erkenne dich als diese Dinge, nur so wirst du sie wirklich auf Dauer erfahren können.

Wenn der gewünschte Frieden da ist, dann wirst du keine Fragen mehr haben, weil jede Frage im Kern darauf abzielte, diesen Frieden zu bekommen. Du erfährst ihn jedoch nicht, indem du alle deine Fragen beantwortest, sondern nur, indem du von allen deinen Fragen ablässt, indem du dich als absolute Wahrheit und damit als Antwort auf alles erkennst.

Was auch immer du gerade wünschst, sei es bedingungslos, denn du bist es bereits. Erkenne dich als das Einzige, das existiert, und sage Ja zu dir. Lehnst du etwas in diesem Moment ab, dann lehnst du dich selbst ab, weil es ein Teil von dir ist. Sage zu allem Ja, finde alles schön und wähle dann den Aspekt von dir, den du gerade erfahren möchtest. Doch nicht aus Notwendigkeit, Zwang oder um einen Mangel auszugleichen, sondern aus der Fülle heraus. Denn es gibt nichts anderes zu tun, und es spielt keine Rolle, ob du den Genuss deines Seins gerade beim Abwaschen oder beim Spaziergang erlebst.

Erkenne dich als diesen Moment und als alles, was ist. Erkenne dich als das Schönste, was du je wollen könntest. Du wirst im Laufe deiner ewigen Reise durch unzählige Leben alles erfahren, was du je erfahren möchtest. Genieße daher das, was gerade ist, ohne das Bedürfnis, woanders hin zu müssen. Sei wie jemand auf einer Rolltreppe, der glückselig darauf wartet, zu seinem Ziel zu gelangen. Du weißt, dass du automatisch dort ankommen wirst, wo du sein möchtest, und genießt einfach die Zeit bis dahin.

Oder sei wie jemand, der bereits alles erlebt hat, was er je wollte, und daher kein Bedürfnis mehr hat, etwas anderes zu erleben. Genieße den Weg, auf dem du gerade unterwegs bist, im Wissen, dass du bereits angekommen bist. Lebe entspannter, genieße den Weg und lass den Drang zu rennen verschwinden. Denn dort, wo du wirklich hinwillst, kommst du niemals schneller an, indem du schneller rennst. Du bist bereits dort.

Genieße einfach nur das, was gerade ist, im tiefen Wissen, dass du bereits alles erreicht hast. Genieße den Weg, im Wissen, dass du ohnehin überall, wo du ankommen willst, eines Tages ankommen wirst, unabhängig davon, ob du schnell oder langsam gehst. Du kannst gar nicht nicht dort ankommen, wo du hinwillst. Es ist nur eine Frage der Zeit, und davon hast du mehr als genug.

Mache den Weg zu dem, was du suchst, und zwar immer nur den Abschnitt, an dem du dich gerade befindest. Der Weg ist das Ziel. Der Genuss besteht darin, jeden einzelnen Moment zu genießen und deine ewige Reise durch jeden gewünschten Moment und jede gewünschte Erfahrung. Fühle dich angekommen, wo du gerade stehst, genauso wie nach einem Schritt.

Das Leben beginnt, wenn du gestorben bist, bevor dein Körper gestorben ist. Lasse alles los, als ob du gerade gestorben wärst. Löse dich von Bindungen, Identitäten und Verpflichtungen. Ändere deine Sichtweise auf sie und betrachte sie als etwas Willkommenes. Alles kann so bleiben, wie es ist, nichts muss sich ändern, außer deine Sicht darauf.

Befreie dich von Illusionen, indem du sie erkennst und beschließt, sie anders zu sehen. Ist eine Verpflichtung noch eine Verpflichtung, wenn du dir bewusst bist, dass es nichts gibt, was du tun musst, sondern dass du dich lediglich dazu entscheidest, es zu tun? Kann es noch ein Problem geben, wenn alles, was gerade ist, genau das ist, was du willst? Kann es noch eine Identität geben, wenn du als endloses Sein ungreifbar bist und es nichts außer dich gibt, sodass jegliche Grenzen verschwinden? Wenn du nicht mehr sagen kannst, wo du anfängst und wo du aufhörst und somit nicht mehr vom Verstand erfasst wirst?

Kann es noch Leiden und Angst geben, wenn es nichts mehr gibt, was du nicht willst und selbst das Leiden und das, wovor du dich fürchtest, etwas darstellt, was du willst? Kann es noch ein Verlangen geben, wenn du nur noch wünschst, was gerade ist oder was du bist? Kann es noch Zwang geben, wenn du willst, was gerade getan wird oder es zu tun gibt? Kannst du außerhalb der Liebe sein, wenn du dich als bedingungslose Liebe erkannt hast und darum alles, so wie es ist, ohne Wunsch es anders haben zu wollen, schön findest und damit liebst? Kannst du dich gestresst fühlen, wenn du immer genau dort bist, wo du sein willst und wenn dir bewusst ist, dass du ewiges Sein bist? Brauchst du noch jemand anderen, wenn du erkannt hast, dass es nur dich gibt und du bereits in dir finden kannst, was du bisher in anderen gesucht hattest? Kannst du dich als etwas anderes als eins mit allem erfahren, wenn du dich als das Einzige, was existiert, erkennst?

Du siehst also, nur durch einen Wechsel deiner Sicht auf das, was gerade ist, hört das Leiden auf und kommst du in die Erfahrung dessen, weshalb du dich abgemüht hast. Es gibt nichts mehr zu tun, und das ist der Grund, warum du dich in die Illusion des Tunmüssens begeben hast. Weil bereits alles da ist, hast du in dem Raum, in dem bereits alles vorhanden ist, den Fernseher eingeschaltet und konntest dich so von einer Illusion von dem ablenken lassen, was du schon immer warst und auch immer sein wirst. Die Illusion bietet sozusagen Unterhaltung und Abwechslung. Wir wissen im tiefsten Inneren, dass wir durch die Illusion nichts verlieren können, sondern es nur scheinbar und nur für eine kurze Zeit in der Ewigkeit so sein wird, als wäre etwas weg. Und so können wir uns wieder an dem erfreuen, was wir schon immer waren, indem wir einfach nur für kurze Zeit dachten, etwas anderes zu sein. Wenn du möchtest, dann genieße also die Illusion. Für das Erkennen der Wirklichkeit wird dir noch genug Zeit bleiben, ja, eine ganze Ewigkeit sogar. Du kannst entscheiden, wann du erwachst, und mit diesen ganzen Worten hast du nun die freie Wahl. Genieße einfach das, was gerade ist. Genieße es, noch nicht die Erleuchtung zu erfahren und dich als getrennt vom Rest und damit als bedürftig zu erfahren. Und das, solange du es noch bist, denn dies wird eines Tages vorbeigehen. Es kommt der Zeitpunkt, an dem du der Illusionen überdrüssig geworden bist.

Und genieße es, erleuchtet zu sein, also dich als wissend zu erfahren, wenn es gerade ist, denn auch das wird eines Tages enden. Nicht weil es vergänglich ist, sondern weil du wieder anfangen wirst, dich durch Illusionen davon abzulenken. Die

Erleuchtung ist wie die Sonne, immer da, doch zeitweise ist sie von den Wolken verdeckt und so scheint es so, als wäre sie verschwunden. Die Wolken stehen für die Illusionen. Wisse, sie ist immer da. Es kommt der Zeitpunkt, an dem du dein gesamtes ewiges und endloses Sein erfahren hast, und dann gibt es nur noch die Möglichkeit, alles noch einmal zu erfahren. Du begibst dich zurück in die Illusion, befreist dich von den Illusionen, hilfst scheinbaren anderen, sich ebenfalls davon zu befreien, bis jeder Aspekt von dir die Wahrheit kennt, und dann kommt allmählich der Zeitpunkt, in welchem du das Ganze wiederholst. Auf immer und ewig. Du bist der Ozean, formst dich zu einer Welle, die scheinbar getrennt vom Ozean ist, steigst als diese auf und vereinigst dich wieder mit dem Ozean und bist eins mit ihm. Und dann geht das Ganze von vorne los. Und doch bleibst du ewig das Wasser, der Ozean, ob nun ausgedrückt als Welle oder als Ganzes. Die Welle und der Ozean sind eins. Du und die gesamte Existenz seid eins.

Doch im Rhythmus und damit im Wechsel erfährst du dich als eins und dann wieder als getrennt. Es gibt weder Anfang noch Ende, denn jeder Anfang und jedes Ende sind zugleich Anfang und Ende. Es gibt nur dich, alles seiend und verschiedene Perspektiven von dir erfahrend, das ist die ganze Wahrheit. Du, dein Sein hinter deinem Körper, bist die absolute Wahrheit. Oder anders ausgedrückt, es gibt nur Sein und jedes Werden ist bloß Illusion.

Und jetzt weißt du bereits alles, was es zu wissen gibt, doch kannst du auch die weiteren Unterschiede zwischen der großen Masse und den Wissenden betrachten und als Orientierung auf dem Weg zur Erleuchtung nutzen. Die Masse streitet mit dem Leben, ist unglücklich, hält an etwas fest und ist darauf bedacht, in den Augen der anderen jemand zu sein. Erleuchtete haben den Kampf aufgegeben, sie haben aufgehört zu glauben, dass sie besser wissen, was sein darf und was nicht, was gut und was schlecht ist. Sie haben erkannt, dass das Leben bereits perfekt ist und nichts mehr verbessert werden muss. Sie betrachten alles im Leben als von ihrer Seele gewollt und haben damit aufgehört, sich als Opfer des Lebens zu fühlen. Daher sind sie auch glücklich. Sie erkennen, dass alles immer richtig ist, auch wenn es nicht immer sofort erkannt wird. Daher haben sie auch aufgehört, über den zukünftigen Verlauf der Dinge zu urteilen. Für sie gibt es nur diesen Moment. Mehr als das, was gerade ist, können sie nicht sagen. Sie haben auch aufgehört, ständig alles im Leben zu kommentieren und vorzugeben, wie die Dinge sein sollten und was nicht. Sie haben erfahren, dass sich nichts mehr ändern muss, um das zu erleben, wonach sie sich wirklich sehnen. Sie haben sich von allem befreit und halten an nichts mehr fest, denn sie wissen, dass es keine Bedingungen gibt, um das zu erleben, was sie sich früher durch all diese vermeintlichen Bedingungen erhofft hatten. Sie erfahren Frieden und Stille, ob nun Gedanken und Gefühle vorhanden sind oder nicht.

Ob nun im Außen Chaos oder Ordnung herrscht, ob ihnen ein Körperteil fehlt oder nicht, ihr Frieden und ihr Glück sind konstant. Daher brauchen sie an nichts mehr festzuhalten. Wozu auch, wenn alles, was sie wirklich wollen, bereits in jedem Moment erfahren werden kann, unabhängig von äußeren Umständen. Sie können sogar glücklich auf der Straße leben, solange ihre grundlegenden Bedürfnisse gedeckt sind. Doch sie können auch jederzeit von ihrem Körper loslassen, wenn es an der Zeit ist, denn ihr Frieden, ihre Liebe, ihre Freiheit und ihr Glück hängen nicht davon ab. Erleuchtete Menschen interessiert es nicht, ob sie jemand sind. Tatsächlich sehen sie sich selbst sogar als Niemand, weil sie keinen inneren Drang verspüren, eine bestimmte Rolle spielen zu müssen. Sie sind einfach nur da, ohne den Wunsch, etwas Bestimmtes zu sein. Sie sind vollkommen unpersönlich geworden. Sie möchten kein bestimmter Tropfen sein, weil sie wissen, dass sie bereits der ganze Ozean sind und es nichts anderes als sie gibt. Das Konzept einer Identität als jemand erfordert eine Trennung von etwas anderem. Wie können sie also jemand sein, wenn sie wissen, dass sie das Einzige sind, das existiert? Es ist ihnen egal, was andere über sie denken. Sie haben sich von dieser Fessel befreit und können nun ihr eigenes Leben leben und genießen, anstatt sich nach den Erwartungen anderer zu richten. Ihnen ist nichts mehr peinlich. Es gibt kein Bild mehr, das sie aufrechterhalten müssen, um von anderen akzeptiert zu werden. Sie haben erkannt, dass auch dieses Bild vergänglich ist und nur Angst und Leid hervorruft. Sie haben dieses Bild losgelassen, denn sie wissen, dass das, was sie wirklich wollen, nicht davon abhängt und dass sie nicht die ganze Welt dazu bringen können, sie so zu sehen, wie sie gerne gesehen werden möchten.

Sie sind einfach nur das, was sie sind, ohne den Wunsch, jemand zu sein oder zu werden. Sie existieren, und das genügt. Nichts und niemand kann daran etwas ändern. Sie werden immer sein, in welcher Form auch immer. Das Streben, ein bestimmtes Bild aufrechtzuerhalten, bedeutet nur Anhaftung und verdeckt ihre wahre Freiheit. Ihre Seele möchte nicht an etwas haften bleiben, sie möchte absolut frei sein, denn sie ist Freiheit. Es ist ihnen gleichgültig, ob sie jemand sind oder nicht. Daher besteht unsere absolute Befreiung darin, von dem Wunsch, jemand zu sein, loszulassen. Sie sind absolut frei und möchten dies erkennen, um es auch zu erfahren. Lass die anderen über dich denken, was sie wollen. Es sagt ohnehin nichts darüber aus, wer und was du wirklich bist. Wer und was du wirklich bist, braucht keine Verteidigung und erfordert keine Anstrengungen, um aufrechterhalten zu werden. Es ist von sich aus vorhanden, und alles andere ist nur eine darüber gelegte Illusion, die vergänglich ist und eines Tages ohnehin verschwinden wird.

Die große Masse ist abhängig von äußerer Führung und Autorität. Doch Erleuchtete kennen nur noch die Autorität und Führung aus ihrem Inneren. Diese dient ihnen als Kompass. Gleichzeitig haben sie kein bestimmtes Ziel mehr, an dem sie ankommen müssen, denn sie sind bereits angekommen. Ihr Fokus liegt nun darauf, ihr Angekommensein in jedem weiteren Moment zu genießen. Ob sie jemand anderem folgen oder ihrer eigenen inneren Führung, das, was sie wirklich wollen, haben sie bereits und es hängt nicht davon ab. Dadurch sind sie absolut frei, den Weg zu gehen, den sie wählen. Oft spiegelt ihr Weg die Erkenntnis ihrer Verbundenheit mit allem wider, denn wie innen, so auch außen. Sie müssen nichts mehr tun, sie haben nur noch die Wahl und die Möglichkeit. Es gibt kein Muss mehr, um das zu bekommen, wonach sie sich so lange gesehnt haben und nun in sich selbst erkannt haben. Es gibt nur noch verschiedene Wege, die sie mit ihrem gefundenen Schatz, den ihnen niemand mehr nehmen kann und der alles beinhaltet, was sie wirklich wollen und wofür es sich lohnt zu streben, gehen können. Sie gehen den Weg nicht mehr wie jemand, der noch ein Ziel erreichen muss, sondern wie jemand, der sein Ziel bereits erreicht hat und nun noch etwas Zeit hat, sich in der Umgebung umzusehen. Dadurch wird Achtsamkeit und Genuss begünstigt und ermöglicht.

Die große Masse sucht das Glück in der Zukunft und im Vergänglichen. Doch die Erleuchteten haben es bereits in der Gegenwart und in sich selbst erkannt und gefunden. Sie finden es im Ewigen statt im Vergänglichen, in der Wirklichkeit des Jetzt statt in einer möglichen Zukunft, in einer Fiktion. Alles im Außen ist vergänglich, alles, was noch nicht hier und jetzt erfahren werden kann, ist nicht wirklich. Wahrer Frieden, Freiheit, Liebe, Glück usw. können in jedem Moment erfahren werden, unabhängig vom Ort. Und sobald wir dies erkannt haben, werden wir es auch erfahren. Die Illusion, dass es nicht so ist, schiebt sich nur zwischen uns und die Wirklichkeit, ähnlich wie Wolken sich zwischen uns und die Sonne schieben. Ein Erleuchteter erfährt die Sonne, die Glückseligkeit nicht mehr nur dann, wenn der Himmel wolkenlos ist, sondern immer, weil er sich über den Wolken befindet und solange er das Wissen darüber hat. Es wird keine Illusion mehr vor ihm aufgestellt, die ihn daran hindern könnte, die Glückseligkeit zu erkennen. Die große Masse kennt nur bedingte Liebe, bedingtes Glück, bedingten Frieden usw. Sie glaubt an Illusionen und Lügen. Doch das, was wirklich ist, ist bedingungslos und ewig. Es wurde nie geboren und kann daher auch niemals sterben. Es existiert aus sich selbst heraus. Jede Bedingung, die dafür erforderlich wäre, ist eine Illusion und eine Lüge und kann daher losgelassen werden, um sich selbst zu erlauben und dafür zu öffnen, es zu erkennen. Es war schon immer da und wird immer sein, auch in diesem Moment, auch wenn du es vielleicht noch nicht erkennen magst.

Die große Masse glaubt, dass sie eine begrenzte, getrennte und vergängliche Form ist. Aber das, was begrenzt und getrennt ist, ist nicht absolut, und was nicht absolut ist, ist nicht wahr. Das Absolute ist überall präsent und kennt keinen Ort, an dem es nicht existiert. Du bist überall und bist nicht dein Körper, sondern das Bewusstsein, das durch deinen Körper auf diese Welt schaut. Der Beobachter ist immer allgegenwärtig. Alles, was du wahrnimmst, findet in deinem Bewusstsein statt. Es gibt keinen Weg, zu beweisen, dass irgendetwas unabhängig von dir als Beobachter existiert. Jede Messung, jeder Beweis würde wieder in deinem Bewusstsein stattfinden. Es gibt also keine Zeit, in der du nicht existierst. Selbst wenn du dir eine solche Zeit vorstellen würdest, wärst du in ihr, denn ohne deine Existenz könntest du sie nicht einmal vorstellen. Andere Menschen existieren in dir, genauso wie die Menschen in deinen nächtlichen Träumen oder diejenigen, die du dir nur vorstellst. Es gibt keinen Beweis dafür, dass die ganze Welt und alle Menschen nicht nur von dir erträumt und eine Fiktion deines Geistes sind. Es ist lediglich eine Annahme, die wir haben. Doch wie bei allem in dieser Welt gibt es keinen Beweis dafür, dass es wirklich so ist. Der Traum ist Illusion, aber der Träumer ist real. Ohne den Träumer gäbe es keinen Traum, aber ohne den Traum kann es einen Träumer geben. Doch auch das ist nur eine Annahme von mir. Es könnte sogar sein, dass das, was den Traum erschafft, nicht unabhängig vom Traum existieren kann. Und dass das Bewusstsein oder der Beobachter nicht unabhängig von der Welt und dem Beobachteten existieren kann. Aber wir können sagen, dass der Träumer und der Beobachter immer gleich bleiben, während sich die Träume und das Beobachtete verändern. Und was sich verändert, ist vergänglich und damit nicht wirklich, aber was gleich bleibt, ist ewig und daher wahr. Das, was wir wirklich sind, ist immer da. Es gibt keinen Ort und keine Zeit, an dem es nicht existiert, und wir können keine Kenntnis von diesem Bewusstsein haben.

Die große Masse nimmt das, was sie erlebt, zu ernst. Erleuchtete nehmen das Leben locker und gelassen, weil sie wissen, dass sie das Unabdingbare, die Tatsache, dass sie eines Tages ihren Körper zurücklassen werden, nicht ändern können. Sie wissen, dass nichts wirklich festgelegt ist. Sie sind wieder spielerisch wie Kinder, anstatt ernst. Ernsthaftigkeit ergibt nur Sinn, wenn der Tod abwendbar wäre und sie ihn verhindern könnten. Aber wenn es Zeit ist, wird nichts ihn aufhalten können. Die Masse nimmt die Illusion des Vergänglichen viel zu ernst und hat oft verlernt, darüber zu lachen. Das Leben ist nicht ernst, weil es eine spielerische Entfaltung ist, bei der es um nichts geht, denn alles, wonach es zu streben scheint, haben und sind wir bereits. Wie kannst du in der Schule ernst bleiben und etwas lernen, was du bereits weißt? Wenn dir jemand beibringen wollte, wie du Blut durch deinen Körper fließen lassen kannst, während es bereits durch deinen Körper fließt. Ernsthaftigkeit ergibt sich aus der Illusion, noch etwas erreichen zu können.

Die große Masse hängt an der Vergangenheit fest und betrachtet ihre Erfahrungen als das, was ist und immer gleich bleibt. Dadurch verschließt sie sich neuen und anderen Erfahrungen. Erleuchtete hingegen wissen, dass nichts im Leben außer ihrem Dasein konstant ist und dass sie sich jederzeit irren können. Sie wissen, dass ihre Erfahrungen das Ergebnis ihrer Sichtweise auf das, was gerade ist, sind. Und diese Sichtweise kann sich jederzeit ändern und damit auch ihre Erfahrung. Nur weil wir etwas bisher auf eine bestimmte Weise erfahren haben, heißt das nicht, dass dies die einzige mögliche Erfahrung ist. Es bedeutet nur, dass wir bisher die gleichen Ursachen gesetzt haben oder unseren Fokus nur auf diese Erfahrungen gerichtet haben. Aber nichts davon muss wahr sein.

Es scheint nur so, doch denken sie, weil sie sich damit identifizieren, ihnen ist keine andere Erfahrung möglich. Identifizieren bedeutet Anhaften und dieses lässt dich am immer Selben kleben. Wenn du glaubst, das Vergängliche sei konstant, dann bleibst du nur weiterhin in einer Illusion gefangen. Und hinderst dich selbst daran, zu erkennen, was hinter der Illusion ist. Wenn du deinen Schatten als das einzig Wahre siehst, dann wirst du blind gegenüber dem, was den Schatten erzeugt sein. Dein Körper, deine Welt und alles Vergängliche sind nur ein Schatten deines ewigen und unveränderlichen Seins, der wahren Wirklichkeit und dessen, was immer ist.

Lebe so, als würde es weder Vergangenheit noch Zukunft geben. Vergangene Momente können ganz anders abgelaufen sein, als du dich noch an sie erinnern kannst, und die Zukunft ist nur eine Vermutung darüber, was einmal sein kann. Nur für die Gegenwart gibt es eine Garantie, alles andere ist nur eine Vermutung. Nur das, was jetzt ist, können wir wirklich wissen.

Öffne dich dem, was jetzt ist, ohne es in die Schablone deiner Vergangenheit zu pressen. Genieße die Welt wie jemand, der jetzt zum ersten Mal in dieser Welt angekommen ist und im nächsten Moment schon wieder woanders sein kann. Wie jemand, der nur diesen Moment kennt und dadurch vollkommen in diesem Moment ist. Sei der gegenwärtige Moment, anstatt den gegenwärtigen Moment zu beurteilen und damit zu verfälschen.

Der großen Masse fehlt Verständnis für die scheinbaren Fehler von sich und anderen. Erleuchtete haben Verständnis für alles, weil sie selbst bereits Fehler gemacht haben und weil es für sie keine Fehler gibt. Für sie geht es nur darum, sich daran zu erinnern, wie wir dorthin gelangen können, wo wir hinwollen. Für sie ist ein Fehler bereits ein Erfolg, weil sie wissen, dass der Fehler den Samen für den Erfolg bildet. Für sie ist niemand dadurch mehr oder weniger perfekt, dass er Fehler macht oder nicht. Für sie ist alles bereits perfekt, so wie es ist. Für sie gibt es nur Perfektion, die nach einer anderen Perfektion strebt. Für sie ist der gegenwärtige Zustand genauso perfekt wie das Ziel, auf das wir zustreben. Diese Qualität kann sich nie ändern. Wir bezeichnen nur das Eine als unperfekt und das Andere als perfekt und streben dann das an, was wir als perfekt bezeichnen. Doch das ändert nichts an der Perfektion dessen, was wir als unperfekt bezeichnen. Ihnen ist es gleichgültig, was für andere perfekt ist und was nicht, denn für sie ist bereits alles perfekt.

Die große Masse sucht im Besitz, anstatt im Sein. Sie ist oft sehr angespannt und gestresst, fühlt sich getrieben und ist fast ständig entweder unterwegs oder abgelenkt, was im Grunde dasselbe ist. Denn jedes illusorische Ziel, dem wir nachjagen, ist nur eine Ablenkung von dem, was wirklich ist. Sie erhofft ihr Glück im Mehr und im Besser, im Besonderen, und ist nicht in der Lage zu erkennen, dass nichts mehr hinzugefügt oder verbessert werden muss. Im Gegenteil, es muss nur von der Illusion losgelassen werden, dass dies überhaupt möglich ist. Die Erleuchteten ruhen im Sein, denn in ihm ist bereits alles enthalten, was sie sich wünschen. Jeder Besitz ist vergänglich und daher eine weitere Quelle von Angst und Leid. Deshalb sind sie entspannt und gelassen, denn sie müssen nirgendwohin gehen, außer dorthin, wo sie gerade sind. Denn das Sein begleitet sie immer und überall. Sie haben die Ablenkungen des Lebens erkannt und aufgehört, in ihnen das zu suchen, was sie sich wünschen. Für sie gibt es keine Ablenkungen mehr, denn sie haben bereits den Schatz gefunden, von dem sie abgelenkt wurden. Diesen Schatz genießen sie, ob sie nun arbeiten oder nicht. Ablenkung würde bedeuten, dass sie durch die Arbeit den Schatz nicht sehen könnten, doch da sie ihn bereits in sich gefunden haben, ist er ihr ständiger Begleiter. Die Masse verfällt zahlreichen Ablenkungen, indem sie das, was sie wirklich wollen, dort sucht, wo es nicht ist. Sie suchen es im Außen statt im Inneren, anderswo statt im Hier, in der Zukunft statt im Jetzt, in etwas Begrenztem statt im Allgegenwärtigen. Und deshalb erkennen sie es nicht. Sie suchen ihre Brille überall, anstatt dort, wo sie bereits ist, auf ihrer Nase. Sie schauen durch ihre Gläser und erkennen sie dennoch nicht. Dabei ist sie jederzeit da, wo immer sie auch suchen mögen. Wo auch immer du suchst, dein Sein begleitet dich, doch durch deine endlose Suche nimmst du es nicht mehr wahr.

Woher willst du wissen, dass das, was du suchst, vor dir liegt und nicht bereits in dir ist und du dir dessen nur noch gewahr werden brauchst? Woher willst du wissen, dass es eine Anstrengung, anstatt bloßer Entspannung erfordert? Woher willst du wissen, dass du noch jemand anderen brauchst, um es zu erlangen, statt dass du es bereits hast? Die große Masse hält an Meinungen, Annahmen, Überzeugungen usw. fest und bezieht hieraus ihre Identität. Darum müssen sie ständig recht haben und verteidigen diese und fühlen sich angegriffen, wenn jemand diese bezweifelt. So sperren sie sich selbst ein und sind unfähig über den Tellerrand hinauszuschauen. Dabei sind diese nur von anderen übernommen und nur selten hinterfragt worden, ob sie wirklich wahr sind. Es wurde nur angenommen und wird dann als einzige Wahrheit und als die Realität präsentiert. Auch Erleuchtete fallen diesem noch zum Opfer und auch ich. Darum sage ich es an dieser Stelle: Ich kann nur aus meiner Perspektive aufs Leben sprechen. Ich habe nur meine eigene Erfahrung als Beleg, der es für mich wahrscheinlich macht, dass es so, wie ich hier beschreibe, ist. Doch hundertprozentig wissen kann ich nur, dass ich existiere. Alles darüber hinaus sind nur Annahmen. Und diese haben einen Einfluss auf die Weise, wie wir unsere Realität erfahren, wenn wir ihnen Glauben schenken.

Probiere sie aus und prüfe, ob sie dir mehr von dem, was du wirklich wünschst, geben. Mehr Frieden, mehr Liebe, mehr Erfüllung, Glück, Freiheit usw. Doch sei offen und frei, sie jederzeit gegen andere einzutauschen, die diesen Wünschen noch dienlicher sind. Denn wenn du an ihnen festhältst, dann machst du sie nur wieder zu einer weiteren Quelle von Leiden. Die wirkliche Wahrheit braucht sich nicht zu verteidigen und braucht auch nicht verteidigt zu werden. Sie ist und spricht durch ihr bloßes Sein. Doch du wirst sie zielsicherer erreichen, wenn du in den Sichtweisen derer suchst, die bereits haben, was du suchst, als in den Sichtweisen derer, die es nicht haben oder immer wieder verlieren. Darum kann auch die große Masse nicht dein Ratgeber sein, denn sie hat es nicht. Orientiere dich darum an diejenigen, die den Mut haben, sich von der Masse abzuheben und die sich mental von allem befreit haben. Diese können durch nichts mehr, was ihnen angetan oder zu ihnen gesagt wird, verletzt werden, und ihre Liebe zu allem kann durch nichts mehr behindert werden. Jeder, der noch an seine Wahrheiten festhält und etwas persönlich nimmt, kann keine Orientierung für dich sein, denn er ist noch gefangen. Gefangen durch seine Meinungen und gefangen noch jemand Bestimmtes sein zu wollen. Jemand, der am Ziel angekommen ist, wird dir sagen, dass er dir nur von seiner Wahrheit berichten kann und dass diese bei ihm funktioniert. Doch du darfst selbst herausfinden, ob sie auch für dich gilt. Jemand, der angekommen ist, fühlt sich auch nicht als etwas Besseres als jemand, der noch nicht angekommen ist, denn er kennt keine Abtrennung und damit auch keine Unterscheidung mehr zwischen sich und anderen und damit auch kein Besser mehr. Er weiß, dass alles gleich göttlich ist und sich nur anders präsentiert. Alle Dinge sind aus denselben Stoff gemacht.

Und abschließend noch einmal zur Erinnerung: Es gibt nur dich, alles seiend, und verschiedene Perspektiven von dir erfahrend. Das ist die ganze Wahrheit. Du, dein Sein hinter deinem Körper, bist die absolute Wahrheit. Oder anders ausgedrückt: Es gibt nur Sein, und jedes Werden ist bloß Illusion. Das, was wir als Erleuchtung bezeichnen, samt Glückseligkeit

und die Erfahrung des Einsseins, ist nur die Folge vom tiefen
Wissen, dass unser ewiges Sein die absolute Wahrheit ist und
das Einzige, was existiert.

Das Problem ist nicht das, was gelöst werden muss

Früher glaubte ich, dass ich zuerst Problem X lösen müsse, um das zu bekommen, was ich wirklich wollte. Ich fühlte eine Notwendigkeit, das Problem zu lösen. Damals wusste ich weder wirklich, was ich damit erreichen wollte, noch dass es eigentlich gar nicht darum ging. Mir war nur klar, dass mich das Problem störte und deshalb verschwinden sollte. Es spielte keine Rolle, wie das Problem aussah - wenn es für mich ein Problem war, musste es verschwinden, denn es störte mich.

Heute jedoch weiß ich, dass es nie um das Problem oder um irgendein anderes Objekt unserer Motivation ging. Egal ob es darum geht, eine Frage beantwortet zu bekommen, Sicherheit zu erlangen, ein Ziel zu erreichen oder einen Wunsch zu erfüllen - es ging immer nur um einen Zustand des angenommenen Seins, des Friedens, des Glücks und der Liebe. Ich nenne diesen Zustand einfach Glückseligkeit. Darum ging es mir wirklich. Doch das konnte ich erst erkennen, als ich diesen Zustand erfahren hatte und dadurch jegliches Interesse daran verlor, noch Antworten auf unbeantwortete Fragen zu finden, Probleme zu lösen oder in die Zukunft zu gelangen.

Plötzlich waren alle Fragen beantwortet, denn sie existierten nur, weil ich mir durch die Antworten auf diese Fragen diesen Zustand erhoffte. Wenn du hart arbeitest, nur um eine bestimmte Geldsumme zu bekommen, und dann plötzlich auf anderem Wege genau diese Summe erhältst, dann beendest du die Arbeit, denn das, wofür du gearbeitet hast, ist bereits da. Genauso ist es mit der Glückseligkeit. Immer wenn wir etwas wollen, geht es in Wahrheit nur um diesen Zustand, um nichts anderes. Wir glauben nur fälschlicherweise, dass es um das vermeintliche Objekt unserer Begierde geht. Tatsächlich streben wir immer nach Gefühlen und jagen den Objekten nur hinterher, weil wir uns durch sie genau diese Gefühle erhoffen.

So kommen wir leider nie ans Ziel, denn wie du bereits erfahren hast, wird es immer Probleme, Ziele, Wünsche, Fragen usw. geben, solange wir glauben, dass sie unsere wahren Absichten erfüllen. Selbst wenn du alle deine Probleme lösen würdest, wärst du nicht dort, wo du dich erhoffst zu sein. Du würdest nur bald wieder neue Probleme haben. Du hättest das Symptom unterdrückt, aber nicht die wahre Ursache behoben. Daher tauchen die Symptome bald an anderer Stelle und in anderer Form wieder auf.

Außerdem wird unsere Lebenszeit nicht ausreichen, um alle Ziele, Wünsche und Fragen zu erfüllen oder zu beantworten. Sie sind nicht die Voraussetzung für Glückseligkeit, sondern das Hindernis. Denn hinter ihnen verbirgt sich Verlangen. Verlangen sorgt dafür, dass du mit dem, was gerade ist, in Widerstand gehst und dadurch leidest. Dadurch verschließt du dich dem Fluss des Wohlbefindens, der unaufhörlich zu dir strömt.

Das Hindernis besteht also nicht darin, dass dir noch Antworten fehlen oder keine Lösung für deine Probleme vorhanden ist, sondern dass du glaubst, dass dies eine Voraussetzung für Glückseligkeit ist. Wenn du glaubst, dass Glückseligkeit von bestimmten Bedingungen abhängt, entsteht Verlangen, da du diese Bedingungen erfüllen möchtest. Und genau dadurch verhinderst du sie. Das Verlangen erzeugt Unfrieden in dir, Leiden und lässt dich ständig weiterrennen.

Lasse jegliches Interesse los, den jetzigen Moment anders haben zu wollen oder noch etwas erreichen zu wollen. Widerstehe dem Widerstand gegen das, was ist, indem du es ablehnst. Erst dann wird Glückseligkeit plötzlich da sein. Aber auch sie darf nicht zum Objekt deines Verlangens werden, sonst bleibt Verlangen bestehen, solange sie noch nicht da ist. Solange Verlangen besteht, kannst du Glückseligkeit nicht erfahren und wirst sie nie erleben können.

Sorge dafür, dass du frei von Verlangen bist, indem du dir nur noch wünschst, was bereits jetzt vorhanden ist. Betrachte das, was ist, als richtig, gut, perfekt, vollkommen und von dir gewollt. Sieh es als Antwort auf all deine Fragen und als Lösung für all deine Probleme an, damit sich kein neues Verlangen bilden kann. Nimm den gegenwärtigen Moment in Liebe an, liebe ihn dafür, dass er ist, wie er ist.

Sei in diesem Moment präsent und erkenne, dass dich keine Frage, kein Ziel, kein Wunsch, kein Problem usw. jemals zu deinem Ziel führen wird. Lasse daher von ihnen los. Was bringt es, etwas in der Zukunft anzustreben, wenn du morgen bereits tot sein könntest oder sich alles schon wieder verändert haben kann?

Alle diese Objekte deiner Begierde sind Symptome dafür, dass du gerade nicht in Glückseligkeit bist. Gleichzeitig ist das Verlangen, sie anders haben zu wollen, die Ursache dafür, dass du sie nicht erfährst. Wenn Glückseligkeit vorhanden wäre, gäbe es keine Fragen, Ziele, Wünsche oder Probleme mehr. Und wenn sie nicht vorhanden wären, wäre Glückseligkeit da. Nicht, weil sie ein Hindernis sind, sondern weil das Verlangen, das sie erzeugt hat, das wahre Hindernis ist. Ohne Verlangen wären sie nicht da und dadurch wäre Glückseligkeit präsent.

Der gemeinsame Nenner all dieser Dinge ist das Verlangen, und dieses Verlangen darf verschwinden. Solange du jedoch noch glaubst, dass sich etwas ändern muss, damit du endlich Glückseligkeit erfahren kannst, befindest du dich immer noch im Verlangen. Probleme sind nur Situationen, die du unbedingt anders haben möchtest. Grundsätzlich sind sie nur Aufgaben, aber sobald du die Aufgabe zu wichtig nimmst und ablehnst, wird sie zu einem Problem. Probleme sind daher Aufgaben, mit denen wir nicht einverstanden sind. Sobald wir glückselig sind, werden aus all den Problemen wieder Aufgaben.

Lebe den gegenwärtigen Moment so, als gäbe es nur diesen Moment und du kennst nur diesen. Dann kannst du nicht mehr nach etwas anderem streben, denn du hättest keine Kenntnis von etwas anderem. Dadurch entsteht kein Verlangen mehr. Betrachte den gegenwärtigen Moment als das Einzige, was für dich verfügbar ist, aber auch als das Beste, was es überhaupt gibt. Betrachte ihn als vollkommen und behandele ihn als das Höchste und Schönste. Was würdest du noch anstreben, wenn du wüsstest, dass du bereits das Beste hast? Wahrscheinlich nichts mehr, stattdessen wärst du erfüllt, angekommen und würdest es genießen.

Es ist nicht wichtig, das zu bekommen, was du willst, sondern zu wollen, was du gerade bekommst. Du musst nicht die Welt deinem Willen anpassen, denn das ist unmöglich. Die Dinge können sich jederzeit wieder verändern, selbst wenn sie deinen Wünschen entsprechen. Es ist besser, deinen Willen der Welt anzupassen. Das ist der schnellere Weg, um frei zu sein. Denn egal, wohin du gehst, du wirst das haben, was du willst.

Das, was du wirklich willst, ist nicht deswegen nicht da, weil die Welt nicht so ist, wie du sie willst, sondern weil du die Welt, so wie sie gerade ist, anders haben willst und sie damit nicht willst. Weil du nicht mit der Welt einverstanden bist, so wie sie gerade ist, und darum Nein zu ihr sagst und sie ablehnst, gehst du in Widerstand mit ihr. Und das kostet dich deinen Frieden, dein Glück und die Liebe. Es kostet dich so viel, dass es sich nicht lohnt.

Du willst die Welt anders haben, weil du glaubst, dadurch das zu bekommen, was du auch dadurch bekommen kannst, wenn du aufhörst, die Welt anders haben zu wollen. Du kannst dich also entscheiden: Entweder begibst du dich auf eine unendliche Reise, auf der du Antworten auf deine sich multiplizierenden Fragen suchst, eine Lösung für deine sich multiplizierenden Probleme finden möchtest usw., und kommst dann niemals an. Du machst diese Reise nur, um zu erkennen, dass du durch sie niemals ankommen wirst und dass du den falschen Weg eingeschlagen hast.

Oder du bleibst hier und änderst nur deine Sicht auf die Welt, die dich gerade umgibt, und bist dadurch sofort am Ziel. Wir sind es, die uns selbst im Wege stehen. Vergiss daher den Gedanken, dass sich irgendetwas bessern wird, wenn du deine Fragen beantwortest, deine Ziele erreichst, deine Probleme löst usw. Sie werden nur ihre Form verändern, aber noch immer da sein, solange du keine Erfüllung in dir erfährst.

Die Fragen, Ziele, Wünsche und Probleme sind nur Symptome, die aufzeigen, dass du keine Erfüllung in dir hast. Sie sind nicht die Ursache, die gelöst werden muss, damit sich das Symptom auflöst. Löse die wahre Ursache auf, das Verlangen, und nach und nach werden sich auch die Symptome auflösen. Die Symptome sind da, weil Verlangen da ist, und Verlangen ist da, weil die Symptome da sind.

Die wahre Ursache für die Leere in dir und dein Leiden ist das Verlangen. Löse diese Ursache auf, indem du willst, was ist. Akzeptiere den gegenwärtigen Moment und sei einverstanden mit dem, was gerade ist. Das bedeutet nicht, dass du keine Ziele haben oder Veränderungen in deinem Leben anstreben kannst. Es bedeutet vielmehr, dass du den gegenwärtigen Moment in Liebe annimmst und dich nicht gegen ihn auflehnst.

Indem du den Widerstand gegen das, was ist, aufgibst, öffnest du dich für Frieden, Glück und Liebe. Du erkennst, dass du bereits alles hast, was du brauchst, um erfüllt zu sein. Du bist bereits am Ziel, wenn du dich dafür entscheidest, den gegenwärtigen Moment anzunehmen und ihn zu lieben.

Das wirkliche Problem

Das wirkliche Problem ist nicht das, was augenscheinlich das Problem zu sein scheint. Es ist lediglich ein Ausdruck des wirklichen Problems. Wenn wir uns etwa in der Welt umschauen und dort Krieg, Armut und Hunger entdecken, dann ist das nur das Symptom des Problems. Der Krieg ist nicht das eigentliche Problem, sondern nur eine Manifestation davon. Das eigentliche Problem hat sich lediglich vermehrt, wie alles im Leben sich vermehrt. Und dieses Problem wird sich weiter vermehren und weitere Probleme hervorbringen. Alles, was wir im Außen wahrnehmen können, ist nur ein Ausdruck des wirklichen Problems. Denn das, was wir wirklich wollen, findet sich im Inneren. Und es kann nur durch das, was wir wirklich wollen, gelöst werden.

Alle Probleme im Außen sind mehr oder weniger stark der Ausdruck der Abwesenheit dessen, was wir uns wirklich wünschen. Sie gehen alle aus dieser Abwesenheit hervor. Überlege dir nur einmal: Entstehen Krieg, Armut und Hunger eher aus einem vereinten oder aus einem getrennten Bewusstsein? Sind wir eher bereit, gegen andere Krieg zu führen und sie in Armut und Hunger allein zu lassen, wenn wir uns mit ihnen verbunden oder von ihnen getrennt fühlen? Würde die Anwesenheit oder die Abwesenheit von Liebe eher Krieg, Armut und Hunger zulassen?

Wenn wir uns innerlich erfüllt fühlen, brauchen wir im Außen weniger und suchen nicht ständig nach mehr. Doch wenn wir einen Mangel und eine Leere in uns verspüren, glauben wir, im Außen immer mehr zu brauchen.

Wir können also eindeutig erkennen, woraus die Probleme der Welt wirklich hervorgehen. Und wir können noch weiter gehen. Lassen sich die Probleme der Welt besser aus einem geeinten oder aus einem getrennten Menschsein lösen? Sollten wir alle zusammenarbeiten oder ist es besser, dass jeder Einzelne für sich an der Lösung des Problems arbeitet?

Indem wir uns als Teil eines größeren Ganzen erkennen, können wir die Probleme der Welt besser verstehen und angehen. Zusammenarbeit und Einheit sind entscheidende Faktoren, um langfristige Lösungen zu finden. Gleichzeitig können auch individuelle Bemühungen zu einem positiven Wandel beitragen. Es ist wichtig, dass jeder von uns Verantwortung übernimmt und sich bewusst für Frieden, Gerechtigkeit und Mitgefühl einsetzt. Indem wir unsere inneren Überzeugungen und Haltungen ändern, können wir einen positiven Einfluss auf die Welt haben und zur Lösung der Probleme beitragen.

Selbst die Probleme, die nicht aus einem disharmonischen Zustand hervorgehen, gehen indirekt aus ihm hervor. Wenn wir Menschen in Harmonie miteinander wären, wäre die Wahrscheinlichkeit, dass diese Probleme nicht existieren, größer. Jedes Problem erzeugt weiteres Verlangen, das uns noch weiter von der Lösung entfernt. Dieses Verlangen macht uns nur noch disharmonischer, was noch mehr Probleme kreiert, die wiederum mehr Verlangen erzeugen. Es entsteht eine endlose Geschichte. Daher ist es wichtig zu verstehen, dass das Leben alles vermehrt. Es vermehrt nur die Ursache des Problems noch weiter. Wir müssen endlich zur Lösung übergehen.

Um dies zu tun, müssen wir erkennen, was die wirkliche Ursache des Problems ist und in welchem Zustand es entsteht. Wir müssen erkennen, dass die Gier in der Welt nicht das eigentliche Problem ist, sondern nur das Ergebnis innerer Leere. Wenn Einheit und bedingungslose Liebe vorhanden sind, wird die Gier verschwinden, da jegliches Verlangen gestillt sein wird. Die Gier entspringt einem falschen Denken, das besagt, dass mehr von dem, was uns nicht erfüllen kann, uns endlich erfüllen wird. Krieg ist nicht das Problem, das wahre Problem besteht im Denken, dass die anderen unsere Feinde sind, anstatt mit uns verbunden zu sein, und dass Krieg unsere innere Leere lösen könnte. Selbstvergiftung ist nicht das Problem, sondern die fehlende Selbstliebe, die Selbstvergiftung überhaupt erst ermöglicht. Krankheit ist nicht das Problem, sondern das, was sie ermöglicht hat und ihre Heilung behindert. Leiden ist nicht das Problem, sondern das, was Leiden überhaupt erst möglich macht. Die Ernte ist nicht das Problem, wir müssen zum Kern vordringen. Der Samen, der die Ernte überhaupt erst ermöglicht hat, ist das eigentliche Problem.

Wir müssen immer näher zum Kern des Problems vordringen, denn das ist das wirkliche Problem. Wir müssen uns fragen, was das Problem hervorgebracht hat, um zu seiner Ursache zu gelangen. Und wir müssen uns bewusst machen, dass auch dies nur eine Wirkung eines noch tieferliegenden Problems ist, und daher das Spiel wiederholen. Solange, bis wir den Grund erreicht haben. Bis wir die Illusionen hinter uns gelassen haben und zur Wirklichkeit hinter den Illusionen gelangen. Die Wirklichkeit hinter der Dualität ist Einheit. Die Erfahrung der Einheit nennen wir Liebe. Hier liegt das wahre Problem begraben, aber nicht in ihrer Anwesenheit, sondern in ihrer Abwesenheit, die nur in der Illusion existiert. Die Abwesenheit von Liebe und die Trennung von anderen durch unseren Verstand erzeugen Leere und Disharmonie, die als Wurzel allen Übels betrachtet werden kann. Menschen verletzen einander nicht aus einem harmonischen Zustand heraus, sondern immer aus einem disharmonischen Zustand. Heile die Abwesenheit von Liebe in der Welt, und die Probleme werden verschwinden.

Der Großteil des Konsums, sei es der Konsum von Produkten, Informationen oder Nahrung, entsteht aus dem Mangel an Liebe, aus dem Mangel an Einheit. Sie sind alle Ergebnisse unseres Verstandes, der Trennung und damit diese Leere erzeugt. In einem Zustand voller Liebe kann jede Krankheit schneller heilen als in einem Zustand ohne Liebe. In einem Zustand voller Liebe fällt es uns leichter, Lösungen zu finden. In einem weltweiten Zustand voller Liebe würden kaum noch Probleme existieren, die gelöst werden müssten. Wir wissen gar nicht, wie viel Liebe wir verpassen. Wie viel Paradies und paradiesische Momente wir verpassen. Indem wir uns als getrennt betrachten und behandeln, anstatt als eine Menschheits- oder sogar Erdenfamilie zusammenzuhalten und füreinander da zu sein, verpassen wir so viel.

Wir können uns bewusst machen, dass die Probleme in der Welt aus einem Mangel an Liebe und Einheit entstehen und dass wir die Möglichkeit haben, diesen Zustand zu ändern. Indem wir in den Seinszustand der Liebe und Einheit gehen, können wir aufhören, uns selbst und andere zu behindern. Wir können aufhören, in Trennung zu denken und zu handeln, indem wir unseren Verstand zur Ruhe bringen und uns auf den gegenwärtigen Moment konzentrieren. Indem wir die Sinnlosigkeit der ständigen Beschäftigung des Verstandes erkennen, können wir uns dem ewigen Dasein und der Unveränderlichkeit unserer Existenz bewusst werden.

Wir können uns auf das Schöne in unserem Leben konzentrieren und alles als vollkommen und schön betrachten. Indem wir uns bewusst erlauben, einfach nur zu sein, können wir uns mit Liebe aufladen und diese Liebe über die Momente hinaus anhalten lassen. Wir können uns immer wieder daran erinnern, dass das, was wir wirklich wollen, bereits in uns vorhanden ist und dass wir es uns jederzeit selbst geben können.

Wenn wir mit den Problemen der Welt konfrontiert werden, können wir uns daran erinnern, warum sie wirklich da sind und wie sie sich in einem Zustand der Liebe und Einheit lösen lassen. Dabei ist es wichtig, nicht in weiteres Verlangen zu verfallen oder die Abwesenheit von Liebe abzulehnen. Wir können aktiv daran arbeiten, unsere Wahrnehmung zu verändern und uns bewusst für die Liebe zu entscheiden.

Indem wir diese Prinzipien in unserem täglichen Leben anwenden und uns daran erinnern, dass wir die Schöpfer unserer Realität sind, können wir zu Menschen werden, die Liebe ausstrahlen und anderen als Beispiel dienen. Wir können andere inspirieren, indem wir ihnen das geben, was wir uns selbst von ihnen wünschen. Indem wir in den Seinszustand der Liebe und Einheit gehen, können wir eine positive Veränderung in uns selbst und in der Welt bewirken.

Wir dürfen sie ganz neutral betrachten, als das, was sie sind. Wir dürfen uns Liebe geben, indem wir wunschlos werden und nur noch annehmen, was ist, anstatt es abzulehnen. Verurteile nicht den Krieg, hasse ihn nicht und lehne ihn auch nicht ab, und sei er noch so schrecklich. Denn ansonsten würdest du nur das in dir nähren, was den Krieg überhaupt erst möglich macht. Akzeptiere ihn als Möglichkeit des Lebens, die gewählt werden kann, aber nicht muss. Erkenne ihn als Boten, der dir sagt, dass wir uns von der Liebe entfernt haben, ohne den Boten dafür zu verurteilen. Verurteile nicht die Motorkontrollleuchte deines Autos dafür, dass sie blinkt und dich auf einen Motorschaden hinweist. Betrachte sie als Hinweis, dich um deinen Motor zu kümmern.

Antworte nicht mit noch mehr Abwesenheit von Liebe auf die Abwesenheit von Liebe, um sie dadurch zu beseitigen. Antworte mit Liebe auf die Abwesenheit von Liebe, damit sie sich in eine Anwesenheit von Liebe verwandeln kann. Du sollst nicht Liebe in den Krieg bringen, weil du den Krieg gutheißt, sondern weil Liebe die Medizin ist, die den Krieg heilt und in Frieden transzendieren lässt.

Wir brauchen uns nur eine einzige Verhaltensregel im Umgang mit anderen und der Welt zu merken und danach zu handeln. Diese lautet: "Wie würde nun ein liebevoller Mensch, voller Harmonie und sich des Einsseins bewusst, handeln?" Oder: "Wie würde die Liebe, die Harmonie und Verbundenheit ist, nun handeln?" Die Antworten darauf würden garantiert nicht lauten, dem anderen Gewalt anzutun oder ihn zu bedrohen. Sie würde darin bestehen, dem anderen so liebevoll und verständnisvoll gegenüberzutreten, dass unser Auftreten ihn seine liebsten Menschen in uns erkennen lassen würde und er noch lange über diesen Eindruck nachdenken müsste. Sodass er jegliches Interesse daran verliert, uns zu schaden. Sodass etwas von unserer Liebe auf ihn abfärbt. Sie würde uns beiden zeigen, wie wir zusammenarbeiten können, um uns beiden das zu geben, was wir wollen, und es uns durch unsere Zusammenarbeit ermöglichen. Anstatt einander zu zerstören und dadurch Ressourcen zu verschwenden, was unseren Mangel, weswegen wir sie überhaupt erst aufopfern, nur noch weiter vergrößert.

Wäre ich ein Staatsoberhaupt eines Landes und wäre durch ein kriegerisches Land bedroht, dann würde ich schauen, wie ich noch mehr Liebe in der Welt verbreiten kann. Ich würde die Liebe so gut in der Welt verteilen und sichtbar machen, dass sie niemand mehr übersehen kann. Sodass jeder wüsste, wenn er gegen mein Land Krieg führt, führt er Krieg gegen Liebe und alles, was er liebt. Ich würde in der Menschlichkeit, anstatt in der Unmenschlichkeit ansetzen und auf diese bauen. Ich würde daran arbeiten, Verständnis für das kriegerische Land aufzubauen, zu verstehen, was es dazu bringt, so zu sein.

Ich würde nicht mit Gewalt antworten, sodass sich die belogenen Bürger des anderen Landes darin bestätigt fühlen, dass wir eine Gefahr und ein Feind sind. Ich würde sie mit ihrer Gewalt und ihrem Hass allein lassen und mit Unterstützung und Liebe ihnen gegenübertreten, so schwer es mir vielleicht auch fallen mag. Ich glaube nicht daran, dass sich ein Problem durch dasselbe Problem lösen lässt, dass sich Gewalt mit Gewalt lösen lässt, Feindschaft mit Feindschaft. Ich glaube, es kann, wenn überhaupt, nur mit seinem Gegensatz gelöst werden oder mit dem Verlassen beider Extreme. Nur Liebe, nur Harmonie kann hier helfen, doch niemals der Hass, die Angst, die Ignoranz oder die Disharmonie. Nicht umsonst habe ich der Liebe ein ganzes Buch gewidmet und sie zur Superkraft erhoben. Im Buch "Liebe ist meine Superkraft - Das Eingangstor zum Paradies" durfte ich bereits auf das Fehlen der Liebe und die Heilung durch Liebe näher eingehen. Jetzt gehe ich hier wieder darauf ein, weil es sowichtig ist. Wie in der einen Werbung, heißt es: "Mach Liebe, nicht Krieg." Krieg wird sich nur vermehren, wenn wir diesem Raum geben, genauso wie sich Liebe vermehren wird, wenn wir ihr Raum geben. Ich möchte lieber eine Welt voller Liebe haben, anstatt eine Welt voller Krieg. Wie ist es mit dir?

Was dich wirklich stört

Wieder einmal darf ich dich daran erinnern, dass das, was dich stört, nicht das ist, was sich im Außen befindet, sondern dein Gefühlszustand, der sich in dir befindet. Oft neigen wir dazu, dem Außen die Schuld für unseren Gefühlszustand zu geben, aber das ist ein Irrtum. Es ist nicht ein Objekt im Außen, das uns stört, sondern wie wir es interpretieren und darauf reagieren. Das Außen ist in den meisten Fällen belanglos, solange es nicht unser unmittelbares Überleben bedroht.

Wie ich das weiß? Wenn ich in meinem inneren Glück und Frieden ruhe, dann ist es mir egal, wie andere Menschen zu mir sind oder sich verhalten, und was gerade geschieht. Die Dinge, die mich vorher gestört haben, spielen dann keine Rolle mehr. Wenn das Außen dafür verantwortlich wäre, dass ich gestört bin, würde es auch in dem Moment noch stören, wenn ich in meinem inneren Frieden bin. Aber das ist nicht der Fall.

Umgekehrt, wenn ich mich in einem Zustand von Unzufriedenheit, Ärger oder Leere befinde, kann mich fast alles im Außen stören, selbst Dinge, die ich normalerweise schön finde. Sogar meine größte Liebe kann dann störend auf mich wirken. Aber das hängt nur mit meinem inneren Zustand zusammen. Solange ich Widerstand und Ablehnung gegenüber dem, was gerade ist, aufrechterhalte, verstärkt sich dieser Zustand nur.

Es ist jedoch möglich, meinen Gefühlszustand zu ändern, indem ich einfach nur wahrnehme, was gerade in mir ist, ohne es mit etwas im Außen zu verbinden. Wenn ich das Gefühl isoliert wahrnehme und es sogar genieße, kann es sich in Liebe und Genuss transformieren. Ich wechsle meinen Seins- und Gefühlszustand.

Wenn Ärger in mir wahrnehmbar ist, fühle ich ihn und beobachte, wie er sich anfühlt und was er mit meinem Körper macht. Ich heiße das Gefühl willkommen, bedanke mich für seine Botschaft und dass es mir Energie gibt, die ich in Liebe umwandeln kann. Ich genieße es, als wäre es das Schönste, was ich mir vorstellen kann. Ich betrachte es geistig als das Wertvollste, was ich kenne – wie eine kostbare Sternschnuppe, die nur für einen kurzen Moment zu sehen ist und die ich nicht verpassen möchte.

Ich bin mir vollkommen bewusst, dass auch dieses Gefühl wieder vergehen wird, wie es schon viele Male zuvor getan hat. Daher genieße ich es, solange es noch da ist, als könnte es das letzte Mal sein, dass ich dieses Gefühl erleben kann. Ich kann nämlich niemals wissen, ob es nicht wirklich das letzte Mal ist. So wird der Moment, in dem ich das Gefühl erlebe, besonders wertvoll und kostbar für mich.

Ich behandele das Gefühl, als wäre es das schönste und genussvollste Gefühl, das ich kenne. Ich betrachte es als mein absolutes Lieblingsgefühl, das ich schon immer einmal erleben wollte und jetzt endlich kann. Ich begegne ihm voller Dankbarkeit, denn endlich kann ich es erfahren. Mehr ist nicht notwendig.

Dadurch wird selbst der tiefste Ärger zum Genuss, denn jegliches Leid löst sich dadurch auf. Es war nie der Ärger selbst, der uns gestört hat, sondern das Leid, das entstand, weil wir etwas abgelehnt haben. Ob es ein Objekt ist, von dem wir glauben, dass es uns ärgert, oder ob es der Ärger selbst ist – das Leid entsteht in uns, und niemand außer uns kann es kontrollieren.

Wenn ein Gefühl da ist, entsteht es entweder durch unsere Sichtweise auf das, was gerade passiert, oder es ist einfach da, ohne einen bestimmten Grund. Die andere Person oder das Objekt im Außen hat damit nichts zu tun. Du kannst den Spagat schaffen, deinen aktuellen Gefühlszustand auf diese Weise zu betrachten und zu erkennen, dass du selbst für deine eigenen Gefühle verantwortlich bist. Das ist der Weg zur Freiheit.

Dann findest du tiefen Frieden, der durch nichts mehr gestört werden kann. Dann hörst du auf, ein Sklave der Umstände und der Verhaltensweisen anderer zu sein. Darum ist es auch so wichtig, dich daran zu erinnern, dass niemand außer dir selbst dafür verantwortlich ist, wie du dich fühlst. Was uns stört, ist nie das Objekt im Außen, sondern immer nur ein Gefühl. Und dieses Gefühl können wir jederzeit ändern, indem wir unsere Sichtweise auf das, was gerade ist, ändern.

Wir haben die Macht, jedes Gefühl zu einem höchsten Genuss zu machen. Nur Leid können wir auf diese Weise nicht mehr erfahren, da Leid davon abhängt, dass wir in Widerstand gehen. Indem wir das Genießen und das Willkommenheißen praktizieren, beenden wir den Widerstand und das Leid. Und genau dieses Leid hatte uns gestört.

Höre auf, etwas abzulehnen und in Widerstand zu gehen, sei es ein Gefühl, ein Mensch, eine Situation, ein Ereignis, ein Ergebnis, eine Information, ein Gegenstand oder was auch immer. Fange an, es willkommen zu heißen, es schön zu finden, dich über seine Anwesenheit zu freuen, es dankbar anzunehmen und es zu lieben. Plötzlich gibt es nichts mehr, was dich stört. Denn dass dich etwas stört, ist nur eine Sichtweise dessen, was gerade ist, und diese kannst du gegen eine andere Sichtweise austauschen.

Du kannst die Welt immer nur durch eine Sichtweise gleichzeitig betrachten. Frage dich also, was gut an dem ist, was du gerade ablehnst, denn das hilft dir, es anzunehmen. Nichts braucht uns zu stören, nichts kann uns in Wahrheit stören. Wenn uns etwas stört, dann nur, weil wir uns dazu entschieden haben, es als störend zu sehen. Diese Entscheidung kann durchaus auch aus Gewohnheit geschehen, oft tut sie dies sogar. Und dennoch haben wir uns dazu entschieden.

Das meiste, was uns stört, stört uns sogar nur, weil wir diese Störung von anderen übernommen haben. Es störte andere, aufgrund ihrer Sicht auf das, was sie gerade stört, und diese Sicht haben wir übernommen. Als Kinder sind wir sehr leicht beeinflussbar und passen uns schnell den Meinungen anderer Menschen an. Aber das ist nun Vergangenheit, denn jetzt erhältst du die großartige Gelegenheit, deine Sichtweise auf das, was dich generell stört, zu ändern.

Wir erinnern uns, dass das, was wir wirklich wollen, ein Gefühlszustand ist und die Vermeidung von Leid, Angst und Schmerz. Hier bietet sich uns gerade ein Weg, mehr von dem zu bekommen, was wir wirklich wollen, und gleichzeitig Abschied von dem zu nehmen, wovon wir weg wollen. Bist du dir dieses Geschenkes bewusst, das sich dir hier und jetzt anbietet? Falls nicht, dann denke gut über das Gesagte nach, bis du es erkennst.

Also noch einmal, du hast jederzeit die freie Wahl darüber, wie du das, was gerade ist oder worüber du gerade nachdenkst, siehst und wie du es siehst. Deine Entscheidung bestimmt über Genuss und Leid. Was spricht also dagegen, es fortan so zu sehen, dass aus dem ehemaligen Leid ein höchster Genuss wird? Es würde bereits ausreichen, das, was gerade ist, als das Einzige zu sehen, was du bist, und so mit dem gegenwärtigen Moment zu verschmelzen, denn es gibt nur diesen Moment. Du wärst eins mit dem, was ist, statt getrennt, und somit wäre auch jeder Konflikt beendet. Du würdest einfach nur noch sein und dir des gegenwärtigen Moments gewahr sein. Stille und Friede kehren ein, und du fühlst dich grundlos zufrieden, erfüllt und glücklich.

Diese Augenblicke, in denen wir kurz auf diese Weise innehalten, dürfen wir uns immer wieder gönnen, um uns so wieder aufzuladen und an unsere wahre Natur zu erinnern. Sie helfen uns zu entspannen und zu helfen. Wichtig ist es, sich bewusst zu machen, dass alles, was wir brauchen, um glücklich, liebend, dankbar, entspannt, erfüllt, freudig, zufrieden, genießend, geheilt, verbunden und vertrauensvoll zu sein, bereits in jedem Augenblick vorhanden ist. Wir müssen nur unsere Augen öffnen und uns von einer trügerischen Sichtweise befreien, die uns etwas anderes erzählt.

Was wir wollen, kann in jedem Moment unseres Lebens erfahren werden, und das, was wir vermeiden wollen, können wir umgehen. Es gibt Menschen, die auf diese Weise sogar großen Schmerz bewältigen konnten, indem sie beispielsweise ihren Körper verbrannten, ohne selbst zu leiden. Das ist natürlich eine Meisterschaft auf höchstem Niveau, aber es ist potenziell möglich.

Es ist wichtig, all die Geschichten loszulassen, die wir um das Objekt gebildet haben, das uns stört. Betrachte dieses Objekt rein und ohne jeglichen Kommentar oder Bewertung. Wenn es sich um ein Lied handelt, betrachte einfach nur das Lied. Dein inneres Glück und Frieden hängen nicht von der Abwesenheit dieses Liedes ab. Es darf einfach da sein, ohne dich zu stören.

Selbst Juckreiz oder Schmerzen können auf diese Weise schnell verschwinden oder zumindest aufhören, uns zu stören. Und wenn tatsächlich etwas da ist, das dich bedroht, dann handle entsprechend und finde eine Antwort darauf. Selbst in solchen Situationen kannst du frei von Leiden sein, indem du aufhörst, eine gedankliche Geschichte um die Bedrohung zu entwickeln und sie zu kommentieren. Sei voll und ganz im gegenwärtigen Moment. Betrachte die Bedrohung als Aufgabe und nutze deine Möglichkeiten, um sie zu bewältigen und das Problem zu lösen.

Jeder Gedanke, der sich nicht mit der Lösung der Aufgabe beschäftigt, sondern dich nur noch mehr leiden lässt, ist überflüssig und reine Energieverschwendung. Wenn vor dir ein brennendes Haus steht, kannst du entweder denken, dass es falsch ist oder dass du genau richtig hier bist, um zu tun, was du tun kannst. Du bist immer am richtigen Ort, egal was gerade geschieht. Handle und sorge dafür, dass das Haus gelöscht wird, ohne darüber nachzudenken, wie schlimm es ist oder dass es nicht passieren sollte. Bleibe ruhig. Es gibt eine Aufgabe, die erledigt werden muss. Frage dich, was du tun kannst, und handle entsprechend. Mehr ist nicht notwendig. Gedankliche Kommentare wie "Warum passiert das gerade mir?" oder "Oh, wie schrecklich ..." sind in solchen Momenten besonders hinderlich. Du kannst die Situation auch als etwas sehen, das du schon immer einmal erleben wolltest, oder du kannst sie einfach als das wahrnehmen, was sie ist. Was auch immer gerade geschieht, genieße den Augenblick und koste jede Millisekunde davon aus, denn auch das wird vorbeigehen.

Die Hindernisse

Alle Hindernisse, die dich davon abhalten, das Sein als das zu erfahren, das dich erlöst und befreit, lassen sich unter einem Begriff zusammenfassen - Ablenkung. Sie alle lenken dich vom Sein ab, mehr können sie auch nicht tun, denn das Sein ist immer gegenwärtig. Du kannst es also durch diese Ablenkungen höchstens übersehen, doch es ist immer da und nie fort. Du baust dir durch den Glauben noch etwas zusätzlich zum Sein zu brauchen, immer mehr Hindernisse auf, durch die das, was du wirklich willst (schöne Gefühle), behindert wird. Doch sobald du das Sein als einzige Notwendigkeit erkennst, hörst du auf, diese Gefühle zu blockieren und erfährst sie als Nebenprodukt des Seins automatisch. Das Sein kann hier also wie ein Schlüssel betrachtet werden, der die Tür öffnet, hinter der das verborgen liegt, was du wirklich willst, nämlich diese schönen Gefühle wie Freiheit, Liebe, Frieden, Verbundenheit, Glück usw. In der Bibel steht, dass wenn du allein nach dem Reich Gottes strebst, dir alles andere dazugetan werden wird. Genauso verhält es sich mit dem Sein, wenn du nur danach strebst, dann bekommst du die zuvor gewünschten Gefühle automatisch dazu. Lass uns nun also die Ablenkungen genauer betrachten.

1. Widerstand

Wenn wir Widerstand gegen ein Objekt haben, wollen wir es unbedingt vermeiden oder verändern. Dadurch entsteht Verlangen in uns und unsere Aufmerksamkeit verschiebt sich weg vom Sein und hin zum Ziel. In diesem Fall besteht das Ziel darin, das, gegen das wir Widerstand haben, loszuwerden oder zu bekämpfen. Jeder Widerstand verursacht Leiden, weil er Verlangen erzeugt und nicht erfülltes Verlangen ist der Nährboden für Leiden. Wir können Schmerzen haben und dennoch frei von Leiden bleiben, solange wir keinen Widerstand gegen diese Schmerzen leisten. Wir leisten Widerstand, indem wir sie ablehnen, sie anders haben wollen und sagen, dass sie schlecht sind. Mit anderen Worten, wenn wir sie als etwas Schlechtes bewerten. Wenn wir den Schmerz einfach nur wahrnehmen, ihn sein lassen oder ihn sogar genießen, bleibt nur die Wahrnehmung übrig, nichts weiter. Oft verschwindet er dann sogar. Genauso verschwindet auch oft die Angst, wenn wir uns ihr stellen. Widerstand erzeugt Leiden und Leiden erzeugt das starke Verlangen, dem Leiden zu entkommen. Lass den Widerstand los und mache das, gegen das du Widerstand hast, zu dem, was du willst, oder beobachte es einfach nur, und jegliches Leiden wird verschwinden. Oder erkenne, dass es niemals dein Sein bedrohen kann. Du wirst immer existieren, in welcher Form auch immer, und damit hast du bereits ewiges Leben, nur dein Körper hat es nicht. Wenn wir das Sein als unseren einzigen Wunsch annehmen, hört jeder Widerstand auf, denn uns ist egal, ob gerade ein Schmerz vorhanden ist, den wir gerade ertragen müssen. Uns ist nur noch das Sein wichtig.

Es bedeutet nicht, passiv zu werden und einfach alles geschehen zu lassen. Es bedeutet, dass wir tun, was wir tun können, ohne unser Glück vom Erreichen oder Nichterreichen dessen, was wir tun, abhängig zu machen. Unser Glück hängt nur noch vom Sein ab, das immer gegeben ist, ohne dass wir etwas tun müssen. Das ist wahre Freiheit. Und es bedeutet, nichts mehr abzulehnen, um dem Leiden jegliche Grundlage zu entziehen. Nur weil wir etwas nicht mehr ablehnen, bedeutet das jedoch nicht, dass wir es wählen. Wählen und nicht ablehnen sind zwei verschiedene Dinge. Ich kann eine rote Jacke nicht ablehnen und dennoch immer nur eine grüne Jacke tragen, weil ich mich dafür entscheide und sie somit wähle. Ich kann akzeptieren und annehmen, dass der Tod unseres Körpers existiert, ohne ihn deshalb zu wählen. Ich kann dankbar für alle Wahlmöglichkeiten des Lebens sein und dennoch immer nur die harmonischen wählen, ohne die disharmonischen abzulehnen. Ich kann sogar sehr dankbar für die disharmonischen sein, weil ich ohne sie mich nicht für die harmonischen Wahlmöglichkeiten entscheiden und sie nicht in dieser Form erfahren könnte. Alles als Teil des Lebens zu akzeptieren, als Teil der Wahlmöglichkeiten dieser Welt, beendet jeden Widerstand. Und dadurch, dass ich in der allumfassenden Annahme bin und nichts mehr ablehne, was meinen ganzen Fokus darauf lenkt, obwohl der größte Teil bereits schön ist, liebe ich und durch die Liebe kann sich alles zum Besseren verändern. Liebe ist Harmonie.

Du kannst es gerne selbst überprüfen, indem du es akzeptierst, wie es ist, und es dadurch liebst. Natürlich kannst du es trotzdem ändern, indem du etwas anderes wählst als das, was gerade ist. Doch nun tust du es aus einer Haltung der Akzeptanz heraus und nicht aus der Ablehnung, und das macht einen großen Unterschied. Wähle einfach neu, wähle etwas anderes. Doch tue es aus der Liebe heraus, nicht aus einem Zustand des Hasses. Was du ablehnst, wird dich sonst für immer verfolgen. Du wirst ständig danach Ausschau halten, um es zu beseitigen, und dadurch wird es in deiner Wahrnehmung sehr präsent sein. Wenn dich der Punkt in der Mitte des weißen Blattes Papier stört, wird sich deine ganze Wahrnehmung darauf konzentrieren, wie du ihn entfernen kannst, anstatt die Schönheit des gesamten Blattes Papier zu sehen.

Akzeptanz und Liebe sind mächtige Werkzeuge, um Widerstand und Leiden zu überwinden. Indem wir das, was ist, annehmen und lieben, können wir uns von der Vorstellung befreien, dass etwas anders sein müsste, um glücklich zu sein. Wir können erkennen, dass das Glück und die Erfüllung bereits im gegenwärtigen Moment vorhanden sind, unabhängig von den äußeren Umständen.

Es ist wichtig zu beachten, dass Akzeptanz und Liebe nicht bedeuten, dass wir uns mit ungesunden oder schädlichen Situationen abfinden sollten. Es geht darum, die Realität anzuerkennen und aus einem Ort der inneren Ruhe und Wahrhaftigkeit zu handeln. Wenn wir auf eine Situation stoßen, die schädlich oder ungesund ist, können wir Maßnahmen ergreifen, um Veränderung herbeizuführen, aber aus einer Haltung der liebevollen Akzeptanz heraus.

Die Praxis der Akzeptanz und Liebe erfordert Bewusstheit und Übung. Es kann hilfreich sein, Meditation, Achtsamkeit oder andere Techniken zu praktizieren, um uns dabei zu unterstützen, den gegenwärtigen Moment anzunehmen und Liebe zu kultivieren. Es ist auch wichtig, uns selbst gegenüber liebevoll und mitfühlend zu sein und uns Raum für Wachstum und Veränderung zu geben.

Letztendlich geht es darum, einen inneren Frieden und eine innere Freiheit zu finden, die unabhängig von den äußeren Umständen bestehen bleiben. Indem wir Widerstand loslassen und Akzeptanz und Liebe kultivieren, können wir einen Zustand des tiefen Wohlbefindens und der Harmonie erreichen, der sich auf alle Aspekte unseres Lebens auswirkt.

2. Verlangen

Wenn wir ein Verlangen nach etwas haben, dann rennen wir diesem hinterher und richten unser Leben danach aus. Dadurch fühlen wir uns getrieben, denn Verlangen entsteht aus dem Gefühl des Mangels. Es geht um das Verlangen nach etwas, das wir aktuell nicht haben, aber unbedingt wollen. Zum Beispiel das Verlangen nach einer anderen Wohnung, während wir noch einige Monate in unserer aktuellen Wohnung bleiben müssen. Indem wir uns nur auf das Verlangte konzentrieren, verpassen wir die Möglichkeit, unsere aktuelle Wohnung zu genießen und den gegenwärtigen Moment voll auszukosten. Meine Devise lautet: Genieße das, was bereits ist, und freue dich auf das, was noch kommt.

Oftmals sind wir so sehr auf ein bestimmtes Ziel fixiert, dass wir den Weg dorthin verpassen. Doch der Weg ist das Leben selbst. Selbst wenn wir unser Ziel erreichen, wartet bereits der nächste Teil des Weges auf uns. Wenn wir unser Leben vom Verlangen bestimmen lassen, haben wir nur noch Augen für das, was wir unbedingt wollen, und verpassen dabei das Glück, das bereits in der Gegenwart vorhanden ist. Es ist nicht falsch, Ziele zu haben, aber wir sollten nicht davon abhängig machen, ob wir glücklich sind oder nicht. Wenn wir bereits glücklich sind und uns dann auf den Weg zu einem Ziel machen, können wir den Weg selbst genießen.

Es ist besonders problematisch, wenn wir unser Glück ausschließlich im Erreichen eines Ziels suchen und glauben, dass es nur dort zu finden ist. Oft stellen wir dann fest, dass das Glück auch nach dem Erreichen des Ziels nicht dauerhaft anhält und die Anstrengungen umsonst waren. Viele Ziele und Wünsche werden mit der Zeit an Bedeutung verlieren, sobald wir die gewünschten Gefühle bereits in uns selbst finden und das Verlangen loslassen. Das Verlangen hält uns unglücklich und unzufrieden. Daher sollten wir das Verlangen nach Glück und Zufriedenheit als das erste Hindernis erkennen und loslassen. Wenn wir Glück und Zufriedenheit wollen, müssen wir zuerst das Verlangen danach aufgeben. Vertraue darauf, dass das Gewünschte von selbst kommt, wenn du vom Verlangen danach loslässt. Verlange nur noch nach dem Sein, das immer im gegenwärtigen Moment vorhanden ist. Dann wirst du Erfüllung und vieles mehr erfahren.

3. Groll

Wiederhole: Auch der Groll lenkt dich nur ab, denn durch ihn denkst du an all die schlimmen Dinge, die dir angetan wurden und die du nicht verzeihen kannst (willst). Durch den Groll hältst du nur weiterhin an vergangenen Verletzungen fest und verpasst dadurch das, was gerade ist. Oft flüchtest du dich dadurch sogar in eine Opferrolle. Durch Groll bleibst du an deiner Vergangenheit kleben. Du willst Frieden erfahren und doch bist du nicht bereit, das aufzugeben, was dir den Frieden unmöglich macht. Welchen Sinn macht es, dir das zu verwehren, was du doch so sehr willst? Was bringt es dir, im Groll zu bleiben und dir dadurch den herrlichen Frieden zu verwehren? Ist denn der Groll so viel schöner? Meine Erfahrung sagt mir nein. Würdest du einen wunderschönen Palast gegen einen Stromstoß eintauschen, der dir regelmäßig zugefügt wird und dich leiden lässt? Wenn du erst einmal wirklich angekommen bist, angekommen in diesem Glück und diesem Frieden, dann wirst du diesen für nichts mehr hergeben, weil er alles übertrifft. Dann wirst du dich nicht mehr über etwas aufregen, selbst in Zeiten der Angst wirst du ihn nicht für die Angst hergeben. Du bleibst in ihm, denn er ist das, was du wirklich willst. Wozu noch etwas verändern oder in diesem Fall verschlechtern, wenn du nun an einem Ort bist, der schöner nicht sein kann?

Würdest du von deinem warmen Bett mit deiner Geliebten aufstehen und in eine verschimmelte, kalte und dunkle Kammer gehen? Besonders wenn keine Notwendigkeit dafür besteht und du alles, was zu tun ist, auch aus diesem warmen Bett im Arm deiner Liebsten erledigen kannst? Denn genau das Gleiche trifft auf diesen Zustand zu. Auch aus ihm heraus kannst du dein Leben leben und darauf reagieren, ohne ihn je verlassen zu müssen. Du kannst in ihm bleiben und dich dabei mit anderen unterhalten, und sollten sie noch so sehr mit dir streiten wollen. Wer noch nicht in diesem Zustand verweilt, wird nicht verstehen können, wie du so ruhig und in Frieden bleiben kannst. Doch wer darin verweilt, für den ist es ganz logisch. Genauso logisch, wie du nicht von einem wohlduftenden in einen übelriechenden Raum gehen würdest. Warum also deinen Frieden für irgendjemanden oder irgendetwas opfern? Groll, also der Ärger über die Vergangenheit, das Hegen von Groll gegenüber jemandem, der dich verletzt hat, hindert dich daran, das friedvolle Sein zu realisieren. Er lenkt dich davon ab, darum lass los, denn er ist es nicht wert. Was bringt es dir, dich wegen eines vergangenen Ereignisses noch weiter leiden zu lassen, wenn es doch bereits vorbei ist? Du schadest nur dir selbst. Und mit dieser Verletzung, an der du weiterhin festhältst und dich dadurch immer mehr verletzt, bleibst du verletzt und verletzt andere Menschen. Du trägst das, was dir angetan wurde, an andere Menschen weiter und so verbreitet sich dieser Schmerz nur immer weiter. Dies wird auch die Kette des Schmerzes genannt.

Denk daran, alles im Leben vermehrt sich. Warum also im Schmerz verbleiben und diesen dadurch weiter in der Welt und in deinem Leben vermehren? Wenn du vergibst, befreist du dich. Vergebung kann aus purem Egoismus geschehen, damit es dir besser geht. Weil es keinen Sinn macht, dich weiter leiden zu lassen. Wenn du dich weiterhin leiden lässt, bist du nicht besser als derjenige, der dir dies angetan hat. Du übernimmst dann seine Rolle und wirst zu jemandem wie er, es oder sie. Du darfst vertrauen, dass es für dich passiert ist, um dir etwas zu lehren, damit du reifen kannst und um bestimmte Erfahrungen zu ermöglichen. Vielleicht aber auch, weil du es in einem anderen Leben selbst einmal jemandem angetan hattest und nun erfahren durftest, wie es ist, wenn dir dies angetan wird. Wäre das nicht fair? Woher willst du wissen, dass es nicht genau so ist?

Wäre dann nicht die Schuld beglichen und die Tat ausgeglichen? Wer weiterhin an dem Groll festhält, ist wie jemand, der sich freiwillig in die Hölle begibt, sich festkettet und nicht bereit ist, diese Ketten zu lösen und den Weg in den Himmel anzutreten.

Was geschehen ist, ist geschehen, doch dein Leben findet im Hier und Jetzt und nicht im Gestern und im Anderswo statt. Warum also verpasst du dein weiteres Leben und machst es leidvoll? Du siehst also, es macht keinen Sinn, weiterhin an dem Groll festzuhalten, denn das, was du wirklich bist, das reine Sein, wurde nie verletzt. Von der Vergangenheit ist nur noch eine Erinnerung übrig, die im Übrigen sogar sehr verzerrt sein kann.

In deiner Erinnerung kann es viel schlimmer aussehen, als es wirklich war. Genauso wie deine Angst eine Situation viel gefährlicher aussehen lassen kann, als sie wirklich ist. Und das wirst du dann feststellen, wenn du einmal in einer Situation, in der du Angst hattest, aus der Angst austrittst und die Situation dann noch einmal neu betrachtest. Die Situation wird dieselbe sein, und doch ist es ein Unterschied wie zwischen Tag und Nacht.

Auch an Filme erinnern wir uns, und trotzdem kommen wir in den meisten Fällen nicht darauf, an die Schreckensszenen, die wir uns einmal angeschaut haben, weiter festzuhalten und darunter zu leiden. Wir wissen, dass es nur ein Film war und dass niemandem etwas angetan wurde. Es scheint nur so. Und genauso wurde auch unserem wahren Selbst nie etwas angetan, sondern es scheint nur so. Wenn es mehr als 7 Jahre zurückliegen sollte, dann wurde es noch nicht einmal unserem jetzigen Körper angetan, denn diesen gibt es schon nicht mehr.

Also zurück zum Punkt. Groll lässt uns das Jetzt und das Sein verpassen, indem er einen Großteil unserer Aufmerksamkeit einfordert. Was geschehen ist, ist geschehen und kann nun nicht durch Groll rückgängig gemacht oder verbessert werden. Welchen Grund kann es also für den Groll geben? Warum noch weiter leiden und die Schönheit des Augenblicks und des Friedens dafür opfern?

Lass los, indem du dich fortan nur noch mit dem Sein identifizierst, dem niemals etwas angetan werden kann und welches du wirklich bist, da es nicht vergänglich ist. Vergebe dir selbst zur Liebe und nicht um eine Tat gutzuheißen, hier geht es nur um deinen eigenen Frieden und dass du anderen nicht aufgrund deines festgehaltenen Schmerzes ebenfalls Schmerzen zufügst.

Wenn der Himmel einen Zustand beschreibt, der nicht schöner sein kann, dann dürfen wir vergeben, um in den Himmel zu kommen. Denn wenn wir nicht vergeben, dann landen wir in der Hölle bzw. verbleiben in dieser, denn diese beschreibt einen Zustand, der uns leiden lässt. Himmel und Hölle sind Zustände unseres Bewusstseins und kein Ort. Sie sind die Beschreibung für einen harmonischen und einen disharmonischen Zustand. Wie entscheidest du dich also?

Um die Köstlichkeit des Seins zu schmecken, ist es erforderlich, es wahrzunehmen, doch geht dies nur, wenn wir aufhören, unsere Wahrnehmung ständig auf etwas anderes zu lenken. Doch sobald wir erst einmal diese Köstlichkeit schmecken dürfen, wird es uns leichtfallen, sie nie wieder zu verlassen. Und dann kann endlich immer mehr Frieden durch uns auf der Welt verbreitet werden. Unser Friede wird sich auf andere übertragen und von ihnen weiter in die Welt gesendet werden. So wird es immer mehr Friedensboten geben. Sie brauchen kein Wort zu sagen, und doch verändert sich durch ihre Botschaft die Welt. Die Botschaft wird ihr Sein sein. Das, was sie ausstrahlen, wird mehr erreichen, als jedes ihrer Worte es je könnte.

4. Zweifel

Auch Zweifel lenken uns von diesem Himmel ab, denn sie lassen uns daran zweifeln. Sie lassen uns davon abwenden, indem sie uns zweifeln lassen, ob es dies wirklich gibt oder wir es wirklich je erreichen könnten. Sie erzeugen Stimmen in uns, die uns zweifeln lassen wollen.

Denn auch Zweifel vermehren sich, wenn wir ihnen unsere Aufmerksamkeit spenden. Wie sollen wir denn im Sein verweilen, wenn sich ständig eine Stimme einmischt und uns sagt, dass dies doch Unsinn ist oder ohnehin nie klappen wird? So können wir niemals Stille erfahren. Erst der Zweifel erzeugt das, weswegen wir Grund haben zu zweifeln.

Wenn uns eine Stimme des Zweifels immer von der Stille ablenkt, dann ist der Zweifel berechtigt, dass wir es nie erreichen werden. Solange der Zweifel da ist und wir unsere Aufmerksamkeit auf ihn richten, wird es auch unmöglich sein, es zu erreichen. Erst, wenn der Zweifel verschwindet, gibt es Hoffnung.

Es lohnt sich auch nicht auf den Zweifel einzugehen, denn sonst trittst du in einen Dialog, wodurch nur noch mehr Lärm produziert wird. Würdest du auf jemanden eingehen, der daran zweifelt, dass wir lebendig sind oder der daran zweifelt, dass es rote Äpfel gibt? Ich denke nein.

Gehe einfach nicht auf den Zweifel ein, wie ein nervendes Kind, wird er wieder verschwinden, wenn du ihm keine Aufmerksamkeit gibst. Dein Sein und der Friede sind auch dann da, wenn sich Zweifel darüber legen. Du brauchst einfach nur deine Aufmerksamkeit von den Zweifeln weg hin zum Sein und den damit verbundenen Frieden zu lenken.

Mehr ist nicht notwendig. Konzentriere dich einfach nur auf das Gefühl zu sein oder auf die Stille zwischen den Worten des Zweifels. Lasse die Zweifel weiter quatschen, doch schenke ihnen kein Ohr. Distanziere dich von ihnen, sodass sie immer leiser werden. Entziehe ihnen jegliche Bedeutung. Lass sie keine Bedeutung mehr beimessen. Sie sind genauso bedeutungslos, wie darüber nachzudenken, wie viele einzelne Haare du gerade auf dem Kopf hast.

Hör also auf, sie weiterhin ernst zu nehmen. Es liegt in unserer Natur nach Frieden, Liebe, Glück, Freude usw. zu streben und uns vom Leid, Schmerz, Angst usw. wegzubewegen. Und es ist überprüfbar, dass das, was wir vermeiden wollen, nur in Anwesenheit von Gedanken da ist. Wenn wir Angst haben, dann aufgrund einer Beurteilung, dass etwas gefährlich ist und dies ist ein Gedanke. Wenn wir leiden, dann weil wir etwas als

Nicht-Gewollt und als Schlimm beurteilt haben. Genauso, wenn wir emotionale Schmerzen haben, aufgrund unserer Vergangenheit.

Wenn wir nicht urteilen, weil wir gerade im No-Mind sind, also im Sein verweilen, anstatt zu denken, dann ist all dieses Unerwünschte nicht mehr da. Und dann kann sich Frieden breit machen und dadurch Glück. Wenn wir nicht mehr in der Ablehnung von etwas sind, dann kann sich Liebe breit machen und dadurch alles zum Genuss werden. Was gibt es also daran zu zweifeln?

Und da du bereits im Sein bist, auch wenn du es nicht immer aufgrund der Ablenkungen wahrnehmen und niemals austreten kannst, gibt es auch hier dran nichts zu zweifeln. Beurteile das Sein als unumstößliche Wahrheit, an die es nichts zu zweifeln gibt. Du bist und das ist bereits der Beweis für dein Sein.

5. Sorgen

Sorgen lassen uns an unserem Wohlbefinden und unserer Sicherheit zweifeln. Auch sie schieben sich ständig zwischen uns und der Wahrnehmung der Stille, des Seins.

Sie lassen uns nicht in Ruhe, wenn sie erst einmal Herrschaft über unseren Geist gewonnen haben. Doch wer sich bewusst ist, dass er in Wirklichkeit reines Sein ist, welches niemals bedroht werden kann, dem kümmern die Sorgen nicht. Selbst sollten sie berechtigt sein und du würdest deinen Körper verlieren, würdest du noch weiter existieren.

Doch die meisten Sorgen sind unbegründet. Gibt es ein Problem? Dann frage dich, ob du es lösen kannst. Wenn ja, warum sich Sorgen machen, wenn du es doch ohnehin lösen kannst? Und wenn nein, warum sich Sorgen, wenn du es sowieso nicht ändern kannst? In beiden und damit in allen Fällen sind Sorgen unberechtigt und nutzlos. Was bringen sie uns?

Wenn wir im Frieden sind, dann sind wir in der Lage, viel bessere Lösungen zu finden, als wenn wir in Sorge sind. Sorgen lassen uns nur unruhig sein. Gib ihnen keine Beachtung, zumindest nicht mehr als notwendig. Sehe sie als Hinweisgeber, tu, was du tun kannst und lasse sie wieder gehen. Sie haben ihren Job getan, dich auf etwas hinzuweisen.

Doch prüfe genau, ob das, weswegen du dich gerade sorgst, wirklich etwas ist, weswegen wir uns sorgen sollten? Wenn wir uns nur wegen einer Gefahr sorgen, die eintreten könnte, dann haben wir kein Leben mehr. Denn dann müssten wir uns wegen allen Gefahren, die eintreten könnten, sorgen und so lange leben wir gar nicht, als dass ein Menschenleben dafür ausreichen würde.

Erkenne die Illusion, dass du jemals Kontrolle haben könntest. Und wie der Wortgebrauch es schon sagt, sind wir es, die sich Sorgen machen. Sich Sorgen machen bedeutet, Sorgen zu erschaffen.

Du kannst noch so gut vorbereitet sein und doch wird alles dann ganz anders kommen können. Akzeptiere stattdessen, dass es unmöglich ist, sich auf die möglichen Gefahren vorzubereiten. Entweder es könnte dann eine Gefahr auftreten, auf die du dich nicht vorbereitet hast oder es würde ganz anders ablaufen können, als du dir vorgestellt hast.

Vertraue stattdessen, dass alles immer so kommen wird, wie es soll und wie es gut ist. Wir werden nicht sterben können, solange unsere Zeit noch nicht gekommen ist und wenn sie gekommen ist, dann werden wir es nicht aufhalten können. Es ist ein Ding der Unmöglichkeit. Lasse höchstens noch Aufgaben da sein, doch keine Sorgen mehr.

Wenn du gerade deine Wohnung verlierst, dann werden dir Sorgen nicht weiterhelfen, betrachte es stattdessen lieber als Aufgabe eine Lösung zu finden und diese dann umzusetzen. Sorgen stehlen dir nur deinen Seelenfrieden. Das Leben ist ungewiss, warum sich Sorgen machen?

Es lebt sich einfach viel schöner, wenn wir ohne Sorgen leben und darauf vertrauen, dass sich immer eine Lösung finden wird und alles immer zum Besten geschieht. Und sollte das mal kurzweilig nicht so sein, dann hätten wir es auch mit Sorgen nicht verhindern können. Solange wir tun, was wir tun können, haben wir genug getan. Mehr ist nicht möglich, ob mit oder ohne Sorge.

Akzeptiere, was nicht zu ändern ist und ändere, was zu ändern ist. Erkenne darum Sorgen als überflüssig an und sie werden von allein verschwinden. Gib auch ihnen nicht länger Aufmerksamkeit als wirklich notwendig. Und nehme sie nicht überall mit hin.

Wenn sie ein Problem betreffen, was du nur auf der Arbeit lösen kannst, dann lasse sie dort und nehme sie nicht mit nach Hause. Wenn dir Blut abgenommen werden soll, dann kannst du dich über den Piks sorgen, wenn er geschieht und nicht davor oder danach.

Lasse los und wisse: Alles ist immer in bester Ordnung, nur der Verstand sagt uns etwas anderes. Er ist wie jemand, der in den schneebedeckten Bergen schreit "Achtung, Lawinengefahr" und sie gerade erst dadurch auslöst.

In den meisten Fällen sind die Sorgen die einzigen Dinge, derentwegen wir uns Sorgen machen sollten, denn sie schaden unserer Gesundheit und unserem Wohlbefinden. Doch am besten gibst du deinen Sorgen einfach keine Beachtung mehr, während du dich auf den Weg in deinen Frieden machst. Und sobald du ihn dann erst mal erreicht hast, wirst du jegliches Interesse an Sorgen verloren haben.

Was du willst, ist Frieden und Sorgen hindern dich daran, lasse darum los.

6. Ängste

Ängste sind eine Steigerung unserer Sorgen und Zweifel und lassen uns noch schwerer in unseren Frieden sinken. Sie lenken uns mit Vorstellungen von möglichen, aber unwahrscheinlichen Ereignissen ab. Sie erzeugen ein Phantom vor unserer Nase und lassen uns davor fürchten. In den meisten Fällen haben wir Angst vor etwas, das nur in unserer Vorstellung existiert und niemals Realität werden wird. Ängste zeigen, dass wir unseren Fokus auf etwas richten, das wir nicht wollen. Doch gerade dadurch machen wir das, was wir nicht wollen, wahrscheinlicher. Denn wir laufen immer in die Richtung, in die wir auch blicken. Wenn wir unsere Aufmerksamkeit unseren Ängsten schenken, verstärken wir sie nur noch mehr, und deswegen können wir die Angst nicht loswerden. Ängste lassen uns die Realität verzerrt wahrnehmen. Ich habe das selbst schon oft genug erlebt. Wenn du deine Augen schließt und tief ein- und ausatmest, wirst du merken, dass die Welt wieder ganz anders aussieht. Oder du kannst die Angst akzeptieren und sie zu etwas machen, was du willst. Wenn du das willst, wovor du dich fürchtest, dann verschwindet die Furcht. Ängste entstehen, weil wir etwas falsch interpretieren. Unser Körper denkt, es geht um sein Überleben, obwohl das in den meisten Fällen nicht der Fall ist. Wenn wir uns davor fürchten, eine Prüfung nicht zu bestehen, steht unser Leben nicht auf dem Spiel. Das sollten wir uns bewusst machen. Das Leben würde trotzdem weitergehen, genauso, wenn wir einen geliebten Menschen verlieren würden.

In Prüfungen würde die Angst uns sogar blockieren und dadurch erst das, wovor wir uns fürchten, wahr machen. Doch ohne die Angst hättest du bestanden. Das nennt man auch eine selbst erfüllende Prophezeiung. Du hast Angst davor, die Prüfung nicht zu bestehen, und durch deine Blockade, die durch deine Versagensangst hervorgerufen wurde, fällst du durch. Ein Teufelskreis. Es gibt sogar Menschen, die sich vor der Angst fürchten und dadurch dann erst richtig gefangen sind. Die Angst lässt sie davor fürchten, dass sie Angst haben könnten, und dadurch tritt dann genau das ein, wovor sie Angst haben. Schau deiner Angst tief in die Augen und erkenne, dass da niemand ist. Ein Dichter sagte einmal: Eines Tages klopfte die Angst an die Tür und der Mut machte auf, doch es war niemand da. Angst ist das Ergebnis eines unerwünschten Fokus. Richten wir unseren Fokus auf etwas, was wir wollen, oder machen wir das, wovor wir uns fürchten, zu etwas, was wir wollen, dann verschwindet die Angst. Die Angst kann nur in einer Welt der Trennung entstehen, und diese ist das Ergebnis unseres Verstandes. Betrete die Gedankenlosigkeit, und dann wird da kein Verstand mehr sein, der etwas unterteilt und dich vor etwas fürchten lässt, was gerade gar nicht da ist. Bist du nicht bisher immer versorgt gewesen und lebst immer noch? Trotz aller Wahrscheinlichkeiten lebst du noch. Dir hätte bis zum heutigen Tag so vieles passieren können, aber es ist nicht geschehen. Bei jeder Straßenüberquerung hätte etwas passieren können, ohne dass du es hättest verhindern können. Aber es ist nicht passiert. Erkenne dies als Beweis, dass du beschützt und versorgt bist. Bisher hat sich immer eine Lösung gefunden. Wenn etwas geschehen soll, dann wird es das auch, und du wirst nichts dagegen tun können. Und wenn nichts geschehen soll, dann wird es das auch nicht. Ein Unfall kann viele Geschenke enthalten, vor allem die Erfahrungen, die wir nur durch den Unfall machen können. Wir können es vielleicht noch nicht so sehen, aber wir können darauf vertrauen. Wir können darauf vertrauen, dass alles zu unserem Besten geschieht, selbst wenn es manchmal nicht so scheint.

In harmlosen Situationen verletzen wir uns viel häufiger als in gefährlichen Situationen, weil gefährliche Situationen viel seltener auftreten. Dennoch fürchten wir uns vor den Gefährlichen und nicht vor den Harmlosen. Auch hier gilt dasselbe wie bei den Sorgen: Akzeptiere, dass du niemals über alles Kontrolle haben kannst. Sei vorsichtig in gefährlichen Situationen, doch fürchte dich nicht, denn Furcht lähmt dich nur. Angst kann sogar sehr tödlich sein und uns krank machen. Manche Menschen sterben nicht wegen ihres Krebses, sondern wegen der durch die Angst ausgelösten Belastung. Durch Angst können wir schlechter denken und Entscheidungen treffen, denn sie soll uns darauf vorbereiten, zu fliehen oder zu kämpfen und uns dafür mit Energie versorgen. In allen anderen Fällen, in denen wir nicht vor einem Feind fliehen oder ihn bekämpfen müssen, ist Angst unberechtigt. Wir haben eine Situation einfach nur mit einer Gefahr verwechselt, die uns gerade jetzt gegenübersteht. Wir haben überreagiert. Wir können uns fragen: Was ist jetzt? Ist hier und jetzt jemand vor uns, der uns bedroht? In den meisten Fällen lautet die Antwort nein, und wir können uns entspannen. Außerdem gibt es auch Gefahren, bei denen es nicht lohnt, sich zu fürchten, weil wir ihnen ohnehin nicht entkommen könnten, selbst mit Angst nicht. Wenn wir uns davor fürchten, dass überall Erdbeben sind oder ein Meteorit die Erde trifft, dann könnten wir dem sowieso nicht entkommen, egal wie viel Angst wir haben. Auch gegen eine Armee bewaffneter Menschen hätten wir als Einzelne keine Chance. Warum sollten wir uns also davor fürchten, wenn die Überlebenschancen in einem solchen Fall ohnehin aussichtslos wären? Raubtiere nehmen ihre Beute erst durch die Angst, die sie riechen können, wahr. Wenn wir uns also vor einem Bären fürchten, der uns gegenübertritt, dann würde sich unsere Angst sogar eher nachteilig auf unser Überleben auswirken. Erkenne dich als das, was immer war und immer sein wird und niemals bedroht werden kann, und jegliche Ängste werden von dir abfallen. Sie betreffen dich dann nicht mehr.

7. Ablehnung

Urteile sind im Grunde genommen nicht schlecht, sie sind nur unserem Glück und Frieden nicht dienlich, wenn wir etwas als schlecht, unerwünscht, gefährlich oder von uns getrennt beurteilen. Solange wir etwas ablehnen, können wir keine Liebe erfahren. Liebe, die auf Akzeptanz basiert, schließt Ablehnung aus. Sie akzeptiert alles. Sie erlaubt möglicherweise die Möglichkeit der Ablehnung, aber sie lehnt nichts ab. Liebe verbindet, während Ablehnung trennt. Liebe entspringt dem Sein, während Ablehnung aus dem Verstand kommt. Wenn wir etwas lieben, aber nur unter bestimmten Umständen, nur wenn es auf bestimmte Art und Weise ist und nicht, wenn es anders ist, dann ist sie bedingt. Wahre Liebe ist jedoch bedingungslos. Sie stellt keine Bedingungen oder Anforderungen, daher kann sie auch nichts ablehnen, denn dazu müsste es Bedingungen geben, nach denen sie entscheidet. Liebe ist das Gefühl der Verbundenheit, nicht das Gefühl der Trennung. Im Absoluten ist alles eins und daher miteinander verbunden, und deshalb ist Liebe die Realität, denn sie ist Verbundenheit, sie ist das Gefühl der Einheit. Trennung ist lediglich eine Illusion, und ohne Trennung kann es auch keine Ablehnung geben. Nur etwas, das nicht mit uns verbunden ist, können wir ablehnen, denn sonst würden wir uns selbst ablehnen. Wir und alles, was existiert, sind eins, auch wenn es momentan anders erscheint. Dies wurde bereits oft genug in der Quantenphysik bewiesen. Wir haben auch schon genügend Erfahrungen mit Telepathie gemacht. Wenn wir einen Teil der Schöpfung ablehnen, lehnen wir uns selbst ab, weil wir Teil der Schöpfung sind. Wir sind das Leben, und alles im Leben ist Teil davon.

Darum fühlst du dich auch schlecht, wenn du etwas ablehnst, und gut, wenn du etwas akzeptierst. Ablehnung erzeugt nur Widerstand, und Widerstand erzeugt nur Leid. Ablehnung dient uns und unserem Wohlbefinden überhaupt nicht. Sie behindert uns nur. Wenn du in einer Meditationshaltung sitzt, um dir Zeit für das reine Sein zu nehmen, und dann die Haltung oder irgendwelche auftauchenden Gedanken ablehnst, gerätst du in Unfrieden. Du wirst dich immer unwohler fühlen, anstatt den Genuss des Seins zu erfahren. Es ist, als ob du unter einer Sonne sitzt, aber eine dicke Wolkendecke zwischen dir und ihr ist, sodass du ihre Wärme und ihr Licht nicht spüren kannst. Sage dir stattdessen: Auch die Gedanken dürfen sein. Mache nicht den Fehler, die Ablehnung der Ablehnung abzulehnen, denn dann wärst du in einem Teufelskreis gefangen. Nimm auch sie an. Sage bei allem, dass auch dies gerade sein darf, bis es nichts mehr gibt, was abgelehnt wird, und du dich nur noch in der Annahme befindest. Wenn du dies tust, wirst du dich in der Liebe befinden, die ein köstlicher Genuss ist. Warum also sollten wir uns diesen Genuss verwehren, indem wir etwas ablehnen? Welchen Unterschied macht es, etwas abzulehnen, wenn wir sowieso nichts ändern können? Oder wenn wir etwas ablehnen, was wir gerade nicht ändern können? Wir würden es nur unangenehmer machen. Warum sollten wir den Schmerz ablehnen, wenn er ein Teil des Lebens ist und wir ihn nicht aus dem Leben verbannen können? Wir können die Möglichkeit des Schmerzes nicht entfernen, aber wir können aufhören, zu versuchen, ihn zu entfernen, indem wir erkennen, dass es sowieso nicht möglich ist. Würdest du ein Haus mit bloßen Händen verschieben wollen, ohne Hilfsmittel, wenn du weißt, dass es nicht möglich ist? Würdest du wirklich deine Kraft dafür verschwenden?

Wahrscheinlich nicht. Du würdest einsehen, dass es bei einem Haus, das zu schwer ist, unter normalen Umständen und ohne Hilfsmittel nicht möglich ist. Daher würdest du es gar nicht erst versuchen oder es schnell aufgeben. Warum sollten wir also bei anderen Dingen, die unmöglich sind, nicht einsehen, dass wir darüber keine Kontrolle haben? Was wir nicht ändern oder verlassen können, müssen wir akzeptieren, denn alles andere würde es nur verschlimmern. Akzeptiere, dass es die Möglichkeit des Leidens gibt. Wenn du sie ablehnst, gehst du in Widerstand mit ihr und erfährst dadurch Leiden. In der Annahme dessen, was ist, ist Leiden unmöglich. Und auch hier wieder: Nur weil eine Möglichkeit existiert, müssen wir sie nicht wählen oder gutheißen. Es geht darum, sie nicht abzulehnen oder schlechtzumachen. Denn wenn wir damit aufhören, machen wir Frieden möglich. Ablehnung erschafft nur noch mehr von dem, was wir ablehnen. Denn alles im Leben vermehrt sich. Möchtest du also, dass sich Ablehnung und damit auch Leiden vermehrt? Wenn jeder Mensch wüsste, wie befreiend es ist, wenn wir nichts mehr ablehnen, sondern es einfach nur nicht mehr wählen, wenn es nicht dem entspricht, was wir wollen, dann bräuchten wir diese Diskussion nicht führen. Es ist nicht nur befreiend, sondern es macht das Leben auch gleich viel schöner. Was bringt uns also Ablehnung? Macht sie irgendetwas besser? Bringt sie uns dem Frieden auch nur einen Millimeter näher? Statt zu sagen, was du alles ablehnst und nicht willst, was du schlecht findest usw., wähle einfach nur noch das aus, was du willst. Wende dich nur noch dem Gewünschten zu. Wer sich für den Frieden entscheidet, braucht den Krieg nicht abzulehnen, denn Frieden schließt bereits automatisch den Krieg aus. Wer Gesundheit wählt, braucht die Krankheit nicht abzulehnen, denn Gesundheit schließt Krankheit automatisch aus.

Wie du siehst, ist Ablehnung total überflüssig. Dem, was wir ablehnen, geben wir Aufmerksamkeit und dadurch Energie, wodurch es erst wachsen und sich in unserem Leben ausbreiten kann. Wenn du dir ständig Gedanken darüber machst, was du nicht essen darfst, um gesund zu bleiben, wird es dir sehr schwerfallen, das zu essen, was dich gesund macht. Dein Fokus liegt auf dem Unerwünschten, und genau dadurch wird es dir schwer gemacht. Wenn du dich jedoch nur auf die Nahrungsmittel konzentrierst, die gut für dich sind, wirst du gar nicht in Versuchung geraten, etwas Ungesundes zu essen. Wer keine Kenntnis von Gewalt hat, wird auch keine Gewalt ausüben. Durch Filme und falsche Vorbilder sehen wir jedoch so viel Gewalt, und dadurch gibt es so viele Gewaltverbrechen. Indem wir uns täglich mit Gewalt konfrontieren, wird sie für uns normal und wird als Mittel angesehen, um Probleme zu lösen. Zumindest häufiger, als wenn sie kein Teil unserer Wahrnehmung wäre. Wir lernen durch Beobachtung, und deshalb sind wir alle Vorbilder füreinander. Das gilt auch für Filme und Songs. Durch sie lernen wir. Wenn wir etwas ablehnen, liegt unser Fokus auf etwas, das wir nicht wünschen. Dadurch fühlen wir uns disharmonisch, und dieser disharmonische Zustand bildet die Grundlage für alles Unerwünschte, Böse und Schlechte. Mit Ablehnung nähren wir also nur das, was wir nicht wollen. Wenn deine Sitzhaltung gerade unbequem ist und du sie ablehnst, wird sie nur noch unbequemer. Ändere sie einfach und akzeptiere, was gerade ist. Begegne jeder Ablehnung mit Dankbarkeit. Sage dir: "Danke, jetzt weiß ich, was ich nicht will" und frage dich sofort, was du stattdessen willst. Richte deinen Fokus also immer wieder auf das, was du willst. Wenn ich meditiere und etwas auftaucht, das ich nicht will, frage ich mich sofort, was ich will, oder besser gesagt, ich halte meinen Fokus darauf gerichtet. Seitdem mir klar ist, dass ich einfach nur sein möchte, weil dadurch automatisch das Schöne dazugehört, prallt alles andere an mir ab. Wenn wir es als Gedanken bezeichnen wollen, dann gibt es jetzt nur noch den Gedanken des Seins und des Genießens des Seins.

In dem Sinne bin ich gegenüber Gedanken, die auftauchen, abgeneigt. Ablehnung kann nur in Form von Gedanken auftauchen, ähnlich wie ein Gamer, der sich voll und ganz auf sein Spiel konzentriert und sich von nichts ablenken lässt. Mich interessiert das Wohlbefinden einfach mehr als die Ablehnung oder irgendwelche Gedanken. Ich habe erkannt, dass sie mir nicht das geben, was ich will. Im Gegenteil, sie rauben es mir sogar. Ich möchte Frieden, Freiheit, Liebe, Glück, Entspannung, Zufriedenheit usw. Und dafür ist kein Gedanke notwendig, und schon gar nicht eine Ablehnung von etwas. Wenn ich es nicht habe, weiß ich, wo ich es finden kann - im No-Mind. Und wenn es gerade dort ist, gibt es für mich keinen Grund, danach streben zu müssen. Es ist bereits da. Ich bin wie jemand, dem etwas zu essen angeboten wird, obwohl er bereits vollkommen gesättigt ist. Menschen, die in diesem Wohlbefinden verankert sind, lassen sich nicht mehr daraus bringen, weil ihnen dieses Wohlbefinden einfach mehr interessiert als alles andere. Verliere jegliches Interesse an jeglicher

Form von Gedanken, und du wirst frei sein. Sie können dir nicht das geben, was du dir wirklich wünschst. Sie sind nutzlos. Mache das Sein zu deinem einzigen Wunsch, und dann werden die Gedanken von alleine zur Ruhe kommen, denn sie entstehen aufgrund eines Verlangens. Wenn jedoch das Einzige, wonach verlangt wird, bereits da ist, dann braucht es auch keinen Gedanken mehr. Wenn du bereits das Ziel erreicht hast, brauchst du dich auch nicht mehr auf dem Weg zum Ziel zu befinden. Wenn du im Sein verweilst, hast du den Frieden, den du dir durch das Erreichen deiner Ziele und das Stillen deines Verlangens ersehnt hast.

8. Ärger

Zum Groll gehört auch Ärger. Doch dieser ist nicht nur auf vergangenen Ärger beschränkt, sondern kann jederzeit in jedem Moment auftauchen. Er kann überall dort auftreten, wo du bist, und durch alles ausgelöst werden, denn er entsteht immer aus dir selbst heraus. Sobald du jedoch die Sinnlosigkeit des Ärgers erkennst, wird er kein Problem mehr sein. Du wirst ihn einfach überspringen und es genießen, dass du dich nicht mehr aufregst. Früher lief der Ablauf folgendermaßen ab: Etwas passierte, ich regte mich darüber auf und nahm es persönlich, dann fragte ich mich, was nun zu tun sei, und erledigte es entsprechend. Heute sehe ich in dem Ereignis nur noch eine Aufgabe, die mir gestellt wird und um die ich mich nun kümmern darf. Da ist kein Ärger mehr. Ich sehe einfach, was passiert ist, frage mich, was nun zu tun ist, und erledige es dann. Und es funktioniert wunderbar. Sogar viel besser als mit Ärger. Es lohnt sich, das einmal auszuprobieren. Frage dich doch einmal: Hat dir Ärger jemals etwas Gutes gebracht? Hat er jemals etwas verbessert? Oft machen wir uns durch Ärger sogar nur lächerlich. Später können wir sogar darüber lachen. Aus einer äußeren Perspektive betrachtet, ist es urkomisch, jemanden zu sehen, der sich gerade ärgert. Es ist so komisch, weil es so sinnlos ist. Weil man Widerstand gegen etwas leistet, das bereits geschehen ist und sich durch Ärger nicht rückgängig machen lässt. Es ist so komisch, weil dabei oft Gewalt gegen Gegenstände angewendet wird, die sich nicht durch Gewalt erziehen lassen. Der Gegenstand wird beschimpft oder sogar getreten, anfangs wird er noch ignoriert, und manchmal ergreift man sogar die Flucht vor diesem Gegenstand. Ein Gegenstand, der nicht so lebt wie wir, der nicht antworten, sich nicht bewegen oder aus sich heraus reagieren kann. Das ist wirklich komisch, nicht wahr?

Nun, dieser Ärger speichert sich oft auch in uns ab, damit wir immer etwas zum Ärgern haben. Und genau das ist das Hindernis. Wenn wir uns aufregen, dann immer wegen etwas, was gerade nicht da ist. Wir regen uns nie wegen des Ereignisses selbst auf. Wäre es wegen des Ereignisses, dann müssten sich alle Menschen gleichermaßen über das Ereignis aufregen, und das ist nicht der Fall. Es muss also an uns liegen. Der Ärger entsteht in uns aufgrund eines Urteils. Wir sagen uns, dass das, was geschehen ist, nicht hätte passieren sollen und gegen uns gerichtet ist. Wir interpretieren, dass jemand uns etwas Schlechtes will. Durch das Ereignis erinnern wir uns an ein vergangenes Ereignis, mit dem wir noch keinen Frieden geschlossen haben. Wir erschaffen tausende Geschichten rund um dieses Ereignis. Diese Geschichten, die aus unserem Verstand stammen, rauben uns die Stille unseres Seins, indem sie sie überdecken. Wir gehen in Ablehnung und damit in Widerstand. Dadurch entstehen Verlangen und Leid. Es ist wichtig zu erkennen, dass der Kampf völlig sinnlos ist. Wenn wir überhaupt auf irgendeine Weise darauf reagieren sollten, dann mit Lachen. Denn das ist zumindest gut für unsere Gesundheit, im Gegensatz zum Ärger. Ärger macht uns nur krank, er raubt uns Lebenszeit und Lebensglück. Warum also weitermachen? Wir können jederzeit aufhören. Oder wir tun es, wenn es uns das gibt, was wir uns wünschen. Wenn du dein Leben verkürzen, deine Gesundheit beeinträchtigen, den Moment und dein Glück verpassen möchtest, dann solltest du dich unbedingt aufregen. Doch solange es Dinge sind, die du nicht willst, solltest du es unterlassen. Betrachte das Ereignis einfach als das, was es ist. Nicht mehr und nicht weniger. Es ist einfach so, wie es ist. Bild dir also keine Geschichten, keine Spekulationen. Betrachte es lediglich als Aufgabe, die erledigt werden muss. Vertraue darauf, dass auch dies zu deinem Wohl geschieht. Oder betrachte sie als Prüfungen des Tages. Lass den Ärger sein, er bringt dir nichts.

9. Gedanken

Man wird versuchen, dich aus deinem inneren Schweigen herauszulocken. Ideen werden auftauchen, die dein Verstand unbedingt möchte, dass du sie aufschreibst. Denn er hat Angst, sie sonst wieder zu verlieren. Er möchte kontrollieren. Und Angst und Kontrolle entspringen immer dem Verstand. Der Verstand ist wie ein Handy, das ständig klingelt, und wir haben verlernt, es nur dann einzuschalten, wenn wir es brauchen. Ein Berater ist praktisch, wenn wir ihn gerade brauchen, aber in allen anderen Fällen ist er nur eine Belästigung. Lass uns ihn daher eher wie einen Taschenrechner benutzen und nur dann von ihm Gebrauch machen, wenn wir ihn brauchen. Bis dahin darf er an seinem Platz bleiben und ruhig sein.

Wenn du gerade Unterhaltung durch innere Selbstgespräche brauchst, dann kannst du dich an deinen Verstand wenden. Doch allzu oft spricht er ohne Unterlass und lässt uns das wahre Leben verpassen. Er wird immer wieder Gedanken auf dich werfen und versuchen, dich aus deinem Schweigen zu bringen. Lass dich darauf nicht ein. Antworte nicht einmal mit einem Nein, denn sonst hat er dich bereits. Bleibe einfach im inneren Schweigen. Antworte ihm nicht, so als würde eine Million Euro Preisgeld auf dich warten, wenn du es schaffst. Betrachte es wie ein Spiel. Du gewinnst, wenn du im Schweigen bleibst und der Verstand versucht, dich zum Antworten zu bewegen. Er versucht, dass du seinen Gedanken folgst. Lasse Gedankenlosigkeit oder inneres Schweigen dein höchstes Interesse sein. Sollten Gedanken auftauchen, geh nicht auf sie ein, betrachte sie als etwas, das kommt und wieder geht und nicht von dir kommt.

Mittlerweile erwische ich mich sogar dabei, wie ich mitten in der Antwort, die ich meinen Gedanken innerlich geben möchte, abbreche, weil ich merke, dass es sinnfrei ist, eine Antwort zu geben. Wenn mein Verstand wieder irgendwelche Geschichten ausdenkt, bin ich manchmal versucht, dies als Geschichten zu bewerten, aber dann lasse ich es, denn auch dies wäre wieder ein Gedanke.

Der Verstand mag sich gerne mit sich selbst unterhalten, doch sei dabei ein stiller Begleiter. Lass ihn reden, ohne einen anderen Teil deines Verstandes zu benutzen, um ihm zu antworten. Gedanken kommen, ohne dass wir etwas dafür tun müssen. Woher kommen die Gedanken, wenn wir gerade gewillt sind, gedankenfrei zu sein? Sie kommen einfach so. Sie wurden also nicht von uns verursacht, zumindest nicht alle. Und mit einem Gedanken fängt alles an. Auf Gedanken folgen Gefühle, und auf Gefühle folgen Worte und Taten. Wenn Gedanken also unvermittelt auftauchen und sie die Ursache unseres Handelns sind, dann tut in Wirklichkeit niemand etwas, es geschieht einfach durch sie. Wenn kein Gedanke aufgekommen wäre, dann wäre es auch nicht zur Handlung gekommen.

Ich vermute, dass diese unvermittelten Gedanken durch unsere Programmierungen verursacht werden. Programme, die noch nicht abgeschaltet wurden, oder besser bekannt als Glaubensstrukturen. Zumindest geben sie die Richtung unseres Gedankenstroms vor. Doch woher kommen sie? Wir haben sie in unserer Umwelt aufgenommen, also stammen sie nicht von uns. Entweder ein Gedanke kam durch Inspiration und wurde uns somit eingeben, und diesem haben wir Glauben geschenkt. Oder er wurde uns von anderen Menschen beigebracht. Deshalb sage ich auch, dass wir Vorbilder füreinander sind. Somit kann es keinen freien Willen geben. Schließlich wird unser Wille von unseren Gedanken und Überzeugungen beeinflusst, auf die wir keinen so großen Einfluss haben, wie wir vermuten mögen. Besonders nicht, wenn wir noch unbewusst sind und keine Kenntnis über sie haben. Vielleicht empfangen wir manchmal einfach nur Gedanken von jemand anderem oder aus dem kollektiven Feld. Doch sie gehören nicht uns, wir empfangen sie nur.

Vielleicht verhält es sich so, dass wir mit unserem Gefühlszustand den Sender einstellen und dadurch entsprechende Gedanken empfangen. Wir erzeugen die Gedanken nicht, wir empfangen sie lediglich. Und wir empfangen immer nur diejenigen, die zu unserem aktuellen Gefühlszustand passen. Unsere Gefühle sind oft das Ergebnis unserer Bewertungen. Und diese Bewertungen sind wiederum Gedanken, die wir oft von anderen übernommen haben oder zu denen wir erzogen wurden. Wo fängt das an und wo hört es auf? Wir sind Sein, und Sein existiert jenseits aller Gedanken. Doch wir genießen die Gesellschaft eines Verstandes, der ständig Gedanken empfängt und sie nachspricht. Beachte ihn einfach nicht. Betrachte diese Gedanken einfach nur als Hintergrundgeräusch, ähnlich dem Summen deines Kühlschranks. Oder wie die Worte der Menschen in einem Café, denen du nur wenig Beachtung schenkst und erfolgreich ausblendest. Oder stelle deinen "Radiosender" (Gedankenradio) auf lautlos, indem du deine Aufmerksamkeit auf die bereits vorhandene Stille lenkst.

Befürchtungen

Es ist erstaunlich, wie viel Leid eine zukünftige Vorstellung, die bisher nur in meinem Kopf existiert, verursachen kann. Es könnte sein, dass diese Zukunft niemals eintritt, dennoch empfinde ich meine Gedanken darüber als real und äußerst unangenehm.

Es geht dabei um verschiedenste Dinge: den Verlust eines Jobs oder eines Hauses, den Verlust einer wichtigen Person, den Verlust der eigenen Gesundheit und vieles mehr. Im Grunde genommen geht es immer um den Verlust von etwas. Lassen wir uns das anhand des Beispiels eines geliebten Menschen verdeutlichen, um es greifbarer zu machen. Diese Person könnte sich plötzlich anders verhalten, weniger Interesse zeigen, und schon fürchtet unser Verstand das Schlimmste – die Trennung oder das Sich-Entfernen der Person.

Dabei muss diese Beobachtung noch nicht einmal etwas mit uns zu tun haben. Es könnte sein, dass es der anderen Person gerade nicht gut geht, sie viel zu tun hat, eine Auszeit vom Handy nimmt, das Handy nicht mehr funktioniert oder einfach Zeit für sich braucht. Doch in unserem Kopf existiert eine andere Welt. Und das kann uns genauso belasten, als wäre es Fakt.

Ich mache diese Erfahrung gerade selbst. Wenn ich positive Erwartungen hätte, könnte ich am Ende enttäuscht sein, wenn es anders kommt. Doch bis dahin kann ich zumindest positive Gefühle genießen. Unsere Hoffnungen und Befürchtungen sind nicht real, aber das, was sie in uns auslösen, ist durchaus real und hat einen Einfluss auf unser Gemüt, unsere Gesundheit und die Qualität unserer Entscheidungen – und damit auf unseren weiteren Weg.

Wäre ich voll und ganz im Hier und Jetzt, wäre alles gut. Ich könnte mich auf die positiven Dinge in diesem Moment konzentrieren und mich dadurch wunderbar fühlen. Doch stattdessen entscheide ich mich dafür, etwas, das sich von der Norm unterscheidet, negativ zu interpretieren. In diesem Fall geht es darum, dass eine Person, die mir viel bedeutet, scheinbar kaum noch Interesse an mir zeigt. Wenn ich anrufe oder sie besuche, scheint alles in Ordnung zu sein und sie zeigt auch dann viel Zuneigung. Doch die Chats werden seltener und auch von selbst meldet sie sich nicht mehr.

Es ist erstaunlich, wie sehr mein Verstand die vergangene Auseinandersetzung als Beweis für ein drohendes Ende nutzt, obwohl wir uns danach wieder liebevoll versöhnt haben. Es könnte sein, dass das Ende tatsächlich bevorsteht, aber solange ich es nicht weiß, macht es keinen Sinn, das Schlimmste zu erwarten. Im Gegenteil, indem ich negativ denke, mache ich es nur wahrscheinlicher, dass es tatsächlich eintritt.

Es ist viel dienlicher, meine Sichtweise anzupassen, sodass ich mich wieder gut fühlen kann. Denn letztendlich hängt mein Wohlbefinden nur davon ab, wie ich die aktuelle Situation interpretiere. Solange diese Ungewissheit besteht, fühlt es sich sogar schlimmer an, als hätte ich bereits Gewissheit über das Ende der Verbindung. Es scheint fast so, als würde die andere Person durch ihr vermeintliches Desinteresse Macht über mich ausüben. Doch aus Angst davor, dass sich alles auflöst, wenn ich darauf warte, dass sie sich meldet, melde ich mich hin und wieder selbst. Das ist ziemlich bedürftig, wie ich finde. Dabei gibt es so viele schöne Dinge in meinem Leben und ich bin reich an Menschen, die mir gut tun.

Vielleicht soll dieser Prozess, der gerade in mir stattfindet, mir nur zeigen, dass ich den Ballast des negativen Zukunftsdenkens erkennen und loslassen sollte. Vielleicht ist es auch eine Erinnerung für dich, dich nicht in diese Gedanken zu verlieren. Wer weiß. Die aktuelle Situation bringt mir bereits viel Erkenntnis, aber leider auch viel Leid. Doch gerade in leidvollen Erfahrungen können wir wertvolle Erkenntnisse gewinnen und lernen. Auch aus dieser Erfahrung kann ich Weisheit schöpfen. Wie würde nun meine schönste Version mit all dem umgehen?

Sie würde bedingungslos bei sich selbst bleiben und nicht versuchen, andere durch eine Spiegelung ihres Verhaltens zu bestrafen, denn das entspricht nicht der Liebe. Sie würde der anderen Person die Zeit geben, die sie gerade braucht, und stets vom Besten für sie ausgehen. Dabei würde sie sich nicht an ein bestimmtes Ergebnis klammern und liebevoll für die andere Person da sein, sobald sie wieder bereit ist. Vielleicht würde sie auch offen kommunizieren, dass die andere Person sich jederzeit melden kann, oder sie würde das Thema ansprechen, um herauszufinden, was wirklich los ist.

Sie würde die Gegenwart so schön wie möglich gestalten und sich auf das Gewünschte statt das Ungewünschte konzentrieren. Sie würde der anderen Person stets das Beste wünschen, unabhängig davon, wie der weitere Kontakt verläuft.

Doch auf keinen Fall würde sie nun das Schlimmste erwarten, ihre Gedanken darauf fokussieren und dadurch Widerstand leisten und leiden. Sie würde die andere Person nicht mit Desinteresse bestrafen oder sich dadurch unwohl fühlen. Sie würde auch nicht nach einem schnellen Ersatz suchen wollen. Sie würde sich nur von ihrer besten Seite zeigen, nur das Positive nähren, nur das Beste erwarten und nur die schönsten Vorstellungen fokussieren.

Bis diese Version stark genug in mir verankert ist, kann ich jeden negativen Gedanken in einen positiven umkehren, bis es zur Gewohnheit wird. Ich kann mich selbst fragen, welche Gefühle ich mir durch das veränderte Verhalten der anderen Person erhoffe, denn letztendlich geht es immer um die Gefühle. Und dann kann ich überlegen, wie ich mir diese Gefühle selbst geben kann, denn sie entstehen immer aufgrund meiner eigenen Bewertung dessen, was gerade geschieht.

Die Situation selbst muss sich also nicht ändern, damit ich diese Gefühle erfahren kann, es braucht lediglich eine Veränderung meiner Sichtweise oder Bewertung. Habe ich nicht schon oft genug erlebt, wie unbedeutend alle Wünsche werden, wenn ich die Gegenwart bedingungslos akzeptiere und dadurch Liebe in mir spürbar wird? Wie ich dann höchstens noch den Wunsch habe, diese Liebe zu genießen und auch anderen zu ermöglichen? Habe ich nicht schon oft genug erfahren, dass es letztendlich immer um das Vermeiden oder das Erleben bestimmter Gefühle geht und dass diese nicht von einem äußeren Objekt abhängig sind, sondern nur von mir und meinem Denken?

Und dennoch falle ich immer wieder in diese Falle. Ich möchte, dass sich das Äußere verändert, um dadurch etwas in mir zu erfahren, was eigentlich von innen entsteht. Und so mache ich mich zum Sklaven und Spielball der Umstände. Wenn ich ehrlich bin, müsste ich nun sogar vom Schlimmsten ausgehen, denn dies könnte sich ohnehin eines Tages ereignen, denn alles ist vergänglich und befindet sich in ständiger Veränderung. Spätestens, wenn ich Abschied von diesem Körper nehme, muss ich auch Abschied von allem in diesem Leben nehmen. Oder vielleicht verlässt sie mich vorher, zieht weit weg oder wünscht keinen Kontakt mehr.

Ich kann verstehen, warum Mönche oft keine starken Bindungen zu anderen Menschen eingehen. Es ist jedoch nicht die Vergänglichkeit selbst, die Leid verursacht, sondern unsere Anhaftung daran. Der Wunsch, dass alles so bleibt, wie es ist. Und die Ablehnung gegenüber Veränderung. Immer wenn wir etwas ablehnen, gehen wir in Widerstand und dadurch leiden wir. Wenn ich mir einfach nur wünsche, dass sie wieder mehr Interesse zeigt, ohne mein Glück von der Erfüllung dieses Wunsches abhängig zu machen, dann ist alles gut. Doch wenn ich dies von ihr erwarte und mich sorge, dass es anders kommt, dann erschaffe ich mir nur Leid.

Und dies gilt für all unsere Ängste. Sie verursachen nichts als Leid und Kummer in uns. Also lasst uns sie loslassen, denn sie sind uns nicht dienlich. Das, worauf wir unsere Aufmerksamkeit richten, ziehen wir in unser Leben und es vermehrt sich. Ängste sind lediglich der Nährboden für das, was wir befürchten. Sie beeinflussen unser Denken, Fühlen und Handeln und begünstigen somit das, was wir eigentlich fürchten. Lass all deine Ängste los, die gerade nicht real sind. Wenn eine Gefahr tatsächlich präsent ist, dann tue, was du tun kannst, um sie abzuwenden. Doch wenn sie nur in deiner Vorstellung existiert und genauso gut auch anders sein könnte, dann lass sie los.

Wenn du möchtest, zeige dich stets von deiner besten Seite. Mehr kannst du nicht tun. Sollte die Befürchtung dennoch eintreten, kannst du dich immer noch damit auseinandersetzen. Am besten nimmst du bereits jetzt Abschied von allem, denn als ewiges Wesen wirst du erleben, wie alles in deiner Welt wieder vergeht. Versöhne dich bereits jetzt mit dem Gedanken an Verlust, und du wirst es zumindest hinter dir haben.

Und nun habe ich die Initiative ergriffen und das Gespräch gesucht. Es stellte sich heraus, dass meine Befürchtungen falsch waren. In Wahrheit war also alles gut, und nur meine Ängste haben all das Elend verursacht. Ich habe umsonst gelitten. Hätte ich mehr Vertrauen gehabt oder direkt das Gespräch gesucht, hätte ich mir all den Kummer und das Leid ersparen können. Ich hoffe nur, dass ich daraus lerne. Sollte ich mich nun dazu entscheiden, Furcht vor der Zukunft gegen Vertrauen einzutauschen, dann liegt darin nun das Geschenk.

Nachdem ich nun gesehen und erfahren habe, wohin mangelndes Vertrauen führt, möchte ich mich nur noch für bedingungsloses Vertrauen entscheiden. Egal, wie es auch kommen mag, es ist stets in bester Ordnung und so, wie es nicht besser sein könnte. Nichts ist so, wie es scheint. Und mir wurden nur Geschenke und Engel geschickt. Was auch immer mir passiert, es kann nur gut sein, auch wenn ich es nicht immer sofort erkennen kann.

Während Befürchtungen und Sorgen nur zu Anspannung führen, sorgt Vertrauen und Gelassenheit für Entspannung. Das eine verursacht Stress, das andere schenkt uns Frieden. Das eine führt möglicherweise zu Krankheit, das andere fördert Heilung. Das eine erzeugt Leid und Unwohlsein, das andere bringt Glück und Wohlbefinden. Diese Erkenntnis ist für mich von großer Bedeutung. Sie zeigt mir, womit andere Menschen zu kämpfen haben und wie viel vorteilhafter es ist, stets im Vertrauen zu bleiben. Sollte ich in ähnliche Muster zurückfallen, werde ich mich daran erinnern können.

Passend dazu möchte ich ein Kapitel aus meinem Buch "Die Magie des Lebens und wie du sie nutzt, um dein Leben schön und die Welt paradiesisch zu machen" zitieren. Es bringt das

Thema auf den Punkt und verdeutlicht es mit einer Geschichte. Es zeigt, dass ich als Autor bereits über dieses Verständnis und Wissen verfügte und dennoch in diese Falle getappt bin. Dies ist menschlich. Entscheidend ist, wie wir damit umgehen, sobald es geschieht. Es verdeutlicht auch, wie wichtig es ist, uns immer wieder an bestimmte Punkte zu erinnern, damit wir sie nicht vergessen.

Weißt du es ganz sicher?

Wenn du über etwas urteilst, sei es eine Situation oder eine Person, und sie dadurch als gut oder schlecht einstufst, frage dich einmal: Bist du dir wirklich sicher, dass es so ist? Wenn wir etwas Positives vermuten, obwohl wir es noch nicht wissen können, kann uns das zumindest dabei helfen, mehr Positives hervorzubringen, indem wir uns besser fühlen. Doch bei negativen Vermutungen sieht es ganz anders aus. Sie können uns schlechter fühlen lassen und dadurch alles schlimmer machen, als es tatsächlich ist. Und das alles nur wegen Vermutungen, weil wir annehmen, dass dieses oder jenes Ereignis etwas Schlechtes sein könnte, obwohl das negative Szenario möglicherweise niemals eintreten wird. Die angenommene Zukunft war eine Illusion und existierte nirgendwo außer in unserer Fantasie. Doch die Gefühle und die Auswirkungen dieser Gefühle sind real. Und sie können beeinflussen, wie unser Leben weiter verläuft. Positive Gefühle begünstigen einen positiven Verlauf, während negative Gefühle eher zu einem negativen Verlauf führen. Das entspricht dem universellen Gesetz der Entsprechung und dem Gesetz der Resonanz.

Doch genug der Worte. Die folgende Geschichte wird deutlich zeigen, wie unsere negativen und positiven Annahmen keine wirkliche Beständigkeit haben. Aus negativen Situationen wird immer etwas Positives entstehen und aus positiven Situationen kann bald etwas Negatives resultieren. Das ist das Wechselspiel der Höhen und Tiefen des Lebens, auch bekannt als das universelle Gesetz des Rhythmus.

Auf jede Ebbe folgt die Flut und auf jede Flut folgt die Ebbe. Wenn du diese neue Wahrheit in dir aufnehmen kannst, dann kannst du selbst entscheiden, worauf du dich mehr konzentrieren möchtest: auf das Positive, das dem Negativen folgt, oder auf das Negative, das dem Positiven folgt. Beides beeinflusst deinen emotionalen Zustand und somit deine Realität!

Und nun präsentiere ich dir die angekündigte Geschichte:

Es war einmal ein alter, armer Mann, der ein wunderschönes Pferd besaß. Er war berühmt für sein Pferd und Könige boten ihm enorme Summen dafür an. Doch er weigerte sich hartnäckig, es zu verkaufen. Im Dorf begannen die Gerüchte zu brodeln. Die Menschen hielten den alten Mann für dumm und stur, weil er das Angebot ausschlug. Als der alte Mann davon hörte, lächelte er nur und sagte: "Woher wollt ihr wissen, ob es gut oder schlecht ist, dass ich mein Pferd nicht verkaufe? Urteilt nicht, denn ihr wisst nicht, was die Zukunft bringt."

Kurz darauf verschwand das Pferd des alten Mannes auf mysteriöse Weise. Das ganze Dorf begann erneut zu urteilen. "Oh, wie schlimm", sagten sie, "wir haben es dir doch gesagt, du hättest verkaufen sollen." Doch der alte Mann lächelte erneut und erwiderte: "Ihr urteilt wieder. Fakt ist nur, dass mein Pferd verschwunden ist, alles andere ist euer Urteil." Einige Tage später kehrte das Pferd des alten Mannes mit fünf anderen Wildpferden zurück. Das Dorf versammelte sich erneut und begann zu tratschen und zu urteilen. Doch der alte Mann sagte nur: "Wer weiß, ob es Glück oder Unglück ist. Fakt ist nur, dass mein Pferd mit weiteren Pferden zurückgekommen ist."

Als der Sohn des alten Mannes eines der Wildpferde zureiten wollte, stürzte er ab und brach sich ein Bein. Die Dorfbewohner riefen entsetzt aus: "Wie schrecklich! Dein einziger Sohn wird wahrscheinlich nie wieder laufen können. Welch ein Pech!" Doch der alte Mann antwortete nur: "Wer weiß." Kurz darauf brach ein Krieg aus und alle Söhne des Dorfes wurden eingezogen - nur der Sohn des alten Mannes blieb verschont. Das Dorf sagte: "Welch ein Glück du hast! Dein Sohn kann vielleicht nicht laufen, aber zumindest ist er noch bei dir." Doch der alte Mann erwiderte nur: "Wer weiß, ob es Glück oder Pech ist. Nur der liebe Gott kann alles überblicken und mit Gewissheit sagen. Mein Sohn ist bei mir, während eure Söhne eingezogen wurden. Mehr ist gerade nicht bekannt. Warum also urteilen?"

Diese wunderbare Geschichte verdeutlicht, dass wir nie mit Gewissheit sagen können, ob das, was uns widerfährt, Glück oder Pech ist. Wozu also urteilen? Oftmals fügen wir mit unseren Urteilen nur noch mehr Drama hinzu und erschaffen Situationen, die möglicherweise niemals eintreffen werden. Und da wir ohnehin nicht wissen, ob etwas gut oder schlecht ist, können wir genauso gut davon ausgehen, dass das Beste passiert, anstatt das Schlimmste zu befürchten. Wer weiß, vielleicht ist alles in unserem Leben genau so, wie es sein soll, auch wenn wir es noch nicht erkennen können.

Nun stellt sich die Frage: Wie möchtest du dich von nun an entscheiden? Wie willst du in Zukunft urteilen? Welche Schlussfolgerung ziehst du aus dieser Geschichte?

Falsche Hoffnungen

Fragen stellen Ziele dar, und Ziele sind Fragen. Du fragst dich bei Zielen, wie das Ergebnis aussehen wird. In den meisten Fällen verlangst du nach dem Ergebnis, weil du dir dadurch etwas erhoffst, das du niemals in den Zielen selbst, sondern immer nur in dir finden kannst. Wenn du dann nicht fündig wirst oder falls du es doch kurzzeitig findest, ohne zu bemerken, dass du es dir für einen Moment selbst gegeben hast, machst du dich auf zum nächsten Ziel. Du bist dir sicher, dass du dieses Mal bekommen wirst, was du dir so sehr wünschst. Du glaubst, es wird dieses Mal anders sein. So entsteht die unendliche Geschichte. Jedes Ziel, jeder Wunsch gebiert nur noch weitere ihrer Art. Alles im Leben vermehrt sich. Wenn wir Spaß daran haben oder es tun, weil es sonst nichts zu tun gibt, und den Weg dorthin genießen, ist es kein Problem. Es kann sogar Meditation sein, wenn wir den Weg dorthin sehr achtsam gehen. Das Problem entsteht erst dann, wenn wir uns davon etwas erhoffen, das es uns niemals geben kann und uns davon abhängig machen. Wenn wir uns erhoffen, dadurch endlich anzukommen. Doch wir können nur in diesem Moment ankommen, und dazu müssen wir uns nicht erst ein neues Ziel setzen. Wenn wir uns erhoffen, freier oder glücklicher zu werden. Frei und glücklich können wir nur hier und jetzt sein, und auch dazu müssen wir uns nicht erst ein neues Ziel setzen. Wir müssen es nur erkennen. Wir müssen nur erkennen, dass es das Aufschieben in die Zukunft ist, was uns davon abhält, Glück und Freiheit in diesem Moment zu erfahren. Dass wir nur unser Dasein brauchen, um uns glücklich und frei zu fühlen. Was wir wollen, ist immer ein Gefühl. Das Fühlen ist gleichbedeutend damit, es zu sein. Wir sind niemals frei, wenn die äußeren Umstände es nicht so erscheinen lassen. Im Gegenteil, wir können dann sogar sehr gefangen sein. Wir sind immer nur frei, wenn wir es so empfinden. Das Äußere spielt dabei keine Rolle.

Jemand, der sich frei fühlt, ist immer freier als jemand, der es äußerlich zu sein scheint, doch innerlich überhaupt nicht erkennen oder erfahren kann. Und glücklich sein ist eine Entscheidung, die wir treffen können, sobald wir ein Ziel erreicht haben oder auch jetzt und hier. Wir legen selbst die Bedingungen fest, die erfüllt sein müssen, damit wir endlich glücklich sein können. Glücklichsein macht unser Leben erst richtig lebenswert und liebenswert. Warum sollten wir es uns also selbst verwehren, wenn es das ist, was wir wollen und jederzeit haben können?

Wenn wir uns erhoffen, durch das Erreichen unserer Ziele mehr Glück zu erfahren, jagen wir nur einem Phantom hinterher. Wir werden erkennen, dass es auch dort nicht zu finden ist. Eine weitere Karte beim Spiel "Wer ist es?" darf zugedeckt werden. Alle außer einer Karte zeigen etwas im Außen. Diese Karten können wir zudecken, wenn wir erkennen, dass das Glück nur in uns zu finden ist. Es bleibt nur eine Karte übrig, und sie zeigt direkt auf uns. Diese Karte nennt sich unser Inneres. Das, was wir wirklich wollen, ist nur in uns zu finden. Warum also sollten wir uns zu einem anderen Ort oder einer anderen Zeit begeben? Das Glück ist niemals im Außen zu finden. Das Äußere kann lediglich der Auslöser sein, den wir selbst festgelegt haben, um es uns selbst im Inneren zu geben, um es selbst im Inneren zu erkennen.

Auch Liebe ist nur in uns zu finden. Wenn du Liebe haben möchtest, dann liebe dich selbst. Erkenne die Liebe in dir. Erhebe alles, was dich umgibt, zum Zeichen, dass du geliebt wirst. Und vor allem erkenne, dass Liebe immer nur von dir kommt. Du kannst sie nur erfahren, wenn du dich selbst für sie entscheidest und sie zulässt, und nicht einfach nur dadurch, dass jemand anderes dich liebt.

Ziele, die also nur wegen illusorischer Hoffnungen angestrebt werden, sind vollkommen nutzlos und nur eine Quelle für Leid. Gib dir das, was du dir durch dein Ziel erhoffst, hier und jetzt in dir. Wenn du dann immer noch dein Ziel erreichen willst, einfach weil du Lust darauf hast, ohne dabei etwas zu erwarten oder zu erhoffen, dann tue es.

Mit Fragen ist es ähnlich. Wir erhoffen uns durch eine Antwort auf eine Frage, endlich anzukommen, endlich glücklich sein zu können, endlich nicht mehr leiden zu müssen. Jede Frage ist jedoch voll von falschen Hoffnungen. Doch jede Frage gebärt nur zehn weitere Fragen, nachdem sie beantwortet wurde. Wenn es uns darum geht, alle unsere Fragen beantwortet zu bekommen, dann geraten wir wieder nur in eine unendliche Geschichte. Wir rennen wie ein Hund seinem eigenen Schwanz hinterher. Wir setzen uns das Ziel, den Horizont zu erreichen. Ziele sind nicht das, was erreicht werden muss. Fragen sind nicht das, was beantwortet werden muss. Sie sind alle Ausdrücke unserer eigenen inneren Leere. Diese Leere kann nicht durch sie gefüllt werden.

Jede Frage kann dir beantwortet worden sein, und doch kann sich nichts geändert haben. Du magst vielleicht mehr theoretisches Wissen haben, aber deine innere Leere wird immer noch vorhanden sein. Bevor es bei mir so "Klick" gemacht hat, wie es aktuell der Fall ist, wusste ich bereits alles, was dafür notwendig war. Ich wiederholte dieses Wissen sogar mehrfach, und dennoch änderte sich nichts. Es reicht also nicht aus, einfach nur Antworten auf unsere Fragen zu finden. Sie müssen auch integriert werden. Sie müssen in eigene Erfahrung umgewandelt werden.

Du darfst selbst erkennen, wie Leid entsteht und wann es abwesend ist. Du darfst selbst überprüfen, ob das, was du liest oder hörst, auch stimmt. Nimm es nicht einfach so an. Vertraue nicht darauf, dass es schon stimmen wird. Teste es selbst aus. Begebe dich ins Leiden, tue das, was Leiden kreiert, und beobachte dann das Leiden.

Führe eine Anwesenheitsliste über dein Leiden und frage dich, wann es da ist und wann nicht. Frage dich, was all die Momente, in denen es vorhanden ist, miteinander gemeinsam haben, und was all die Momente, in denen es fehlt, miteinander gemeinsam haben. Ich kann dir hier nur Hinweise geben, genauso wie andere. Ich kann dir nur sagen: Hey, probiere doch mal aus, ob das Leid auch dann da ist, wenn du den Moment nicht mehr ablehnst. Oder schau mal, ob es nur dann da ist, wenn du etwas ablehnst. So musst du nicht so viel herumprobieren und kannst schneller erkennen. Doch du darfst es noch selbst austesten und erkennen. Nur so kann es bei dir Klick machen, nur wenn du es selbst erkennst, aus eigener

Erfahrung. Keine Antwort wird dir also etwas bringen, nur Beobachtung und Erkennen werden es. Nur wenn du erkennst, wie du dir alles selbst gibst oder verwehrst und alles selbst erschaffst. Wie alles von dir selbst ausgeht.

Fragen zu haben erzeugt nur Verlangen. Das Verlangen erzeugt nur viel Lärm in deinem Kopf. Du gibst damit nur der Maschine Futter, die dadurch immer weiter in ihre Trompeten blasen wird. Du wünschst dir Ruhe, du willst endlich ankommen, du willst endlich glücklich, frei und entspannt sein. Und all das kannst du durch Fragen nicht erfahren. Fragen erzeugen nur noch mehr Gedanken. Dadurch hast du noch weniger Ruhe, bist noch mehr getrieben, verschiebst das Glück noch weiter in die Zukunft, bist noch unfreier und angespannter.

Du erreichst deine wirklichen Ziele schneller, wenn du von deinen Fragen loslässt. Vertraue darauf, dass du automatisch die Antworten bekommst, die du brauchst, indem du einfach nur deinem Interesse folgst. Du brauchst keine Frage im Kopf, um zu dem richtigen Buch geführt zu werden. Du brauchst nur das Interesse an diesem Buch zu verspüren.

Deine Seele kann dich auch ohne Fragen zu den benötigten Antworten führen. Sie kann dir Erkenntnisse schenken, ohne dass jemals explizit nach ihnen gefragt wurde. Einfach, weil es an der Zeit ist und die Reife dafür da ist. Glaubst du, deine Seele kann das nicht? Glaubst du, sie kennt nur das Mittel der Fragen?

Du kannst also getrost von deinen Fragen loslassen. Sie machen deine Reise zu den Antworten, die du wirklich brauchst, nur unbequem. Du erhoffst dir durch eine Antwort auf deine Fragen letztendlich dasselbe wie bei deinen Zielen: Ankunft, Frieden, Freiheit, Liebe, Glück usw. Du erhoffst dir nur Gefühle, die du auch ohne eine Beantwortung der Frage erfahren kannst. Der Moment, in dem du keine Fragen mehr hast, ist der Moment, in dem du genau dies erfährst - Momente voller Frieden, Momente des Einsseins. In solchen Momenten hörst du auf zu fragen, weil das, was du dir durch die Antworten erhofft hast, bereits da ist.

Beweist das nicht, dass es dir gar nicht um die Antworten an sich geht? Dass du dir durch die Antworten nur etwas erhoffst, was du durch sie niemals finden kannst? Mache dein Dasein zu deinem einzigen Wunsch, deinem einzigen Ziel und zu deiner einzigen Frage. Und lass dein Dasein die Antwort darauf sein. Erfahre Frieden und Einssein, indem du deinen Verstand zur Ruhe kommen lässt, anstatt ihn immer mehr arbeiten zu lassen. Wenn du erkennen würdest, dass alles in dir ist und du mit allem verbunden bist, hättest du dann noch Verlangen?

Der Verstand erzeugt die Trennung, und dadurch denkst du, dass du noch woanders hinmusst. Dadurch trennt er dich von dem, was du dir wünschst, und dadurch kannst du es dann nicht erfahren. Da jedoch alles eins ist, erzeugt der Verstand letztendlich nur Illusionen. Und in einer Illusion kannst du nie die Erfüllung finden, nach der du suchst.

Oder anders ausgedrückt: Was du wirklich willst, ist nicht nur das Bewusstsein, sondern das tatsächliche Fühlen der Einheit. Doch dein Verstand erzeugt nur eine künstliche Trennung und macht es dadurch unmöglich, dies zu erfahren. Du möchtest gerne die Strahlen der Sonne spüren, aber du schaltest eine Maschine (deinen Verstand) ein, die Wolken produziert und sich zwischen dich und die Sonne schiebt. Alles, was innerhalb der Trennung existiert, aktiviert unseren Verstand. Zum Beispiel der Mangel an etwas, das wir noch nicht haben. Nur im Reich der Trennung ist dies möglich. Daher führt Verlangen zur Trennung und somit zum Gegenteil dessen, was wir wirklich wollen. Verlangen wird durch Wünsche, Ziele, falsche Hoffnungen und Fragen genährt. Lass dies los. Hör auf, dich selbst und andere durch Vergleiche zu trennen. Indem du dich mit ihnen vergleichst, verstärkst du nur die Trennung und damit den Verstand. Auch Angst kann nur im Reich der Trennung existieren und du nährst damit nur deinen Verstand. Genauso wenn du in den Kategorien von Gestern, Heute und Morgen denkst. Zeit existiert nur in der Illusion. In der Wirklichkeit, im Einssein, gibt es nur das Jetzt. Und dort gibt es weder Hier noch Dort oder ein Dazwischen, sondern nur das Hier. Wenn wir uns als das Einzige erkennen, das existiert, dann gibt es nur uns. Dann brauchen wir auch nichts mehr.

Natürlich dürfen wir, solange wir noch hier sind, unseren Körper versorgen und das Spiel der Trennung hin und wieder mitspielen. Doch innerlich dürfen wir uns stets bewusst bleiben, dass wir eins mit allem sind. Dass andere auch wir sind, wie wir uns von allem, was wir auch sind, abgespalten haben. Wie wir wieder ins Einssein gelangen können und es somit erfahren können. Denn das Einssein ist das, wonach wir uns wirklich sehnen. Hast du nicht schon diese Momente erlebt, in denen plötzlich keine Fragen mehr da waren? Momente absoluten Friedens? War in diesen Momenten auch nur eine Spur der Trennung vorhanden?

Merk dir daher, dass alles, was dich in Trennung denken lässt, dich eher weg von dem, anstatt hin zu dem führt, was du wirklich willst, worum es dir wirklich geht. Und merke es dir nicht nur, sondern stelle es auf die Probe. Beobachte die Momente, in denen du Verlangen verspürst, und beobachte die Momente, in denen kein Verlangen vorhanden ist. Erkenne dann selbst. Erkenne, dass Fragen, Ziele und Wünsche endlos sind und nur wie ein Stapel von Losen sind, bei denen kein einziges Los zum Gewinn führt. Wenn du Lust hast, Fragen zu haben und Antworten darauf zu finden, dann tue es. Wenn du dir jedoch etwas erhoffst, was sie dir nicht geben können, dann lass sie bleiben. Es sei denn, du möchtest enttäuscht werden und daraufhin leiden.

Gier und Hass

In vielen Schriften von Weisen und Erleuchteten steht oft geschrieben, dass wir Gier und Hass überwinden und auflösen müssen, um wahren Frieden und Glück zu finden. Bis heute hatte ich eine andere Vorstellung davon, aber erst heute konnte ich erahnen, dass diese Überwindung bereits im Kleinen beginnt. Mit Gier ist nicht nur gemeint, möglichst viel haben zu wollen, sondern aus meiner heutigen Sicht bezieht es sich auf das generelle Haben-Wollen, die Sucht nach immer mehr. Ich spreche hier von dem Haben-Wollen, bei dem wir kein Nein akzeptieren, bei dem wir Unbehagen verspüren und bei dem wir viele (falsche) Hoffnungen projizieren. Ich meine das Haben-Wollen, das uns glauben lässt, dass das, was wir wollen, in der Zukunft liegt, anstatt in der Gegenwart. Ich spreche also nicht von dem Haben-Wollen, bei dem es uns recht ist, wenn wir es bekommen, es jedoch auch kein Leid bedeutet, sollten wir es nicht bekommen. Also nicht von dem Haben-Wollen, bei dem wir Gelassenheit verspüren.

Beim Hass ist nicht nur der extreme Hass gemeint, sondern auch das kleinste bisschen Hass. Hass ist dabei nichts anderes als Ablehnung, wenn wir etwas nicht (in Liebe) annehmen können. Sobald wir etwas ablehnen, gehen wir in Widerstand, wollen es unbedingt anders haben, werden unruhig und leiden. Nicht umsonst sind die Wörter "Hass" und "hässlich" wortverwandt. Wenn wir etwas hässlich finden, sind wir nicht damit einverstanden, dass es ist, wie es ist. Wir wünschen uns dann, dass es schöner ist oder sogar verschwindet. Ich habe bereits oft erfahren, wie die Glückseligkeit und der Frieden verschwinden und erst wieder auftauchen, nachdem ich meinen Fokus wieder auf vollkommene Annahme und Liebe gerichtet habe. Sobald ich also etwas ablehne und es damit hasse (und daher hässlich finde), ist auch dieser schöne Zustand wieder weg.

Nach meinem alten Verständnis sagte ich mir, dass ich gar nichts mehr hasse und auch nach nichts giere. Und beides tue ich schon lange nicht mehr. Doch mit meinem neuen Verständnis erkenne ich, dass Gier und Hass viel mehr umfassen und nicht erst ab einem bestimmten Maß beginnen. Sowohl die Gier als auch der Hass lassen uns den gegenwärtigen Moment ablehnen und verpassen somit die Köstlichkeit des Seins. Beide sorgen dafür, dass wir leiden.

Wenn du aufhörst zu hassen, bist du entweder neutral und lässt die Dinge so sein, wie sie sind, oder du findest sie gerade, weil sie sind, wie sie sind, schön und empfindest Dankbarkeit, indem du sie als Geschenk erkennst. Ohne Gier würden wir wiederum nur noch wollen, was gerade ist. Es ist wichtig zu beachten, dass etwas zu wollen kein Problem ist, solange wir davon nicht unser Glück, Frieden, Freiheit, Liebe usw. abhängig machen. Solange wir kein Problem daraus machen, wenn wir es nicht haben oder nicht bekommen. Solange wir es nicht als notwendiges Fundament betrachten, sondern nur als zusätzlichen Bonus. Erst dann wird das Wollen schädlich. Erst wenn wir dadurch den jetzigen Moment ablehnen oder entfliehen wollen und unsere Aufmerksamkeit nur noch auf eine imaginäre Zukunft richten.

Die Abwesenheit von Gier und Hass bedeutet also, ohne Urteil, ohne Kommentar oder nur mit positiver Bewertung anzunehmen, was gerade ist, und nur noch zu wollen, was bereits ist, und dies zu genießen (dein Glück nicht mehr von dem, was gerade nicht ist, abhängig zu machen). Wenn du also das nächste Mal etwas willst oder etwas ablehnst (was du an deinem Unbehagen und dem fehlenden Frieden, Glück und Liebe erkennen kannst), denke daran, dass Gier und Hass gerade in dir sind und losgelassen werden dürfen.

Urteile

Unsere Gefühle sind das, was du wirklich willst, und sie sind die Folge deiner Beurteilung dessen, was gerade ist. Wenn du etwas negativ beurteilst und ablehnst, wirst du unschöne Gefühle ernten. Gefühle wie Zwang, Unzufriedenheit, Ärger, Zorn, Groll, Einsamkeit, Stress, Leid, Versagen, emotionaler Schmerz, Angst, Trennung, Hass usw. Wenn du es dagegen positiv beurteilst, wirst du Gefühle wie Liebe, Freude, Freiheit, Genuss, Entspannung, Dankbarkeit, Verbundenheit, Gelassenheit, Zuversicht usw. ernten. Du lenkst also deine Gefühle mit deiner Beurteilung. Und Gefühle sind es, die dein Leben entweder leidvoll oder freudvoll machen, die dir entweder eine innere Hölle oder einen inneren Himmel ermöglichen. Hinter jedem Ziel oder Wunsch, den du anstrebst, verbirgt sich in Wahrheit ein Gefühl, das du dir davon erhoffst. Da wir verlernt haben, bedingungslos zu fühlen und vergessen haben, dass Gefühle in uns entstehen und nicht in den Dingen stecken, streben wir ständig nach verschiedenen Objekten, und das erzeugt Verlangen und damit Leid.

Gefühle bilden stets deine Motivation. Es gibt Gefühle, die dich dazu bringen, von etwas wegzuwollen, und es gibt Gefühle, die dich dazu bringen, zu etwas hinzuwollen. Du kaufst und handelst stets aufgrund von Emotionen und rechtfertigst es dann rational. Spätestens wenn du Liebe erfährst oder das gewünschte Gefühl, ohne das Objekt erreicht zu haben, durch das du dir das Gefühl erhofft hast, wirst du dies wissen. Denn dann wirst du jegliches Interesse an diesem Objekt verloren haben. Als du das, was ist, bedingungslos akzeptiert hast und dadurch Liebe erfahren hast, hast du jegliches Interesse an den Zielen verloren, die du zuvor so sehr erreichen wolltest. Übrig blieb nur noch der Wunsch, die Liebe zu genießen und sie auch anderen Menschen zu ermöglichen. Dass Glück beispielsweise nicht nur im Geld liegt, erkennen wir daran, dass es sehr viele arme Menschen gibt, die trotzdem glücklich sind, und sehr viele vermögende Menschen, die trotzdem unglücklich sind. Mönche und Kinder beispielsweise sind arm und trotzdem glücklich. Jemand, der innerlich Frieden fühlt, obwohl im Außen Krieg herrscht, wird Frieden erfahren. Jemand, der innerlich Krieg fühlt, obwohl im Außen Frieden herrscht, wird Krieg erfahren. Als ich zu Kriegszeiten in der Ukraine war, war ich im Frieden, weil ich innerlich einen sehr großen Frieden verspürte.

Unsere Gefühle sind somit nicht von unserem äußeren Umfeld abhängig. Sie sind allein von uns selbst abhängig. Oft erleben wir sie jedoch anders, weil wir uns diese Gefühle nur erlauben, wenn bestimmte Umstände gegeben sind. Doch in Wirklichkeit bräuchten wir nur unsere eigene Erlaubnis. Wir müssten uns einfach erlauben, Frieden zu erfahren, indem wir das, was gerade ist, als friedvoll beurteilen. Wir müssten uns einfach selbst als in Frieden befindlich beurteilen. Wenn wir uns vor-stellen würden, dass das, was wir glauben, dass es vorhanden sein muss, um das gewünschte Gefühl zu erfahren, bereits vorhanden ist, dann würden wir dieses Gefühl auch erleben, selbst wenn sich äußerlich nichts verändert hat. Dies beweist, dass unsere Gefühle nicht von äußeren Umständen abhängig sind, sondern nur von unserem Inneren. Nur von uns und von niemand anderem. Stell dir eine Situation vor, in der du garan-tiert Freiheit erleben würdest, und du wirst Freiheit erleben, selbst wenn du gerade eingesperrt bist. Oder erinnere dich an eine Situation zurück, in der du Freiheit erfahren hast, und du wirst sie erneut erleben. Gefühle entstehen in uns, und Gefüh-le sind es, was wir wirklich wollen. Es sind niemals die äuße-ren Dinge, die wir so sehr begehren, sondern immer nur die Gefühle, die wir uns durch diese Dinge erhoffen. Und damit sind wir frei.

Alles, was wir wollen, können wir uns selbst in uns geben, denn es entsteht in uns. Oft haben wir unser ganzes Leben lang verschiedenen Objekten nachgejagt, nur um etwas zu erhalten, was wir uns jederzeit auch ohne diese Objekte hät-ten geben können. Das ist der kosmische Witz. Zu glauben, dass wir etwas, was in uns entsteht und was wir uns selbst geben können, nur im Außen bekommen und finden könnten. Überprüfe deine Ziele und frage dich, ob du sie auch dann noch verfolgen würdest, wenn sich dadurch nichts an deinem emotionalen Zustand ändern würde. Würden wir immer noch nach mehr Geld streben, wenn wir dadurch keine zusätzliche

Freiheit oder Fülle erfahren würden? Würden wir immer noch eine Partnerschaft anstreben, wenn wir dadurch keine zusätzliche Liebe, Verbundenheit oder Unterstützung erfahren würden? Am meisten streben wir nach Liebe und Freiheit. Gesundheit ermöglicht uns mehr Freiheit, genauso wie Attraktivität, Reichtum, ein Auto, ein größeres Haus und so weiter. Beides können wir jederzeit haben. Es macht keinen Unterschied im Gefühl, ob die Liebe nun von uns oder von anderen ausgeht, denn in beiden Fällen geht sie von uns aus. Sie kommt immer von uns und kann niemals von jemand anderem oder von etwas im Außen ausgehen. Denn sie entsteht in uns und wird immer von uns wahrgenommen.

Liebe dich selbst und es wird Liebe in dir entstehen und wahrgenommen werden. Fühle dich von anderen geliebt und es wird Liebe in dir entstehen und wahrgenommen werden. Wo ist also der Unterschied? Jemand anderes kann uns noch so sehr lieben, aber wenn wir davon nichts wissen oder es auf andere Weise interpretieren, werden wir diese Liebe nicht erfahren können. Erst wenn wir sie in uns hereinlassen, indem wir erkennen, dass wir geliebt werden, dass wir liebenswert sind und etwas Schönes finden, erfahren wir auch Liebe. Wie können wir von anderen etwas erwarten, was wir selbst nicht bereit sind, uns selbst zu geben? Liebe dich selbst und du wirst nicht länger von äußeren Einflüssen abhängig sein. Du wirst dann nicht länger andere Menschen oder Dinge im Außen benötigen, um das zu bekommen, was du dir selbst verwehrt hast. Wahre Liebe ist immer frei, sie ist das Gefühl der Verbundenheit und der Akzeptanz. Wir erfahren sie automatisch, sobald wir aufhören, etwas abzulehnen oder uns von etwas getrennt zu fühlen. Erkenne an, dass alles miteinander verbunden ist, denn alles besteht im Kern aus Energie, und Energie kann nicht voneinander getrennt werden. Betrachte die Welt auf diese Weise. Es gibt nur eine Existenz, die sich in verschiedenen Lebensformen ausdrückt. Andere Menschen sind du, die ein anderes Leben leben. Eine Pflanze und ein Tier sind du, die ein anderes Leben leben. Sie sind wie die Finger einer Hand. Wenn du deine Hand bedeckst, erscheinen sie als getrennt und unabhängig voneinander, aber wenn du die Hand darunter erkennst, wirst du sehen, dass sie miteinander verbunden und eins sind. Liebe ist das Gefühl, sich dieser Einheit und Verbundenheit bewusst zu sein. Es ist das Wissen, dass du von nichts, was existiert, getrennt bist, dass alles eins ist.

Und sobald wir nur noch an unserem ewigen Leben festhalten, werden wir frei sein. Denn dieses können wir nie verlieren. Und wenn wir dies zur einzigen Bedingung machen, um bestimmte Gefühle zu erfahren, dann können wir sie jederzeit erleben. Du brauchst dich nur daran zu erinnern, wie sich das gewünschte Gefühl anfühlt, und schon ist es da. Und je mehr du deine Aufmerksamkeit darauf richtest, desto intensiver wirst du es erfahren können. Frage dich daher in Zukunft, ob du das, was du gerade begehren möchtest, auch dann noch wollen würdest, wenn du dich bereits in einem Zustand des tiefen Wohlbefindens befindest. Wenn du dich so fühlst, dass es keine Verbesserung mehr geben könnte. Wenn es uns keinen zusätzlichen Frieden, keine zusätzliche Freiheit, Liebe oder Glückseligkeit geben könnte. Wir handeln immer aufgrund eines Gefühls. Gefühle sind unsere Motivation, und dennoch können wir sie uns jederzeit selbst geben. Wenn du deine Welt als schön erfahren möchtest, dann betrachte sie als schön, und du wirst sie als schön erleben können. Wir verleihen den Dingen ihre Bedeutung. Wir bestimmen, wie wir uns aufgrund äußerer Umstände fühlen. Es liegt immer an uns.

Wenn wir leiden, dann niemals wegen anderer Menschen oder äußerer Umstände, sondern immer aufgrund unserer eigenen Bewertungen und Interpretationen. Wenn wir das, was gerade geschieht, anders bewerten würden, würden wir auch kein Leid erfahren. Daher können die Dinge im Außen niemals für unser Leiden verantwortlich gemacht werden. Wenn wir uns gut fühlen, dann niemals wegen anderer Menschen oder äußerer Umstände, sondern immer aufgrund unserer eigenen Bewertungen und Interpretationen. Wenn wir die Dinge anders bewerten würden, würden wir uns auch in diesem Moment nicht gut fühlen. Daher können die Dinge im Außen niemals für unser Wohlbefinden verantwortlich gemacht werden. Wenn wir Angst haben, dann niemals wegen des Gegenstands unserer Furcht, sondern immer aufgrund unserer eigenen Bewertungen und Interpretationen. Wenn wir es anders bewerten würden, würden wir uns auch nicht davor fürchten. Daher können die Dinge im Außen niemals für unsere Angst verantwortlich gemacht werden. Jede Angst verschwindet, wenn es dir gleichgültig ist, was mit dir geschieht, ob das, wovor du dich fürchtest, eintritt oder nicht. Wenn du aufhörst, dein Glück und deinen Frieden von vergänglichen Dingen abhängig zu machen, wirst du Gelassenheit erlangen und die gewünschten Gefühle jederzeit erleben können. Probiere es selbst aus, und du wirst erkennen, dass die Gefühle ausschließlich von dir selbst abhängig sind.

Wenn es also die schönen Gefühle sind, allen voran Liebe und Freiheit, die wir uns wünschen, warum bewerten wir dann die Dinge so, dass wir nur die Gefühle ernten, die wir vermeiden wollen? Warum sagen wir, dass die Welt schrecklich ist, wenn uns das nur noch unglücklicher macht und uns die Welt noch schrecklicher erscheinen lässt? Lenke deine Aufmerksamkeit auf das, was dir ermöglicht, das gewünschte Gefühl zu erfahren, anstatt auf das, was dir nur das Gegenteil davon vermittelt. Wenn du Freiheit erleben möchtest, dann richte deinen Fokus auf alles, was dich bereits frei fühlen lässt. Beides existiert gleichzeitig. Wir sind frei, weil wir uns auf diesem Planeten von A nach B bewegen können. Und wir sind unfrei, weil wir diesen Planeten nicht einfach so verlassen können. Beides ist wahr. Entscheidend ist jedoch, worauf wir unsere Aufmerksamkeit richten. Selbst in einer Gefängniszelle wärst du immer noch frei, denn du könntest dich mit deinem Geist immer noch frei bewegen. Selbst wenn dein Körper vollständig bewegungsunfähig wäre, könntest du immer noch in deinem Geist oder in deinen Träumen frei sein.

Aufgrund unserer Gefühle treffen wir Entscheidungen. Disharmonische Gefühle führen zu disharmonischen Entscheidungen, während harmonische Gefühle zu harmonischen Entscheidungen führen. Unser emotionaler Zustand bestimmt, wie wir sprechen, handeln und welche Welt wir dadurch erschaffen. Warum sollten wir uns weiterhin in disharmonischen Gefühlen festhalten? In Gefühlen, die uns leiden lassen und dazu führen, dass wir anderen Leid zufügen und unseren Lebensraum zerstören? Warum nicht das, was gerade ist, als schön und gut bewerten, damit wir unser Leben und die Welt als schön erleben können und uns gut fühlen? Dadurch werden wir inspiriert sein, unsere Welt noch schöner zu gestalten und so zu sprechen und handeln, dass auch andere sich gut fühlen. Kannst du erkennen, wie sich alles im Leben vermehrt? Auf Gefühle, die wir ablehnen, folgen nur Umstände, die wir ebenfalls ablehnen. Unsere Gefühle führen zu noch mehr Gründen, dieses Gefühl zu erleben. Je mehr du liebst, desto mehr Gründe wirst du finden, um noch mehr zu lieben. Je mehr du hasst, desto mehr Gründe wirst du finden, um noch mehr zu hassen.

Dein Hass wird andere dazu bringen, Dinge zu tun, wegen denen du sie nur noch mehr hassen wirst. Deine Liebe wird andere dazu bringen, Dinge zu tun, wegen denen du sie nur noch mehr lieben wirst. Es ist wirklich so einfach. Bewerte alles entsprechend deinen Wünschen. Wenn du möchtest, dass die Welt schön ist, dann betrachte sie bereits jetzt als schön. Wenn du möchtest, dass die Welt von Menschen erfüllt ist, die lieben, dann betrachte sie bereits als voll von liebenden Menschen. Wenn du eine Welt der Fülle möchtest, dann betrachte sie so, dass du dich bereits von Fülle umgeben fühlst. Wenn du das tust, wirst du deine Augen dafür öffnen können. Du wirst entdecken, dass dies die ganze Zeit schon vorhanden war und dass du dich lediglich auf die andere Seite fokussiert hattest, wodurch du es nicht wahrnehmen konntest. Wo Fülle ist, ist auch Mangel, und wo Mangel ist, wird auch Fülle sein. Es verhält sich ähnlich wie bei dem Bild, auf dem man entweder einen Hasen oder eine Ente gleichzeitig sehen kann. Eine Vase oder zwei Gesichter. Es hängt davon ab, worauf du dich fokussierst. Wenn du denkst, dass die Welt voller Mangel ist, wirst du nur den Mangel erkennen können und die Fülle wird dir verborgen bleiben. Wenn du jedoch glaubst, dass die Welt voller Fülle ist, wirst du nur die Fülle erkennen können und der Mangel wird dir verborgen bleiben. Du siehst entweder das eine oder das andere, aber niemals beides gleichzeitig.

Dein Fokus bestimmt deine Realität. Deine Bewertungen beeinflussen deinen Fokus und dein Fokus bestimmt deine Bewertungen. Deine Bewertungen wiederum beeinflussen deine Gefühle, und diese beeinflussen deine Gedanken, Worte und Taten. Mit unserem Fokus erschaffen wir also unsere Realität. Und diesen Fokus können wir jederzeit ändern. Wenn du nur von Schönheit umgeben sein möchtest, höre auf, Dinge als hässlich zu bewerten. Wenn du nur von Gutem umgeben sein möchtest, höre auf, Dinge als schlecht zu bewerten. Bewerte alles so, wie du dir die Welt wünschst. Du hast jederzeit die Freiheit, zu bestimmen, wie die Dinge für dich sind. Niemand kann dir diese Freiheit nehmen. Du bist frei, jedes gewünschte Gefühl zu jeder Zeit zu erleben. Werde dir dieser Freiheit bewusst und du wirst frei sein. Die Umstände sind immer relativ. Im Vergleich zum Mittelalter sind wir sehr fortschrittlich. Im Vergleich zur Zukunft sind wir sehr primitiv. Im Vergleich zu einem Zustand, in dem wir noch viel weniger frei wären, sind wir frei. Im Vergleich zu einer Situation, in der es uns noch viel schlechter ginge, geht es uns gut.

Die Frage ist lediglich, womit wir unsere aktuelle Situation vergleichen. Wenn du schöne Gefühle möchtest, vergleiche sie mit einer noch schlechteren Situation. Wenn du unangenehme Gefühle möchtest, vergleiche sie mit einer noch besseren Situation. Es liegt immer in deiner Wahl. Sei dir bewusst, dass dein Leiden nur aufgrund deiner Bewertung dessen entsteht, was gegenwärtig geschieht. Dein Leben ist so, wie es ist, aufgrund deiner vergangenen Worte und Taten. Und diese sind das Ergebnis deiner vergangenen Gefühle, die wiederum das Ergebnis deiner vergangenen Bewertungen sind. Und diese sind wiederum das Ergebnis deines vergangenen Fokus. Wenn du etwas verändern möchtest, musst du zuerst deinen Fokus und deine Bewertung ändern. Richte deinen Fokus stets auf das, was du dir wünschst, und du wirst keine Gefahr mehr laufen, etwas negativ zu bewerten. Sollte einmal etwas auftauchen, das du negativ bewertest, frage dich direkt danach, was du stattdessen möchtest. Zum Beispiel: Wenn du etwas als hässlich bewertest, frage dich, was du als schön empfindest oder was du an dieser Sache schön finden kannst. Bewerte daher alles so, als wäre es gewünscht, oder richte deinen Fokus auf das, was du ohnehin schon wünschst. Wenn du das, was gegenwärtig ist, zu deinem höchsten Ziel machst, wirst du die gleichen Gefühle erleben, als hättest du gerade dein höchstes Ziel erreicht.

Ich möchte Glück, Liebe, Freiheit und Frieden erleben. Daher lenke ich meine Aufmerksamkeit auf diese inneren Zustände.

Sobald ich mich auf mein Sein besinne und nur noch das wünsche, empfinde ich diese Gefühle. Dann brauche ich nur meine Aufmerksamkeit darauf zu richten und ich werde sie weiterhin erfahren. Es ist nicht mehr nötig, meine Aufmerksamkeit auf die Ablehnung von etwas zu lenken. Stattdessen halte ich sie einfach auf das, was bereits gut ist und was ich mir wünsche. Wenn ich nur noch das einfache Sein wünsche, entsteht Frieden als Begleiterscheinung. Ich liebe diesen Frieden und dadurch fühle ich mich gut, was mich glücklich macht. Es ist eine Kettenreaktion. Ohne Verlangen gibt es keinen Widerstand und daher auch keine Ablehnung mehr. Die Dinge um mich herum dürfen sein, wie sie sind. Mein Glück und Frieden hängen nicht von äußeren Umständen ab. Ohne Ablehnung gibt es keine unangenehmen Gefühle mehr und dadurch keinen Krieg mehr, was den Frieden bringt. Ohne Ablehnung gibt es keine Trennung mehr und Verbundenheit kehrt ein, die sich als Liebe ausdrückt.

Sei daher in Zukunft achtsam, wie du die Dinge beurteilst und bewertest, denn dies bestimmt, ob du den Himmel oder die Hölle erfährst. Himmel und Hölle existieren in uns, sie sind ein Zustand der Gefühle. Sie sind eine Einstellung von Akzeptanz oder Ablehnung. Sie sind das Ergebnis einer positiven oder negativen Bewertung.

Sorgen

An dieser Stelle möchte ich noch einmal auf die Sorgen zu sprechen kommen. Denn auch sie rauben uns unseren Frieden. Oder genauer gesagt, wir lassen uns diesen rauben. Es sind immer wir selbst und nie die Dinge an sich. Sorgen sind Vorstufen der Angst und existieren aus denselben Gründen wie unsere Angst. Wir halten an etwas Vergänglichem fest. Wir möchten nicht leiden oder vielmehr haben Angst vor dem Leiden. Doch gerade dadurch entsteht unser Leid. Weil wir etwas wollen, was gerade anders ist, und dadurch Widerstand entsteht. Aber bei Sorgen und Angst handelt es sich nicht einmal um Tatsachen, sondern um Phantome. Wir haben Angst, dass etwas eintreten könnte, was noch gar nicht geschehen ist. Wir fürchten uns also vor einer schlechteren Zukunft, die unseren Frieden und unser Glück bedroht. Doch selbst wenn das eintritt, was wir vermeiden wollen, müssen wir deshalb nicht leiden. Selbst in einem solchen Fall würde unsere eigene Haltung, unsere Sichtweise entscheiden, ob wir unseren Frieden und unser Glück aufgeben oder nicht, und auch für wie lange.

Es geht immer um dasselbe. Es geht immer darum, Leid zu vermeiden und Freude zu gewinnen. Doch Leid lässt sich am besten vermeiden, indem wir unseren Fokus stets auf das Gewünschte richten. Indem wir aufhören, an etwas Vergänglichem festzuhalten und beginnen zu akzeptieren, dass es unvermeidlich ist, dass wir eines Tages etwas Vergängliches verlieren. Ebenso haben wir keine wirkliche Kontrolle darüber, wie die Dinge verlaufen. Wenn jemand einen Unfall haben soll oder seine Zeit gekommen ist, können wir dies nicht aufhalten. Was im Außen geschieht, können wir nicht immer beeinflussen, aber wir können immer beeinflussen, wie wir auf die Umstände reagieren. Wir entscheiden, wie wir diese Umstände betrachten und interpretieren. Wir entscheiden, ob wir durch die Umstände leiden oder weiterhin Frieden und Glück erfahren möchten. Denn erinnere dich daran, dass das, was uns leiden oder gut gehen lässt, immer nur unsere Gefühle sind, nie die Dinge selbst. Die Dinge können lediglich Auslöser für unsere Gefühle sein, wenn wir sie dazu machen.

Sei dir auch hier weiterhin bewusst, dass sich alles nur verändert und dennoch als Energie fortbestehen wird. Es ändert lediglich seine Form. Und du wirst immer sein, während das, was du in deinem Leben wahrnehmen kannst, vergehen wird. Die Welt wird vergehen, doch du lebst ewig. Damit meine ich dein wahres Selbst und nicht deinen Körper, denn auch er wird eines Tages vergehen. Du sorgst dich also nicht wegen dessen, was gerade ist, sondern wegen deines Gefühlszustands, deines Fokus und einer möglichen ungünstigen Zukunft. Dabei ignorierst du, dass selbst die scheinbar negativen Ereignisse gewollt und somit gut sein könnten. Die Seele des Unfallopfers hat möglicherweise diesen Unfall gewählt, um diese Erfahrung zu machen und anderen dadurch eine ganz bestimmte Erfahrung zu ermöglichen, die sonst nicht möglich gewesen wäre. Die Ereignisse in unserem Leben beeinflussen unsere Lebenserfahrung. Warum sollten wir sie als Strafe betrachten, wenn wir sie genauso gut als Geschenk betrachten können? Warum sollten wir davon ausgehen, dass sich etwas zum Schlechteren verändert, anstatt zu erkennen, dass sich alles immer zum Besseren verändert? Wir können bisher nur vielleicht noch nicht erkennen, worin die Verbesserung besteht und wie uns dieses Ereignis in Wirklichkeit sogar dienen kann, anstatt uns zu schaden.

Beides ist möglich. Es ist genauso möglich, dass etwas geschieht, weil es gut ist, wie auch dass es geschieht, weil es schlecht ist. Beides können wir nicht zu hundert Prozent wissen. Doch wir können beobachten, dass die pessimistische Sichtweise uns unangenehme Gefühle vermittelt und uns leiden lässt. Während die optimistische Sichtweise uns angenehme Gefühle gibt und uns nicht leiden, sondern uns wohlfühlen lässt. Daher lässt sich sagen, wenn wir von etwas Schlechtem ausgehen und es dann ablehnen, machen wir es schlimmer, als es ist. Wir schaden nur unserer Gesundheit und unserem Glück unnötig und sind weniger in der Lage, gute Entscheidungen zu treffen. Wir geben anderen nur Gründe, sich ebenfalls Sorgen zu machen, in diesem Fall um uns, und tragen so den Schmerz immer weiter. Unsere Sorgen verursachen nur, dass andere durch unsere Sorgen ebenfalls leiden. Wenn wir besorgt sind, ist unser Gehirn viel weniger leistungsfähig als wenn wir uns glücklich fühlen. Und das gilt erst recht, wenn wir ängstlich sind. Schlechtere Entscheidungen zu treffen, würde zu schlechteren Ergebnissen führen und dadurch würden wir alles nur verschlechtern, anstatt es zu verbessern.

Es ist uns somit äußerst dienlich, zuversichtlich zu bleiben und zu vertrauen, dass alles in bester Ordnung ist. Dass das, was geschieht, nicht ohne Grund geschieht und dass es einen positiven Aspekt hat, auch wenn wir ihn möglicherweise noch nicht erkennen können. Wir können dankbar dafür sein, dass es nicht noch schlimmer gekommen ist. Wir können uns daran erinnern, dass wir am besten helfen können, wenn wir unseren eigenen inneren Frieden bewahren. Sorgen und Ängste schaden nur unserem Immunsystem und schwächen unsere Selbstheilungskräfte. Hingegen stärken Liebe und Entspannung unser Immunsystem und fördern unsere Selbstheilungskräfte. Wenn es uns also gelingt, trotz der Krankheit eines Angehörigen in Frieden und Wohlbefinden zu bleiben, spürt dieser Angehörige das und es wird ihm viel schneller wieder besser gehen, als wenn wir besorgt und ängstlich sind. Wenn wir uns sorgen und ängstlich sind, verschlechtert sich sein Zustand nur noch weiter. Wir tragen somit nur zu seinem Leiden bei und geben uns selbst weitere Gründe, uns noch mehr Sorgen machen zu müssen. Außerdem treffen wir in einem besorgten und ängstlichen Zustand nur schlechtere Entscheidungen, die uns daran hindern könnten, ihm zu helfen.

Wenn du gerade krank bist, möchtest du dann, dass jemand anderes sich um dich sorgt und Mitleid empfindet? Es ist unwahrscheinlich, es sei denn, du bist ein Sadist und genießt es, andere leiden zu sehen. In Wirklichkeit wünschst du dir wahrscheinlich jemanden an deiner Seite, der dir neuen Mut gibt, in dessen Gegenwart du dich wohl fühlst und der dir durch sein eigenes Wohlbefinden etwas von deiner Last nimmt. Das ist es, was du in solchen Momenten brauchst. Möchtest du stattdessen, dass deine Angehörigen sich um dich sorgen, traurige Gesichter machen und beobachten, wie es ihnen aufgrund deines Leidens immer schlechter geht? Dadurch könntest du dich sogar schuldig fühlen. Möchtest du ihnen ständig sagen, dass sie sich keine Sorgen machen sollen, obwohl du weißt, dass das gelogen ist, nur damit sie nicht mit dir leiden müssen? Ich kann hier nur für mich sprechen, aber ich würde mir jemanden wünschen, der mir durch seine Liebe, Zuversicht und innere Ruhe Kraft gibt.

Dieser jemand müsste nichts Bestimmtes tun, sondern einfach nur da sein. Das allein würde genügen. Ich würde seine Liebe, Zuversicht und Ruhe durch seine Ausstrahlung spüren und sie würden sich auf mich übertragen. Dadurch würde es mir immer besser gehen. Zusätzlich würden mir liebevolle Berührungen guttun und wie Balsam für meine Seele sein. Sie würden meinen Stress reduzieren und meinem Körper mehr Ressourcen für die Heilung zur Verfügung stellen. Doch das Gleiche gilt auch für jemanden, der bei mir ist und Angst, Sorge und Unruhe ausstrahlt. Ich würde es wahrnehmen und es würde sich auf mich übertragen. Dadurch würde meine Hoffnung schwinden und ich würde mich immer gestresster und ängstlicher fühlen, was eine enorme Belastung für meinen Körper darstellen würde. Es würde also alles nur schlimmer machen.

Und hier noch einmal die Erinnerung: Wenn es ein Problem gibt, gibt es zwei Möglichkeiten. Entweder du kannst es lösen oder du kannst es nicht lösen. In beiden Fällen sollten wir uns fragen, warum wir uns Sorgen machen. Warum sollten wir uns Sorgen machen, wenn es ohnehin eine Lösung gibt? Oder warum sollten wir uns Sorgen machen, wenn wir es ohnehin nicht ändern können?

Sorgen sind unbegründet. Sie verschlechtern alles nur. Wenn wir ihnen zu viel Raum geben, rauben sie uns unser eigenes Wohlbefinden. Dadurch verringern sie unsere Leistungsfähigkeit. Sie lassen unser Umfeld nur mitleiden und sich schlechter fühlen. Sorgen vermehren nur das Unerwünschte. Im Leben vermehrt sich alles, und daher werden sich auch unsere Sorgen vermehren, wenn wir ihnen unsere Aufmerksamkeit schenken. Wäre es nicht viel besser und förderlicher, wenn unser Wohlbefinden und unsere Zuversicht sich vermehrten? Frage dich, wenn etwas passiert ist, wofür es gut sein könnte, und wer weiß, was geschehen wäre, wenn es anders gekommen wäre. Richte deinen Fokus auf eine Realität, in der du gerne leben möchtest, dann wird es dir auch gut gehen, und dadurch wirst du diese gewünschte Realität viel wahrscheinlicher machen. Ob du dich sorgst oder in deinem Frieden bleibst, liegt wie immer in deiner eigenen Entscheidung. Überlege nun selbst, was von beiden dir förderlicher ist. Beides ist stets das Ergebnis deiner Bewertung dessen, was gerade geschieht.

Schmerz

Plötzlich verspüre ich einen Schmerz in mir. Es ist nicht wichtig, woher er kommt, er ist einfach da und verlangt nach Aufmerksamkeit. Ich bemerke, wie er zwischen Traurigkeit, Hass und Wut hin und her wechselt und wie er danach strebt, sich zu verstärken. Er lässt mich auf andere wütend sein, ja, er möchte sogar, dass ich sie hasse. Das sind Gefühle, die zuvor völlig fremd für mich waren. Aus diesem schmerzhaften Zustand heraus möchte ich mich am liebsten von allen Menschen zurückziehen und dafür sorgen, dass sie sich von mir zurückziehen wollen. Ich möchte ihnen durch Worte oder mein Verhalten Schmerz zufügen und sie so auf Distanz halten.

Der Schmerz versucht dann, sich zu vergrößern, indem ich die Ablehnung anderer oder ihre Gegenreaktionen als schmerzhaft empfinde. In diesem schmerzhaften Zustand könnte ich mich allein und von der Welt verlassen fühlen und dabei ausblenden, dass ich selbst dafür verantwortlich bin.

Gleichzeitig hilft mir dieser plötzlich aufgetretene Schmerz, Mitgefühl für andere Menschen zu entwickeln, die ebenfalls in ihrem Schmerz gefangen sind. Er hilft mir auch dabei, diese Zeilen zu schreiben. Doch ich spüre auch, wie viel Bewusstsein es erfordert, nicht tief in diesen Schmerz zu versinken, gereizt auf andere zu reagieren und so aus diesem Schmerz heraus zu handeln.

Als dieser Schmerz aufkam, fragte ich mich, woher er plötzlich kam und wunderte mich über die Gedanken und Reaktionen, die er in mir auslöste. Jetzt erkenne ich, dass er mir als Geschenk gegeben wurde, um zu verstehen, wie es anderen Menschen geht und wie sie nicht anders können, als verletzend auf ihre Umwelt zu reagieren. Ich fühle gerade starkes Mitgefühl und dadurch auch Trauer.

Dieser Schmerz stammt oft aus unserer Kindheit, aus Momenten, in denen wir uns nicht genug geliebt gefühlt haben. Er wird erneut aktiviert, wenn uns ähnliche Situationen daran erinnern. Schmerz ist ein Bewusstseinszustand, der uns dazu bringen will, verletzend zu handeln. Er möchte, dass wir andere anschreien. Wehe dem, der mich anspricht, so lautet seine Botschaft.

Es erfordert eine große Portion Selbstbeherrschung und Stärke, diesem nicht nachzugeben. Nicht laut herauszuschreien: "Lasst mich in Ruhe und verschwindet, ich hasse euch!" Und wenn das nicht funktioniert, sie auch körperlich auf Distanz zu bringen, indem ich gewalttätig werde.

Dieser Schmerz lässt uns Menschen so unbewusst handeln. Es fühlt sich an, als würde er mir die Kontrolle rauben und durch mich handeln wollen. All das darf ich gerade erkennen. Doch was wünsche ich mir in diesem Zustand des Schmerzes? Wenn ich in mich hineinspüre, dann wünsche ich mir, dass andere diesen Schmerz nicht mit mir verwechseln. Dass sie erkennen können, dass ich sie im Grunde genommen gar nicht verletzen will oder hasse, sondern dass ich gerade nicht anders kann, weil dieser Schmerz da ist. Ich wünsche mir Hilfe, um von diesem Schmerz befreit zu werden. Gleichzeitig will ich andere aber auch nicht zu nahe an mich heranlassen, aus der tiefen Sorge heraus, sie zu verletzen oder selbst erneut verletzt zu werden. Denn ich merke, wie der Schmerz mich automatisch dazu bringen will, so zu handeln, dass andere sich von mir fernhalten oder mir ebenfalls Schmerzen zufügen.

Solange ich mich dem nicht mit Klarheit und Bewusstsein stelle, bemerke ich all das nicht. Es ist wie ein Abwehrsystem, das auf alles schießt, was mir zu nahe kommt. Und es erfordert wirklich starke Menschen, die bereit sind, mir trotz dieses Schmerzes und meiner verletzenden Abwehrreaktionen zu begegnen und mir dabei zu helfen, mich durch Achtsamkeit und Präsenz von diesem Schmerz zu befreien.

Dieser Schmerz scheint weit verbreitet zu sein, während die Menschen, die in der Lage sind, ihm mit Liebe und Verständnis zu begegnen, eher selten sind. Es gab Zeiten, in denen ich nicht vom Schmerz überwältigt war, bevor er begann, von mir Besitz zu ergreifen. Erinnert euch bitte daran, wer ich wirklich bin und dass ich euch nichts Böses will. Ich habe lediglich noch nicht gelernt, mit diesem Schmerz umzugehen und in Momenten, in denen er hochkommt, gegenwärtig zu bleiben.

Die beste Hilfe, die ihr mir geben könnt, besteht darin, mir mit Verständnis zu begegnen und mir aus der Ferne liebevolle Blicke zu schenken, ganz still. Schaut mich mit voller Präsenz an und ladet mich so in die Gegenwart ein. Nehmt bitte nichts persönlich, wenn ich euch verletzende Dinge entgegenwerfe. Es richtet sich nicht gegen euch, sondern gegen mich selbst. Es ist nur der Schmerz in mir, der spricht. Behaltet dies bitte immer im Bewusstsein, wenn jemand sich verletzend verhält. Meistens geschieht dies aufgrund inneren Schmerzes.

Unser Verhalten spiegelt stets unser inneres Gefühl wider. Anhand unseres Verhaltens und unserer Ausdrucksweise könnt ihr erkennen, wie sich ein Mensch innerlich fühlt. Je schwächer und unbewusster ein Mensch gerade ist, desto stärker drückt er seine innere Disharmonie aus. Und je stärker und bewusster er ist, desto mehr kann er es reflektieren und andere davon verschonen. Durch Selbstreflexion erkennt er, dass er die Kette des Schmerzes nicht weiter verstärken und vergrößern will. Denn sonst wird der Schmerz nur von einer Person zur nächsten weitergereicht, bis er schlussendlich wieder zum Absender zurückkehrt und erneut Runden dreht.

Sie erkennen dies und entscheiden sich dafür, diese Kette zu durchbrechen, Ihre Bedürfnisse auszusprechen und Entscheidungen nicht aus dem Schmerz heraus zu treffen. Sie nehmen bewusst Abstand von anderen oder suchen das Gespräch, sobald der Schmerz etwas abgeklungen ist und sie wieder bewusst handeln können. Dies gelingt, indem sie den Schmerz neutral beobachten und ihm einen Platz in ihrem Herzen geben. Statt ihn abzulehnen und dadurch zu leiden, erkennen sie die Vollkommenheit sogar in ihm. Liebe deinen Schmerz und vor allem dich selbst, und du wirst ihn dadurch heilen.

Unser Körper handelt nicht aus Bosheit, wenn er diese Abwehrreaktionen zeigt. Er versucht uns lediglich zu schützen. In solchen Momenten interpretiert er alles und jeden als Gefahr. Er handelt noch nach einem alten Programm, das nur Kampf,

Flucht oder Erstarrung (Resignation) kennt. Doch wir können uns vorstellen, wie wir in zukünftigen Situationen anders reagieren möchten und somit eine Veränderung ermöglichen. Durch das mentale Üben ähnlicher Situationen, durch Annahme dessen, was gerade ist, und durch kontinuierliche Selbstreflexion und Präsenz gelingt es uns, uns von diesem Schmerz zu befreien, anstatt ihm zu verfallen.

Frage dich in Zukunft, wie du dir wünschst, dass andere in Momenten deines inneren Schmerzes mit dir umgehen und dich sehen. Besonders dann, wenn du dich abwehrend verhältst. Und handle entsprechend deiner Antworten darauf. Sei für den anderen in solchen Momenten derjenige, den du dir selbst in seiner Situation gewünscht hättest.

Gefühle

Immer wieder beobachte ich, wie unsere Gefühle unsere Wahrnehmung, unser Denken und unser Verhalten beeinflussen. Sie sind die treibende Kraft hinter unseren Handlungen und können sogar das, was uns am Herzen liegt, zerstören, wenn wir ihnen nicht Herr werden und sie Schmerz beinhalten.

In den letzten Tagen habe ich hautnah miterlebt, wie aus Schmerz heraus verletzendes Verhalten entstehen kann. Wie der Schmerz danach strebt, sich auszubreiten und mich dazu bringt, ihn auch auf andere zu übertragen, was letztendlich zu noch mehr Schmerz führt. Ein Gefühl kann aus einer kleinen, unbedeutenden Sache etwas Großes machen, das für mich von großer Bedeutung ist. Doch ein anderer mag vielleicht nicht verstehen, wie sehr mich sein Verhalten verletzt, wenn ich emotional aufgeladen bin. Denn er kann nicht die schmerzhaften Assoziationen sehen, die nur in mir existieren und für ihn unsichtbar sind.

Aber auch ich habe erst erkannt, dass ich mich nicht zu sehr mit dem Gefühl identifizieren sollte, sondern es aufmerksam beobachten muss. Diese Fähigkeit der distanzierten Selbstbeobachtung war für mich ein wahrer Segen. Dadurch konnte ich bewusst wählen, wie ich darauf reagiere und konnte mit dem anderen über meine inneren Prozesse sprechen, sodass er sich nicht durch mein Verhalten verletzt fühlt oder unsere Beziehung darunter leidet.

Es ging dabei um etwas so Kleines: Diese Person hat nach einer Gesundheitskur, die noch drei Tage andauern sollte, einfach Industriezucker zu sich genommen. Obwohl er am Vortag durch einen drastischen Wechsel von gesunder zu ungesunder Ernährung praktisch sofort krank wurde. Für mich war das ein klares Zeichen dafür, dass sein Körper aus dem Gleichgewicht geraten war und versuchte, sich durch die Krankheit und die damit verbundene Reinigung wieder zu erholen.

Es ist jedem selbst überlassen, was er mit seinem Körper macht, auch wenn er mich zuvor gebeten hat, ihn bei seiner Diät zu unterstützen. Schließlich ist es sein Körper und er muss die Konsequenzen seines aus meiner Sicht unklugen Verhaltens tragen. Warum aber opfere ich deswegen meinen Frieden, mein Wohlbefinden und vor allem meine Liebe? Warum kann ich ihn in diesem Moment nicht bedingungslos akzeptieren und empfinde stattdessen plötzlich Hass und den Wunsch nach Distanz.

Und warum bereitet mir dieser Wunsch so viel Schmerz? Ich erkenne, dass weder die Situation noch das Verhalten meines Gegenübers das eigentliche Problem sind, sondern nur mein Gefühl. Und ist dieses nicht immer abhängig von meiner eigenen Sichtweise, also meiner Bewertung dessen, was gerade geschieht? Wenn ja, dann muss ich nur meine Perspektive ändern und schon bin ich frei. Das habe ich getan und konnte erkennen, wie ich dieselbe Situation aus verschiedenen Blickwinkeln betrachten kann und wie jede von ihnen eine andere Realität hervorbringt.

Die Perspektive, für die ich mich entscheide, bestimmt die kommenden Momente meines Lebens und damit einen Abschnitt und Teil meines Lebens. Denn mein Leben setzt sich aus diesen einzelnen Lebensabschnitten (Momenten) zusammen.

Ich habe mich dazu entschieden, das Geschenk darin zu erkennen. Die neue Sichtweise: Mein Gegenüber hat mir lediglich als Spiegel gedient und seine Krankheit genährt, um mir etwas klarzumachen. Er hat mich erkennen lassen, welchen Einfluss Gefühle auf mich haben können und wie sehr sie mich unüberlegt handeln lassen können, wenn ich nicht aufmerksam genug bin und zuerst innehalte, bevor ich spreche oder handle.

Ich bin nicht verärgert oder verletzt, sondern ich erlebe nur Verärgerung oder Verletzung in mir. Ich kann es beobachten und somit kann es nicht identisch mit mir sein. Wäre ich verärgert, würde ich entsprechend handeln und dadurch viel zerstören können. Doch da ich mich dazu entscheide, es als eine

Erscheinung in mir wahrzunehmen und zu analysieren oder einfach nur zu fühlen, kann ich ruhig bleiben, zumindest äußerlich. Ich erforsche die Botschaft dieses Gefühls und überlege meine nächsten Schritte oder setze sie erst, wenn mein Geist wieder klar ist.

Während dieses intensiven Gefühls fühlt es sich vernebelt, klebrig und grobstofflicher an. Ein Unterschied wie zwischen Wasser und Luft. Mit diesem Gefühl verlangt ein Teil in mir nach Aufmerksamkeit, und ich höre ihm zu, ohne ihm sofort das Steuer zu übergeben. Ich erkunde seine Ursprünge und bemühe mich, ihm Heilung zu schenken, indem ich ihn annehme und für eine neue Perspektive öffne.

Was auch immer ihn verletzt haben mag, so war es doch in erster Linie seine Sicht auf das, was geschehen ist, und nicht das Geschehnis selbst. Wenn wir glauben, dass die Luft toxisch verseucht ist, werden wir sie anders wahrnehmen als wenn wir glauben, dass sie die frischeste und heilsamste Luft überhaupt ist. Unsere Überzeugungen beeinflussen also, wie wir eine Situation erleben. Glauben wir, dass das, was geschehen ist, uns bestrafen und leiden lassen soll, werden wir es anders empfinden als wenn wir darauf vertrauen, dass es ein Geschenk der höchsten Intelligenz ist, das uns auf unserem Weg zum höchsten Glück weiterbringt, auch wenn wir es vielleicht noch nicht erkennen können.

Und wie wir uns heute entscheiden, die Vergangenheit zu betrachten (zu beurteilen), beeinflusst unsere heutigen Gefühle und damit unsere weiteren Entscheidungen, Worte und Taten. Dadurch bestimmt es letztendlich auch den weiteren Verlauf unseres Lebens. Deshalb sollten wir die Ereignisse, die uns heute noch schwer im Herzen liegen, in einem neuen Licht betrachten. Als gut verpackte Geschenke Gottes, deren Wert und Nutzen wir erst erkennen, wenn wir uns dafür öffnen.

Probiere doch mal den Selbstversuch und betrachte dieselbe Situation durch verschiedene Wahrnehmungsfilter (Sichtweisen) und spüre, welche Gefühle es in dir auslöst. Könnten nicht die Sichtweisen, die dich in Frieden und Glück lassen, dienlicher sein? Wenn du den Wunsch nach Distanz zu einem

Menschen verspürst, musst du nicht wütend, verärgert oder traurig sein, um diesem Wunsch nachzugehen. Du kannst ihn genauso gut in einem harmonischen Gefühlszustand umsetzen und dadurch viel weniger Schmerz und Verletzung hinterlassen.

Wenn Frieden und Glück das sind, was du in deinem Leben erfahren möchtest, dann entscheide dich für Sichtweisen, die dir erlauben, das Gute und das Geschenk in allem zu erkennen. Wenn du hingegen mehr Schmerz und Leid erfahren möchtest, dann entscheide dich für Sichtweisen, die dich dazu bringen, das Geschehene so zu betrachten, wie du es eigentlich vermeiden möchtest. Sichtweisen, die dich dazu bringen, unbedingt etwas anderes zu wollen und dadurch Entscheidungen zu treffen, die andere und letztendlich auch dich selbst verletzen. Sei es durch deine Körpersprache, deine Worte oder deine Handlungen.

Handle stets danach, was in Bezug auf das, was du beabsichtigst und dir wünschst, am dienlichsten ist. Und das beginnt bereits bei der Wahl, wie du eine bestimmte Situation betrachtest. Denke daran, dass das, was du siehst und dadurch erfährst, nur eine Perspektive ist und dass das, was du hörst, oft nur eine Meinung und keine Tatsache ist. Ändere das Etikett (die Bewertung), das du dem Geschehenen gibst, und du änderst damit deine gesamte weitere Lebenserfahrung. Die Wahrheit, die du dir aus den unzähligen Möglichkeiten nimmst, wird zu deiner Wahrnehmung und somit zu deiner Realität. Denn die einzige Realität, die du je erlebt hast, ist die Realität deiner Wahrnehmung.

Wie du deine Sicht auf die Welt und das Leben gestaltest, so wirst du sie auch erfahren. Es liegt an dir, dich für eine andere Perspektive auf eine Situation zu entscheiden und dadurch auch deine zukünftigen Reaktionen darauf zu ändern. Du hast die Möglichkeit, jetzt festzulegen, wie du eine Situation in Zukunft sehen und darauf reagieren möchtest. Nimm dir einen Moment, um die Situation, in der du gerne anders gehandelt hättest, noch einmal in Gedanken ablaufen zu lassen und handle diesmal so, wie du es dir für die Zukunft wünschst.

Aber erlaube nicht, dass deine Sichtweise auf das, was du vermasselt hast, weiteren Ärger, Schmerz und Leid hervorruft. Akzeptiere, was geschehen ist, und mache nun das Beste aus der Situation. Lasse sie zum Impuls werden, das Beste zu geben, was dir in diesem Moment möglich ist.

Ich erinnere mich an eine Situation vor vielen Jahren, als ich mit einer Freundin im Streit war, weil sie mit dem, was ich gesagt hatte, nicht einverstanden war. Ich sagte zu ihr, dass wir das, was passiert ist, nicht mehr ändern können, und dass ich nun Bescheid weiß für die Zukunft. Aber wie können wir jetzt das Beste aus dieser Situation machen? Nach diesen Worten hörte sie auf zu streiten und begann mich zu küssen. Küssen ist doch viel schöner als sich über Vergangenes zu ärgern, nicht wahr? Lasst uns daher jedes Unbehagen als Aufforderung verstehen, das Beste aus einer Situation zu machen.

Außerdem habe ich aus dieser Erfahrung gelernt, dass für einen richtigen Streit immer mindestens zwei Personen nötig sind. Indem ich ruhig und verständnisvoll blieb, ließ ich sie mit ihrem Ärger allein und verhinderte, dass er sich noch weiter hochschaukelte. Hätte ich mich auf den Streit eingelassen, wäre mit großer Wahrscheinlichkeit kein versöhnlicher Kuss und keine Bewunderung für meine Gelassenheit zustande gekommen.

Ein Schiff geht nicht unter, wenn es von Wasser umgeben ist, sondern wenn es das Wasser hineinlässt. Mein Frieden und Glück sind nicht durch äußere Unruhe und Unglück bedroht, sondern nur durch das, was ich in mir zulasse.

Ich fühle mich persönlich viel wohler in meiner inneren Harmonie als in der Disharmonie, und deshalb wähle ich stets Gedanken, Gefühle, Worte und Taten, die meinen inneren Frieden unterstützen. Werde auch du dir darüber bewusst, was du dir wünschst und wie du dies fördern kannst, und wähle entsprechend.

Die Illusion der Kontrolle

Ein weiterer aussichtsloser Kampf besteht darin zu glauben, dass wir alles kontrollieren können. Es kann immer etwas Unerwartetes passieren. Die Dinge können sich jederzeit anders entwickeln als wir es geplant haben. Wir können dem Verlust der Kontrolle nicht entkommen. Das Leben ist ungewiss. Das Einzige, was gewiss ist, ist die Veränderung, das Ungewisse. Selbst wenn wir unser Leben damit verbringen würden, uns auf alle möglichen Gefahren vorzubereiten, würde es nicht ausreichen. Es wäre unmöglich. Selbst das Unwahrscheinlichste könnte eintreten. Wir könnten uns vor allem schützen und dennoch eines Tages einen Herzstillstand erleiden. Daher ist auch Sicherheit eine Illusion. In dem Bestreben, mehr Sicherheit zu erlangen, opfern wir unsere Freiheit. Du kennst vielleicht den Spruch: "Wer Freiheit aufgibt, um Sicherheit zu gewinnen, wird am Ende beides verlieren." Je mehr Sicherheit wir anstreben, desto mehr müssen wir uns einschränken. Wenn wir überall Kameras haben wollen, müssten wir unsere Privatsphäre aufgeben.

Jeder Zugewinn geht mit einem Verlust einher, das ist Teil der Dualität des Lebens. In jedem Gewinn steckt auch ein Verlust und in jedem Verlust steckt auch ein Gewinn. Es kann immer etwas passieren, und daher gibt es immer einen Grund, Angst zu haben. Warum fürchten wir uns vor dem einen und nicht vor dem anderen, obwohl beides eintreten und eine Gefahr darstellen kann? Hier zeigt sich bereits der Irrsinn der Angst. Wenn wir akzeptieren können, dass wir niemals hundertprozentig sicher sein können und uns sagen können: "Wenn etwas geschieht, dann ist es eben so", dann wird die Angst verblassen. Ähnlich wie bei der Sicherheit ist es nie auszuschließen, dass etwas passieren kann. Warum also weiterkämpfen, wenn der Kampf sowieso aussichtslos ist? Damit meine ich, warum sollten wir uns fürchten, wenn wir es ohnehin nicht aufhalten können? Wir fürchten uns, weil wir weder sterben noch leiden wollen, aber der körperliche Tod lässt sich unmöglich aufhalten. Und gerade durch die Furcht erzeugen wir Leid. Was also bringt es, sich zu fürchten?

Wir können also den Raum der Möglichkeiten, in dem etwas passieren kann, nicht verlassen, und wir können es auch nicht ändern. Daher bleibt uns wieder nur die Wahl, es so zu akzeptieren, wie es ist. Angst macht alles nur schlimmer und führt oft genau zu dem, wovor wir uns fürchten. Wenn wir uns vor Krankheit fürchten, werden wir gerade durch die Angst krank. Angst macht krank, also warum sollten wir uns dann vor Krankheit fürchten? Warum sollten wir etwas begünstigen, was wir nicht wollen? Akzeptiere das Ungewisse, anstatt es kontrollieren oder davor fürchten und es ablehnen zu wollen. Alles hat seine Zeit, und was geschehen soll, wird geschehen, ob wir es wollen oder nicht. Ist es nicht der beste Beweis dafür, dass du noch am Leben bist, dass du erst sterben wirst, wenn deine Zeit gekommen ist? Du bist schon so vielen Möglichkeiten zu sterben begegnet. An jeder Ecke könnte der Tod lauern. Einige Menschen schlafen ein und wachen nicht mehr lebendig auf. Sie sterben im Schlaf. Es könnte überall passieren, es könnte jederzeit passieren, und dennoch ist es nicht geschehen. Trotz aller Wahrscheinlichkeit sind wir nicht überfahren worden.

Noch dazu gibt es Menschen, die das Unmögliche überlebt haben. Du müsstest eigentlich tot sein und doch bist du es nicht. Warum nicht? Ich sage, weil deine Zeit noch nicht gekommen ist. Wenn sie gekommen ist, dann werden wir auch gehen, ob wir wollen oder nicht. Und wenn sie noch nicht gekommen ist, dann wird auch nichts passieren und sollte es noch so wahrscheinlich sein. Wenn wir etwas kontrollieren wollen, um zu vermeiden, dass etwas Unerwünschtes passiert, führen wir einen aussichtslosen Kampf. Wir dürfen endlich akzeptieren, dass wir nicht alles kontrollieren können. Kümmere dich um die Schreckensszenarien, wenn es so weit ist, doch genieße bis dahin dein Leben. Hör auf, dir alle möglichen Schreckensszenarien im Kopf auszumalen, die mit aller Wahrscheinlichkeit niemals eintreten werden. Was hat es dir gebracht, wenn sie nicht eintreten sollten? Nur unnötiges Leid und Verschwendung von Zeit, Energie und Lebensglück. Dein ewiges Sein wirst du niemals verlieren können. Halte nur noch an diesem fest und alle Ängste werden von dir abfallen. Akzeptiere, dass dir eines Tages alles einmal genommen wird, dass sich nichts ganz kontrollieren lässt und alles seine Zeit hat. Doch vor allem, erkenne das Verlangen alles kontrollieren und die Kontrolle behalten zu wollen und die Angst als Irrsinn und Unmöglichkeit.

Was es nicht sein kann

Um die Übersichtlichkeit zu wahren und das Verständnis zu verbessern, möchte ich an dieser Stelle das Ausschlussverfahren erneut darlegen. Dadurch kannst du selbst prüfen, was es nicht ist, was wir sind, uns niemals genommen werden kann und den Schlüssel zur Glückseligkeit darstellt. Solltest du etwas finden, von dem du glaubst, dass es das sein könnte, dann lass es durch diesen Filter laufen. Am Ende wird immer nur das Sein übrigbleiben. Du wirst wieder beim Sein angekommen sein und dadurch das Gewünschte erfahren können. Betrachte diese Filter also wie eine Karte, die dich immer wieder ins Wesentliche führt. Sie weist dir den Heimweg, falls du dich einmal verlaufen haben solltest.

<u>Was es nicht ist:</u>

- Es kann nicht vergänglich sein.
- Es kann nicht relativ sein, mal das eine und mal das andere.
- Es kann nicht an Bedingungen geknüpft sein.
- Es kann nicht veränderlich sein.
- Es kann nicht von nur kurzer Dauer sein.
- Es kann nicht im Außen zu finden sein.
- Es kann nicht von dir getrennt sein.
- Es kann nicht an einem anderen Ort oder in einer anderen Zeit als jetzt sein.
- Es kann nicht in noch nicht erfüllten Wünschen oder nicht erreichten Zielen zu finden sein.
- Es muss nicht erst noch werden.
- Es kann nicht verloren gehen.
- Es kann nicht geboren werden und auch nicht sterben.

- Es kann kein Gefühl, Gegenstand, Fähigkeit oder Rolle sein.
- Es kann keine Form und damit kein Körper sein.
- Es kann nicht der Zeuge sein.
- Es kann kein Ton sein.

<u>Was es ist:</u>

- Es ist absolut frei.
  - Frei von Bedingungen, Erfordernissen oder Anforderungen = bedingungslos.
  - Frei von Fehlern.
  - Frei von Verlangen.
  - Frei von Trennung.
  - Frei von Widerständen.
  - Frei von Eigenschaften.
  - Frei von Verfall und Verlust.
  - Frei von Veränderung
- Es ist einfach.
- Es ist geruchlos, geschmacklos, geräuschfrei, formfrei, farbfrei und gedankenfrei.
- Es ist unveränderlich und ewig.
- Es ist dein wahres Wesen.
- Es ist in allem und erscheint in unterschiedlichen Farben und Formen.
- Gleichzeitig ist es frei von Form.
- Es ist still.
- Es ist der Inhalt jeder Form.
- Es ist überall und die Grundlage von allem.
- Es ist in sich vollständig und braucht nicht ergänzt oder verändert zu werden.
- Es ist Sein.

Das Sein ist immer da und verschwindet auch nie. Selbst wenn der Zeuge einmal verschwinden sollte, der Beobachter, bleibt Sein übrig. Sein ist außerhalb jeder Erfahrung, aber dennoch können wir sagen, dass wir sind und eine Idee davon entwickeln, zu sein. Solange wir etwas wahrnehmen können, wissen wir ganz sicher, dass wir sind. Andernfalls könnten wir nicht wahrnehmen. Ein Stein ist Sein, aber es ist kein Beobachter im Stein, der sagt "Ich bin ein Stein". Der Stein ist einfach und dieses Sein ist das Sein. Und genauso ist dieses Sein in allem, in unserem Körper, im Zeugen, in den Erscheinungen des Lebens. Alle Erscheinungen tauchen im Sein auf. Das Sein überdauert alles. Und wenn der Zeuge auf die Bühne tritt, nennen wir dies Bewusstsein, bewusstes Sein. Sein, das sich seiner selbst bewusst ist. Erwachtes Sein. Wenn man alle Sinne ausschalten und keine Gedanken mehr vorhanden wären, wären alle Erscheinungen verschwunden. Doch du würdest immer noch sein. Alle Geräusche, Bilder, Gerüche, Geschmäcker, Berührungen und Gefühle sind weg, und übrig bleibt Gewahrsein. Reines Gewahrsein, das im Sein ruht, da nichts mehr wahrgenommen werden kann. Das ist das reinste Sein. Sein ist immer da, es ist der Raum für alles Weitere. Es ist der Boden, auf dem alles seinen Platz findet. Es reicht aus, das Sein zu erfahren, indem wir uns fragen, wie es sich anfühlt, zu existieren und so in ein reines Beobachten oder ein reines Sein einzutauchen. Sei wie ein Baum, ruhe in dir und lass alles um dich herum geschehen. Trete in einen Zustand des Wartens ein, ohne auf etwas Bestimmtes zu warten. Sei einfach nur da und du wirst Frieden finden.

Wege ins Sein

Es gibt keinen Weg ins Sein, denn wir sind bereits dort. Es gibt nur Wege, um dies zu erkennen. Wir haben das Sein nie verlassen und können daher auch nicht wieder eintreten. Es muss nicht erst erreicht werden, sondern ist bereits wie eine Blume in deinem Zimmer. Du musst sie nicht erst in dein Zimmer stellen, du musst nur deinen Blick darauf richten, um sie zu erfahren. Genauso fragst du dich nicht, wie du dein Herz bekommen kannst, du weißt bereits, dass es schon da ist. Du musst lediglich deine Aufmerksamkeit auf dein Herz oder auf das Wissen, dass du es bereits besitzt, lenken und du wirst es wissen und haben. Es war nie verschwunden, höchstens einmal vergessen. Wenn du dich nur mit deinem Verstand beschäftigst, könntest du irgendwann vergessen, dass du auch ein Herz hast, obwohl es nie fort war. Es ist die Grundlage deiner menschlichen Existenz. Es gibt also keine Wege ins Sein, es gibt nur Wege weg von dem, was uns vom Sein ablenkt. Viele dieser Wege wurden bereits im Buch "Jetzt, die Kraft der Gegenwart" erläutert. Aus meiner Sicht können wir auch das Jetzt als einen anderen Namen für das Sein betrachten, denn das Sein ist immer im Jetzt vorhanden. Das Ich-bin ist ein weiterer Name für das Sein. Und auch das Wort "Gegenwärtig sein" beinhaltet das Sein bereits in seinem Wortlaut.

Lasst uns nun zu den Übungen kommen, die uns helfen können, ins Sein zu gelangen, auch wenn dies kein Erfordernis ist, da wir bereits dort sind. Aber ich denke, du verstehst, was ich meine. Sie helfen uns, zu erkennen, dass wir bereits dort sind und was bereits vorhanden ist.

- Körperwahrnehmung: Nimm deinen Körper bewusst wahr. Spüre die Temperatur, wie sich dein Körper anfühlt.

- Beobachten: Sei wie eine Standkamera und beobachte alles, was in deiner Wahrnehmung erscheint, ohne dich zu bewegen oder darüber nachzudenken.

- Atemmeditation: Konzentriere dich auf deinen Atem und spüre, wie es sich anfühlt, ein- und auszuatmen. Lass dich vollkommen auf den Atemvorgang ein.

- Achtsamkeit: Sei vollkommen achtsam bei allem, was du gerade tust. Lass keine Gedanken zu, sondern sei ganz im gegenwärtigen Tun.

- Meditation: Beobachte Gedanken und Gefühle, ohne sie zu bewerten oder verändern zu wollen. Lass sie wie Wolken vorbeiziehen und vertraue darauf, dass sich das reine Sein zeigen wird.

- Stille: Lausche der Stille oder dem Universum. Lass Geräusche kommen und gehen, während du dich auf die Stille konzentrierst. Zwischen zwei Tönen oder Gedanken gibt es immer einen Moment der Stille.

- Entspannung: Tauche immer tiefer in dein eigenes Sein ein. Stelle dir vor, wie du mit jedem Ausatmen immer tiefer in dein Sein sinkst und alles andere an Bedeutung verliert. Das Wichtigste ist jetzt nur noch zu sein.

- Aufgeben: Probiere alle möglichen Techniken aus und erkenne, dass du nichts finden wirst, wonach du suchst. Gib auf und entspanne dich so tief, dass nur noch das pure Sein übrig bleibt. So hat es auch der erste Buddha getan.

- Loslassen: Lasse nach und nach alles los, bis nur noch das Sein übrig bleibt. Lasse alle Erscheinungen, alles Vergängliche, alles Verlangen usw. los.

- Ich-bin fühlen: Spüre, wie sich das Ich-bin anfühlt.

- Wunschlosigkeit: Lasse alle Ziele und Verlangen los und wünsche dir nur noch das, was im Moment ist, was du gerade wahrnimmst oder einfach nur das Sein.

- Ausdehnung: Stelle dir vor, wie du mit jedem Ausatmen wie eine Blase immer größer wirst und alles umfasst, bis nur noch du existierst. Es gibt nichts mehr außerhalb von dir.

- Lieben: Denke an etwas, das du von Herzen liebst, bis du die Liebe in dir spürst. Dann richte deine Aufmerksamkeit nur noch auf diese Liebe und liebe sie selbst.

- Verbundenheit: Gehe schrittweise durch die Objekte in deiner Wahrnehmung und spüre eine Verbindung zu ihnen. Sage dir, dass auch dieses Objekt Teil von dir ist oder so wie du, Sein. Fühle dich eins mit allem, was du wahrnimmst.
- Mantra: Verdränge mit einem Mantra alle Gedanken, bis nur noch dein Mantra präsent ist. Lasse dann auch dieses los.
- Fühle, dass alles, was du wahrnimmst, auch ein Teil von dir ist, sodass es nur dich gibt.
- Kalte Dusche: Wenn du kalt duschst, kommst du in den Moment, denn es gibt nur noch die Kälte. Ein Eisbad kann die gleiche Wirkung haben.
- Wimhofatmung: Atme tief ein und aus, halte anschließend die Luft an und spüre deine Lunge bei einem weiteren tiefen Atemzug. Ab der dritten Runde (30 Atemzüge pro Runde) wirst du möglicherweise eine Leere in dir spüren und das Sein wahrnehmen können. Mach so viele Runden, bis dein ganzer Körper kribbelt und du verstehst, was gemeint ist. Oft habe ich dies nach 1000 tiefen Atemzügen erfahren, manchmal schon nach der dritten oder vierten Runde Wimhofatmung.
- Raumwahrnehmung: Nimm den Raum, in dem alle Erscheinungen stattfinden, wahr. Nicht den Raum einer Wohnung, sondern den Raum der Erscheinungen. Den Raum deines Bewusstseins. Den Rahmen dessen, was du wahrnimmst.
- Wahrnehmung: Sei dir bewusst, dass alle Objekte um dich herum bereits in einem meditativen Zustand sind und einfach nur existieren. Schließe dich ihnen an und sei Teil dieser Präsenz.

Alle diese Methoden dienen dazu, dich von den Ablenkungen zu befreien, die sich in unseren Gedanken ausbreiten. Wähle eine Übung aus und führe sie durch, bis nur noch diese Aktivität präsent ist. Zum Beispiel, beobachte deinen Atem, bis nur noch dein Atem da ist, und dann lasse auch davon los, sodass nur noch das reine Sein übrig bleibt. Noch einmal: Richte deine gesamte Aufmerksamkeit auf ein Objekt und lasse es dann los, bis nur noch dieses Objekt in deiner Wahrnehmung existiert.

Sei der Langsamste, anstatt der Schnellste

Es ist erstaunlich, wie viel ich bisher von der Welt und meinem Leben verpasst habe. Ich war immer der Schnellste beim Gehen, immer auf der Flucht, wie andere es ausdrückten. Ich rannte immer dem Mehr hinterher, nur um jetzt zu erkennen, dass das Ziel eher im Weniger liegt.

So viele Jahre lang, bis zu meinem 28. Lebensjahr, dachte ich, dass ich noch etwas brauche, um vollkommen zufrieden, glücklich, im Frieden, geliebt, frei und reich beschenkt zu sein. Aber dem war nicht so. Es war nur eine Spiegelung und eine Illusion meiner Gedanken.

Wie viel Suche und Mühe hätte ich mir ersparen können, wenn ich früher erkannt hätte, dass ich in Wirklichkeit, wie jeder andere auch, nur nach Gefühlen strebe. Und dass diese Gefühle in mir aufgrund meiner Sicht auf die Welt entstehen und ich sie mir jederzeit selbst geben kann? Ich selbst bin die Quelle.

Wenn wir wirklich glücklich sein wollen, müssen wir all unsere negativen Bewertungen, unsere selbst erschaffenen Dramen, Erwartungen, Ziele, Wünsche, Widerstände und vieles mehr loslassen. Wir brauchen weder mehr Besitz, noch mehr Fähigkeiten, mehr Wissen oder irgendetwas. Wir müssen uns nur von unserem Verstand lösen. Vom ständigen Denken und der dadurch erzeugten Leere und Unzufriedenheit.

Es gibt zwei Wege, um glücklich zu sein. Entweder denken wir nur noch positiv oder wir denken gar nicht mehr. Ich bin so froh, dass ich diese Erkenntnisse schon so früh sammeln durfte und ich vertraue darauf, dass es genau der richtige Zeitpunkt ist. Alles, was davor war, hätte ich mit dieser Erkenntnis sicherlich nicht so erlebt, zumindest nicht in dieser Form. Wer weiß, wofür das Vergangene gut war und wie es mir dienen konnte.

Und jetzt weiß ich nicht nur, dass es um Weniger geht, sondern auch, dass es um Langsamer geht, nicht um Schneller. Diese Erfahrung habe ich gemacht, nachdem ich begonnen habe, bewusst so langsam wie möglich zu laufen. Dank meiner Barfußschuhe kann ich den Weg sogar noch intensiver wahrnehmen. Und während ich vier Schritte mache, atme ich ein, und während der nächsten vier Schritte atme ich aus.

So gelange ich in eine meditative Haltung. Ich entspanne, und Frieden kehrt ein. Und während des Weges schaue ich mir alles ganz genau an. So ist es dann plötzlich, als würde ich den Weg, den ich bereits hunderte Male gelaufen bin, zum ersten Mal gehen.

Und je langsamer ich laufe, desto größer erscheint mir die Welt. Ich nehme die Vögel wahr, die ihre Flugbahnen ziehen und sich unterhalten. Ich sehe die Einzigartigkeit jedes Baumes, die unterschiedlichen Pflanzen, schöne Gärten, blühende Blumen und entdecke Geschäfte, die ich zuvor nie sah, und vieles mehr. Überall erblicke ich ein Kunstwerk für sich. Eine eigene kleine Welt.

Ich werde innerlich still und kann so das erste Mal mitbekommen, was in der Welt wirklich vor sich geht. Doch sobald ich wieder in Gedanken versinke, kann ich mich nicht mehr an die letzten Abschnitte des Weges erinnern, weil ich mit meiner Aufmerksamkeit ganz woanders gewesen bin.

Ich laufe sogar so langsam, dass mich Menschen mit Krücken überholen können. Ich werde einfach zum Langsamsten und trete dadurch in die Stille der Umgebung ein. Ich sehe die zwei Welten - die Welt der Geschwindigkeit in Form von Menschen, Radfahrern und Autos und die Welt des Seins in Form von Gebäuden, Bäumen, Wolken, Blumen, Wiesen, Flüssen, Wegen und vielem mehr.

An jeder Ecke ereignen sich tagtäglich Geschichten, und ich kann einen kleinen Teil davon erhaschen. Ich darf entdecken, wie ich nicht allein auf der Welt bin, sondern wie viele Wesen,

so wie ich, ein Leben für sich führen, ihre eigene Wahrnehmung haben, ihre eigene Geschichte.
Ich trainiere das Einssein mit der Welt, und ich bin immer mehr
eins mit der Welt. In meinem Bewusstsein ist nur noch Raum
für meine Umgebung, meinen Gang und meinen Atem, und
der Kopf ist leer. Zuvor war ich überwiegend in der Welt meiner Gedanken, und jetzt bin ich in der Welt, in der ich lebe und
die ich bisher immer verpasst habe. Ich bin in der Gegenwart
angekommen.

Es hilft dabei, die Welt so zu ergründen und wahrzunehmen,
als würdest du sie an diesem Tag zum ersten und zum letzten
Mal sehen. Ebenso kannst du auch deinen Körper wahrnehmen. Sei neugierig wie ein Kind und genieße die Welt vollkommen, als würde sie am nächsten Tag schon nicht mehr da
sein. Tatsächlich ist die Welt, die du gerade wahrnimmst, morgen schon nicht mehr da, denn sie wird eine andere sein.

Schon sind diese Veränderungen oft minimal, sodass es so
scheint, als wäre es noch dieselbe wie gestern. Und doch ist
sie eine andere, und doch haben sich überall minimale Veränderungen ereignet. Während ich den Weg laufe, durchquere
ich ein Universum der Milben, der Insekten und anderer Mikroorganismen.

Während ich laufe, saugen die Bäume Wasser aus der Erde
und geben es über ihre Blätter an die Atmosphäre wieder ab.
Während ich laufe, spielt der Wind mit einem Glockenspiel. Ich
nehme wahr, wie mein Körper am Wachsen und am Vergehen
ist. Milliarden von Zellen sterben gerade ab, und genauso viele
werden gerade geboren. Es geschieht so vieles, und ich bin
ein winziger Teil davon.

Es lohnt sich, durch die bekannten Straßen und auf bekannten
Wegen zu laufen und dabei so langsam und achtsam wie nur
möglich zu sein. Die Umgebung genau zu untersuchen und
dadurch zu entdecken, dass die Straße oder dieser Weg doch
nicht so bekannt ist, wie wir immer dachten.

Wenn du der Langsamste bist, dann bist du wirklich in der
Welt und kannst dein Leben auf eine intensive Weise wie nie

zuvor erleben. Ganz besonders, wenn du währenddessen nur wahrnimmst, was dich umgibt, und keinen Wunsch hast, es anders zu haben oder darüber zu urteilen. Wenn du einfach nur beobachtest, was dir begegnet. Wenn du dich voll auf den Weg einlassen kannst, wie auf einen spannenden Film. Vollkommen in ihn eintauchen kannst und den Weg mit all deinen Sinnen in dich aufnimmst.

Solltest du ganz barfuß gehen, dann kannst du sogar die Temperatur und die Beschaffenheit des Weges spüren. Dann nimmst du den Weg über einen weiteren Sinn wahr. Trainiere während des Laufens deine Konzentration und lasse zu keinem Zeitpunkt von der Wahrnehmung des Bodens durch deine Füße ab. Bleibe die ganze Zeit über im Bodenkontakt. Stehe oder laufe nicht einfach darauf, sondern konzentriere dich darauf, wie sich der Boden unter deinen Füßen anfühlt.

Bleibe auch die ganze Zeit über im Kontakt mit deinem Atem. Spüre, wie Luft in deinen Körper ein- und wieder ausströmt. Und bleibe ebenfalls im Kontakt mit deiner Umgebung. Erlaube keinen Gedanken, dich von dieser abzulenken. Lass deine Umgebung, deinen Atem und die Wahrnehmung des Bodens und deiner Bewegungen das Einzige in deinem Bewusstsein sein.

Spüre, wie du die Umgebung über deine Sinne und deinen Atem in dich aufnimmst und einen Teil davon wieder an sie abgibst. Du bist im ständigen Austausch mit deiner Umgebung, durch deinen Atem. Du und die Umgebung existieren als dieselbe Energie, nur unterschiedlich ausgedrückt.

Genauso wie Farben unterschiedliche Ausdrücke haben können und Formen verschiedene Erscheinungsformen haben können. Denke zum Beispiel an Ton (Erde), die unterschiedlich geformt und angemalt werden können. Oder denke daran, wie Wasser verschiedene Formen wie Wasser, Dampf, Tropfen, Schnee, Eis und Hagel annehmen kann.

Die Erde ist in einem Baum, in Gebäuden und in dir vorhanden. Es fließt gerade ein Lebenssaft in Tieren, Pflanzen und

anderen Menschen. Sogar in der Erde fließt es in Form von unterirdischen Wasseradern. Noch tiefer fließt Magma.
In jedem Moment kannst du dir auf diese Weise bewusst machen, wie verbunden du mit deiner Umgebung bist. Oder du genießt einfach nur den Weg und beobachtest. Im besten Fall weißt du, dass du eins mit deiner Umgebung bist, mit Mutter Gaia, weil dein Körper ein Teil von Mutter Gaias Körper ist. Er wurde aus ihr geformt. Aus Elementen unseres Heimatplaneten.

Durch Nahrung, Wasser und Luft haben wir alles Notwendige aufgenommen und daraus einen Körper geformt. Einen Teil davon geben wir in jedem Moment wieder ab und nehmen einen neuen Teil auf. Daher können wir tatsächlich sagen, dass wir dieser Planet sind, wenn auch nur ein kleiner Teil. Und dieser Planet ist wiederum aus dem Kosmos hervorgegangen und wurde aus diesem geformt. Und möglicherweise ist der Kosmos aus etwas noch Größerem entstanden.

Wir sind also alle aus Sternenstaub gemacht. Wir sind der Kosmos in Form von Menschen. Wir sind der Kosmos, der sich als menschliche Form ausdrückt. Es ist, als würden wir den Kosmos als riesigen Klumpen Knete betrachten und ihn so formen, dass wir Menschen erkennen können. Wo liegt der Unterschied zwischen uns und dem Planeten oder dem gesamten Kosmos, wenn wir von der Körperebene ausgehen? Es liegt nicht in den Elementen, sondern lediglich in der Anordnung und Kombination dieser Elemente.

Angekommen sein

Wenn wir ein Ziel anstreben, dann wünschen wir uns nichts sehnlicher, als endlich an diesem Ziel anzukommen. Wie du bereits hier im Buch lernen durftest, streben wir an, was wir anstreben immer aufgrund eines Gefühls, das wir uns dadurch erhoffen.

Auch in diesem Fall erhoffen wir uns ein Gefühl. Dieses Gefühl hat viele Aspekte und nennt sich Liebe. Liebe ist die Summe aller Gefühle, die wir uns so sehr wünschen. So wie auch in der Farbe Weiß, alle anderen Farben enthalten sind.

In der Liebe können wir Freiheit fühlen, denn wenn wir sie fühlen, sind wir frei von Verlangen und damit frei von Gedanken. Dadurch fühlen wir auch Frieden, weil wir nirgendwo mehr hin müssen, um zu bekommen, was wir uns wünschen.

Ein weiterer Aspekt ist Verbundenheit, wir fühlen uns nun nicht mehr getrennt von einem anderen Aspekt des Lebens. Denn im Augenblick des Liebens, hören wir auf et-was abzulehnen und dadurch eine künstliche Trennung zu erschaffen. Darum ist Liebe auch Akzeptanz, das Gegenteil von Ablehnung.

Und weil wir mit der Liebe alles haben, was wir uns wirklich wünschen, fühlen wir uns nun auch endlich angekommen, anstatt ständig getrieben. Die Liebe ist sogar so schön, dass wir im Gefühl intensiver Liebe vergessen können, unseren Körper mit Trinken und Nahrung zu versorgen. Wir machen uns unabhängig von unserem Körper und dadurch könnten wir ihn dann verlieren, wenn wir nicht auf-passen und ihm geben, was er zu seinem Überleben benötigt.

Bestimmt kennst du den Spruch, jemand lebt von Luft und Liebe. Wenn du einmal so richtig verliebt gewesen sein soll-test, dann durftest du sogar erfahren, wie sehr dieser Spruch zutrifft. Ich durfte es selbst einmal erfahren in einem Moment, wo es keinen erkennbaren Grund für die Liebe gegeben hatte. Sie war plötzlich da und ich genoss sie in vollen Zügen. Alles, was ich zuvor noch wollte oder wünschte, war plötzlich bedeutungslos.

Daher weiß ich, Liebe ist das, was wir wirklich wollen. Doch ist Liebe natürlich nicht gleich Liebe. Mal erleben wir sie intensiver als in anderen Momenten. Doch wenn sie so intensiv ist, dass du dich eins mit dem ganzen Kosmos fühlst, dann könntest du leicht alles Weitere vergessen. Würdest du dann deine Augen schließen, dann könntest du sogar dein menschliches Dasein für den Moment dieser intensiven Liebe vergessen.

Liebe ist für mich das Gefühl des angekommen Seins. Denn wenn ich Liebe erfahre, fühle ich mich endlich angekommen. Dann fühlt sich mein Herz endlich erfüllt anstatt leer und so, als würde etwas fehlen. Und so endet auch der Drang, diese innere Leere unbedingt mit Konsum stopfen zu wollen. Alles wird dann auf einmal schön und zu einem höchsten Genuss.

Doch solange wir diese Liebe überdecken oder blockieren, können wir sie nicht erfahren. Wenn wir eine Trennung zu etwas aufbauen, dann können wir sie nicht er-fahren. Liebe ist Verbundenheit und Trennung ist das genaue Gegenteil davon. Und wenn wir etwas ablehnen, indem wir in Widerstand damit gehen oder es verurteilen, dann bauen wir diese Trennung auf. Dann erfahren wir Leid statt Liebe.

Somit könnten wir auch sagen, dass Leiden die Abwesenheit der Liebe ist. Wenn du liebst, bist du in der Annahme und dadurch nicht im Widerstand und dadurch kann dann auch kein Leiden vorhanden sein. Klingt plausibel, nicht?

Wenn wir uns durch unser Ego von einem anderen Aspekt des Lebens distanzieren, dann bauen wir ebenfalls eine Mauer gegenüber der Liebe auf. Wenn wir also sagen, wir sind anders als andere, dass es uns und andere als etwas voneinander Getrenntes gibt. Wir sind so und die anderen sind anders und darum sind wir getrennt.

Auch ein Bild kann eine Vielzahl an unterschiedlichen Formen und Farben enthalten, doch sind sie deshalb getrennt? Zumindest als Bild sind sie eins. Es sei denn, es handelt sich um ein Puzzle, das noch nicht fertig zusammengesetzt wurde. Genauso verhält es sich, wenn wir sagen, dass wir hier und die anderen dort sind. Anstatt dass wir alle im Hier sind oder besser noch, das Hier bilden. Wenn wir uns in verschiedene Rollen hineinversetzen. Da gibt es die Guten und die Bösen, die Dummen und die Schlauen. All diese Unterteilungen schaffen nur Trennung. Besonders dann, wenn wir eine andere Gruppe ablehnen und uns dadurch von ihnen trennen.

Es wäre anders, wenn wir sagen würden, dass die anderen nur ein anderer Teil von uns sind, dass sie genauso wie wir sind. Im Kern besteht alles aus Energie, ein und dieselbe Energie, und über diese sind wir auch miteinander verbunden. Die fünf Elemente Wasser, Feuer, Erde, Luft und Äther sind sowohl in dir als auch in den Dingen im Außen. Sie sind in dir und in anderen. Deine Lungen ähneln den Bäumen in ihrem Aussehen sehr und die Bäume atmen ein, was wir ausatmen, genauso wie wir einatmen, was die Bäume ausatmen. Alles ist erfüllt von denselben Stoffen. In allen Dingen steckt Raum oder Geist. Großteils bestehen die Objekte aus Leere und auch diese Leere ist in allen Dingen dieselbe. Über diese Leere sind wir mit allem, was existiert, verbunden.

Die Dinge existieren genauso wie du, auch wenn sie in einer anderen Form als dein Körper existieren. Sie sind dieselbe Energie wie in deinem Körper, nur ihre Schwingungsfrequenz lässt sie eine andere Ausdrucksform annehmen. Tiere, Pflanzen und Mikroorganismen teilen mit uns den Begriff "Lebewesen". Als Leben beschreiben wir etwas, das sich bewegt. Die Energie, die in allen Dingen steckt, bewegt sich als Superstrings. Und das sowohl in Lebewesen als auch in Gegenständen. Somit sind auch die Gegenstände lebendig, wenn auch in einer anderen Form als wir, und auch wenn wir dies nur unter sehr starker Vergrößerung erkennen können. Es gibt also nur Lebewesen oder nur Leben. Alles lebt. Dieser Begriff schafft eine Verbindung mit allem, was existiert. Wenn wir einen Begriff finden, der alles und uns gleichzeitig meint, erfahren wir Verbundenheit. Im Gegensatz dazu erfahren wir

Trennung, wenn wir durch unsere Worte etwas von uns trennen. Wenn wir beispielsweise sagen, dass wir Menschen sind und der Hund dagegen ein Tier ist. Dieser Unterschied zwischen "Mensch" und "Tier" trennt uns voneinander. Wohingegen der Begriff "Leben" oder "Lebewesen" uns miteinander verbindet.

Albert Einstein ging sogar so weit zu sagen, dass es nichts als Bewusstsein gibt. Alles, was existiert, ist Bewusstsein, denn nichts existiert außerhalb des Bewusstseins. Alles findet im Bewusstsein statt. Ohne Bewusstsein kann auch nichts wahrgenommen werden. Das erste hermetische Prinzip im Kybalion besagt, dass alles Geist ist. Was im Grunde genommen dasselbe wie Bewusstsein ist. Wir sind alle Bewusstsein. Doch es gibt nicht viele verschiedene Bewusstseine, auch wenn es so scheint. Es gibt nur ein Bewusstsein, das sich als voneinander getrennt erfährt und verschiedene Rollen gleichzeitig spielt, um sich selbst zu erfahren. In dir und mir nimmt das gleiche Bewusstsein die Welt wahr. Das, was wir als Welt oder Realität bezeichnen, ist nichts anderes als Wahrnehmung. Sie setzt sich nur aus dem zusammen, was wahrgenommen wird. Frage dich, was dich und das, was dich umgibt und gerade von dir wahrgenommen wird, miteinander verbindet. Was habt ihr gemeinsam? Erlaube dir, diese Gemeinsamkeit zu schätzen und zu lieben. Liebe und Schönheit sind dasselbe. Wenn wir etwas schön finden, dann lieben wir es, und wenn wir etwas lieben, dann finden wir es auch schön. Und sobald wir uns im Zustand der Liebe befinden, erkennen wir plötzlich alles als schön. Wenn Liebe da ist, dann ist die Welt schön, selbst wenn sie vorher aufgrund fehlender Liebe nicht schön für uns war.

Lasst uns wieder zu den Mauern kommen, die wir gegen diese Liebe errichten. Selbst wenn wir Angst haben, entfernen wir uns von der Liebe. Denn Angst entsteht immer dann, wenn wir etwas ablehnen, wenn wir Widerstand leisten. Wenn wir das, wovor wir uns fürchten, lieben würden, gäbe es auch keine Angst mehr. Liebe ist Akzeptanz. Wenn wir akzeptieren und loslassen, was passieren könnte, dann haben wir keine Angst mehr. Wenn es uns egal ist, was passiert, hören wir auch auf,

Widerstand gegen das zu leisten, was passieren könnte. Dadurch erfahren wir Liebe und tiefen inneren Frieden.

Wenn wir unseren Fokus auf etwas richten, das wir als unerwünscht beurteilt haben, entfernen wir uns von der Liebe und fühlen uns dementsprechend schlecht. Doch wenn wir unseren Fokus auf etwas richten, das wir als gewünscht beurteilen, erfahren wir Liebe und fühlen uns gut. Liebe ist also abhängig von unserer Beurteilung, und unsere Beurteilung liegt in unserer Entscheidung.

Wir haben die Macht, zu entscheiden, wie wir das, was gerade geschieht, beurteilen. Unsere Beurteilung wiederum entscheidet darüber, ob wir uns von etwas getrennt oder damit verbunden fühlen, ob wir Angst oder Liebe empfinden, ob wir Leid oder Glück erfahren.

Liebe hat viele Gesichter und Namen. Im Grunde ist sie der Oberbegriff für alle schönen Gefühle. Während die Abwesenheit von Liebe als Oberbegriff für alle unschönen Gefühle betrachtet werden kann. Unser Ziel ist es also, uns von der Abwesenheit der Liebe hin zur Liebe zu bewegen. Kurz gesagt, wir wollen uns der Liebe zuwenden.

Immer wenn wir etwas Schönes sehen, ist auch Liebe vorhanden. Immer wenn wir etwas Hässliches sehen, bleibt sie uns fern. Dabei ist die Liebe und das Gefühl, endlich angekommen zu sein, nur eine Beurteilung entfernt. Es bedarf lediglich einer Veränderung unserer Perspektive. Wir müssen uns dafür entscheiden, das, was uns umgibt, schön und eins mit uns selbst zu sehen. Akzeptiere bedingungslos das, was gerade ist, und finde darin Schönheit, unabhängig von seinem aktuellen Zustand.

Betrachte die Dinge um dich herum als Teil von dir oder als eine andere Form des Seins, die du gerade erlebst. Oder mache dein eigenes Sein zu deinem einzigen Wunsch und liebe es einfach zu sein. Stell dir vor, wie das Gefühl der Liebe in dich strömt, bei jedem Einatmen. Erinnere dich an Momente oder Dinge, die du besonders geliebt hast, um dieses Gefühl zu beschreiben.

Für mich ist es ein wärmendes, leichtes, erfüllendes, weiches, helles und erhebendes Gefühl. Es zaubert automatisch ein Lächeln auf mein Gesicht, entspannt mich vollkommen und ermöglicht es mir, den Moment in vollen Zügen zu genießen. Stell dir nun vor, wie dieses Gefühl dein Herz erfüllt, während du einatmest. Mit jedem Ausatmen dehnt sich dein Herz weiter aus und nimmt immer mehr Raum ein. Mach das solange, bis dein Herz das gesamte Universum umfasst. In deiner Vorstellung bist du eins mit allem.

Stell dir an dieser Stelle gerne vor, wie es sich anfühlen würde, wenn die Liebe jetzt doppelt so intensiv vorhanden wäre. Lass dieses Gefühl tief in dich eindringen und spüre, wie es dich erfüllt und umgibt. Gehe jetzt durch alle Kategorien und sage dir bei jeder einzelnen, dass du und alle Dinge dieser Kategorie eins seid. Zum Beispiel: "Ich und alle Menschen sind eins. Ich und alle Tiere sind eins. Ich und alle Kleinstlebewesen sind eins. Ich und alle Pflanzen sind eins. Ich bin eins mit aller Materie und ich bin eins mit aller Energie." Fahre fort, bis du schließlich beim Kosmos ankommst und sagst: "Ich bin eins mit dem Kosmos, mit allem, was ist."

Oder stelle dir vor, wie alles um dich herum wie ein großer Ozean ist und du als Wassertropfen in diesen endlosen Ozean eintauchst und wieder eins mit ihm wirst. Tauche in diesen Ozean ein und werde eins mit ihm. Die Trennung zwischen dem Tropfen und dem Ozean existiert nicht mehr. Fühle dich in diesem Einssein, atme in dieses Einssein hinein oder atme als dieses Einssein.

Betrachte dich und alles um dich herum als einen einzigen Organismus, als ein Wesen, und dieses Wesen als das Einzige, das existiert. Du bist genauso wenig von dem Rest getrennt wie dein Finger von deiner Hand und dem Rest deines Körpers. Trennung ist nur eine Illusion. Entspanne dich mit jedem Ausatmen immer weiter in dieses Einheitsgefühl hinein. Sage dir, dass du mit jedem Ausatmen immer tiefer in das Einssein mit allem sinkst. Tauche immer tiefer ein und entspanne dich dabei immer mehr, während du von immer mehr Liebe umhüllt wirst. Stell dir vor, wie du in diese Liebe ein-

tauchst. Mit jedem Einatmen atmest du diese Liebe in dich ein,
und mit jedem Ausatmen sinkst du noch tiefer in dieses angenehme Gefühl der Liebe. Bis du schließlich nur noch aus Liebe
bestehst und von Liebe umgeben bist. Bis es nur noch Liebe
gibt.

Lass dieses Gefühl der Liebe dich erfüllen und dich mit Freude
erfüllen. Spüre, wie sich dein ganzes Wesen in diesem Zustand der Liebe ausdehnt und erstrahlt. Du bist eins mit allem,
und aus dieser Einheit heraus kannst du das Leben in all seiner Schönheit und Fülle erleben.

Genieße diesen Moment des Einsseins und lass die Liebe in
dir   weiterwachsen.

Die Loslösung vom Ego

Für mich ist das Ego nichts anderes als der Gedanke und das Gefühl, von allem anderen getrennt zu sein und selbst der Handelnde, Denkende und Fühlende zu sein. Du identifizierst dich mit diesen Gefühlen und Gedanken. Doch dabei passieren sie nur durch dich hindurch, wie das Wasser den Fluss durchwandert. Oder wie die Bilder und Töne den Fernseher, ohne dass der Fernseher selbst diese Töne und Bilder ist. Es ist vergleichbar mit einem Film, den wir uns anschauen. Der Unterschied besteht darin, dass wir nicht nur Töne und Bilder wahrnehmen, sondern alles, was wir aktuell wahrnehmen. Dazu gehören auch die Gefühle, ein eigenes Individuum zu sein, selbst zu denken, zu fühlen, zu entscheiden und zu handeln. Und dazu gehört auch die Wahrnehmung der Identität, mit der wir uns identifizieren. Jede Rolle, die wir glauben zu sein, gehört dazu. Allen voran dieser Körper. Was wäre, wenn nichts von alledem von uns selbst ausgeht, sondern wir lediglich die Beobachter dessen sind?

Wenn Kontrolle und der freie Wille nur eine weitere Illusion sind – wir glauben nicht einmal selbst etwas, sondern nehmen auch nur diesen Glauben und das damit verbundene Gefühl wahr? So, als würden wir uns einen Film anschauen. Alles darin nehmen wir mit einer Verzögerung von zwei Sekunden wahr, und bevor wir es wahrnehmen, wird diesem noch das Gefühl untergemischt, selbst entschieden zu haben, was die Rolle im Film, die wir in der Egoperspektive wahrnehmen, sagt und tut.

Wie bereits erwähnt, besteht unsere Wahrnehmung nicht nur aus Ton und Bild, sondern auch aus Geschmack, Berührung, Geruch, Gedanken und Gefühlen. Oder so, als wäre dein gesamtes Leben nur eine Aufzeichnung. Und diese beinhaltet alles, was je wahrgenommen wird. Jede Wahrnehmung ist somit eine Illusion. Sie kann nur eine Illusion sein, denn jede Wahrnehmung ist vergänglich, und was vergänglich ist, kann nicht echt sein. Im nächsten Moment kann es schon nicht mehr existieren. Wie könnte es also je echt gewesen sein? Wenn wir selbst die Denkenden wären, könnten wir unsere Gedanken selbst steuern. Doch wie sehr wir es auch versuchen, wir können es nicht. Weder können wir steuern, ob wir denken oder nicht, noch können wir immer steuern, was wir denken. Spätestens wenn du versuchst, ohne Gedanken zu sein, wirst du dies erfahren. Oder sobald du versuchst, tausendmal den gleichen Gedanken zu denken. Es werden sich stets wieder andere Gedanken dazwischen mischen. Wie kann das sein, wenn wir selbst die Denkenden sind? Und wenn wir keinen Einfluss auf unsere Gedanken haben, dann haben wir auch keinen Einfluss auf alles Weitere. Denn alles Weitere ist nur die Folge unserer Gedanken.

Unsere Gedanken beeinflussen unsere Gefühle. Diese wiederum beeinflussen unsere Entscheidungen, und diese beeinflussen unsere Worte und Taten. Könnte es sein, dass alles im Leben, einschließlich unseres Körpers, von einer Ebene aus gesteuert wird, die uns aktuell fremd ist? Von einer höheren Intelligenz? Ähnlich wie ein Film von einem Regisseur und Drehbuchautor gesteuert wird? Wenn das stimmt, dann geschieht immer nur das, was auch geschehen soll. Ohne Ausnahme. Alles ist stets richtig und unter Kontrolle, denn alles wird von derselben Intelligenz gesteuert. Dadurch können wir auch alle Sorgen, Urteile und Ängste loslassen. Es ist, als ob die Welt aus lauter Nanobots besteht, die sich zu verschiedenen Lebensformen zusammensetzen und von einer einzigen K.I. gesteuert werden. Einige dieser Nanobots glauben, du zu sein und eine Identität außerhalb dieser K.I. zu haben. Doch dies ist nur eine Illusion, die ihnen von der K.I. vermittelt wird, damit die K.I. die Erfahrung machen kann, dieses Individuum zu sein.

Verstehst du? Das Absolute, die eine Intelligenz, die ist, hat Interesse daran, verschiedene Erfahrungen als verschiedene Individuen zu machen. Deshalb vermittelt sie Gedanken und Gefühle, die die Illusion erschaffen, selbst dieses Individuum zu sein. Ein Individuum, das in Wirklichkeit niemals existiert hat, sondern nur eine Rolle ist, die vom Absoluten gespielt wird. Du bist das Absolute, das diese Erfahrung erlebt. Und dadurch glaubst du, diese Erfahrung zu sein. Dieser Körper oder dieses Individuum zu sein. Doch aus deiner aktuellen Position heraus hast du genauso wenig Einfluss wie auf einen bereits gedrehten Film. Nochmals, das Absolute möchte gerne eine Erfahrung machen, in der es nicht das Absolute ist. Doch das ist nur möglich, wenn es vergisst, selbst das Absolute zu sein. Doch wenn es dies vergisst, hat es keinen Einfluss mehr auf das Geschehen. Die Steuerung der Welt und der Rolle wären nicht mehr möglich. Denn wenn es dies von dieser Ebene aus steuern würde, könnte es nicht die Erfahrung dieses Individuums machen, das nicht das Absolute ist. Deshalb bedarf es mehr als nur einer Ebene. Es bedarf der Ebene, von der aus alles gesteuert wird und von der es weiß, dass es selbst das Absolute ist. Und der Ebene, von der aus erlebt wird und von der es vergessen hat, das Absolute zu sein. Du befindest dich derzeit auf der Ebene des Erlebens und auf der Ebene, auf der der Schleier des Vergessens wirkt. So ist es möglich, dass das Absolute durch dich genau die Erfahrungen macht, die es sich wünscht. Oder eben durch alle Wesen, alle Erfahrungen, die es sich wünscht. Denn bei anderen ist es nicht anders als bei dir. Die Ebene, von der aus du in Wirklichkeit alles steuerst, die dir jedoch aktuell verborgen bleibt, hat Einfluss auf dein Erleben, aber du hast von deiner Ebene aus keinen Einfluss auf die Ebene des Steuernden. Es ist ähnlich wie beim Spielen eines Videospiels, wo du Einfluss auf die Handlungen deiner Spielfigur hast und sie immer das tut, was du ihr befiehlst, aber sie steuert nicht dich. Die Steuerung geht nur in eine Richtung. Wenn du als Mensch vor der Konsole nichts tust, dann tut es auch die Spielfigur nicht. Sie tut nur, was ihr einprogrammiert wurde und was deine Controller-Bewegungen sie tun lassen.

Du selbst bist sowohl der Steuernde als auch das Gesteuerte. Es ist nicht so, dass du von einem anderen Wesen gesteuert wirst. Wenn ich vom Absoluten spreche, meine ich das Absolute. Dieser Begriff besagt, dass es nichts anderes als dieses Absolute gibt. Du bist das Absolute, und somit bist du alles, was du wahrnimmst, und auch alles, was das Wahrgenommene, einschließlich deines Egos, steuert. Die gute Nachricht daran ist, du brauchst niemanden zu verurteilen, denn alles geht von deinem wahren Sein aus. Und auch auf dich selbst, auf dein erlebendes Selbst, brauchst du nicht wütend zu sein, denn dieses handelte nur gemäß den Wünschen deines höheren und wahren Selbst. Es geschah stets nur das, was auch geschehen sollte. Oder glaubst du, dass dieses Absolute, das du in Wirklichkeit bist und das in allen Dingen und allem ist, nicht auch absolute Kontrolle über alles hat? Wer, wenn nicht es, kontrolliert alles, wenn es doch das Einzige ist, was existiert? Somit ist also alles stets vollkommen, richtig, gut und perfekt. Doch dadurch, dass wir vergessen haben, dass wir selbst alles sind und alles steuern und auf unserer Ebene nur die Erlebenden davon sind, sieht es anders aus und dadurch erleben wir es auch anders.

Wir können von unserer Ebene aus einfach nicht erkennen, wozu all das Geschehen hier gut sein könnte und warum es geschieht. Das können wir nur von der Ebene des Absoluten aus, von der wir alles steuern und alles verstehen. Doch ein Schleier verhindert, dass wir diese Ebene erkennen oder vergessen sie sogar. Lass mich versuchen, es mit einem anderen Gleichnis zu erklären. Stell dir vor, du möchtest ein bestimmtes Leben als eine bestimmte Rolle erleben. Aktuell gibt es eine Technologie, die all deine Gedanken, Gefühle und alles Weitere, was du wahrnehmen kannst, aufzeichnen kann. Außerdem gibt es ein Programm, mit dem du alles Unerwünschte herausschneiden kannst. Nun spielst du dieses Leben und danach entfernst du das Wissen darüber, dass du nur eine Rolle gespielt hast. An der Stelle, wo dieses Wissen war, fügst du nun das Wissen ein, selbst diese Rolle zu sein, wenn du jemand anderen spielen würdest. Am Ende hast du einen fertigen Film, den du dir anschaust und dich dabei fühlst, als wärst du selbst diese Rolle, als würdest du sie steuern und als wärst du nie etwas anderes gewesen als diese Rolle. Dieser Film ist dein Leben. Und du schaust dir gerade diesen Film an. Doch der Film ist bereits fertig gedreht. Du hast vergessen, dass du diesen Film selbst erstellt hast, damit du ihn auf diese Weise erleben kannst, wie du es bisher tust. Genial, oder? Der Film existiert nur, weil du ihn selbst einmal erschaffen hast, und jetzt beobachtest du diese Wahrnehmungen, die gleichbedeutend damit sind, den Film anzuschauen. Und du möchtest ihn immer noch anschauen, diesen Lebensfilm, sonst wärst du gerade nicht mehr dabei, ihn anzuschauen. Alles ist von dir gewollt, wirklich alles in diesem Film. Und da es von dir gewollt ist, ist es perfekt. Und in diesem Film hast du auch die Perspektive eines anderen Wesens, das in deinem Film existiert, und du schaust dir diese Perspektive gerade an. Aber auch hier wirkt der Schleier des Vergessens, wodurch es anders aussieht. Alles, was du einem anderen antust, tust du letztendlich dir selbst an, weil es nur dich gibt, der verschiedene Perspektiven (Leben) erfährt.

Wenn ich sage, dass es nichts außer dich gibt und es dir nur anders erscheint, weil dieser Schein gewollt ist, dann meine ich damit auch, dass es nur dich gibt. Es gibt nur das Eine. Alles ist eins und alles ist über das Eine miteinander verbunden. Somit gibt es den freien Willen, doch dieser kann nur von der Ebene aus genutzt werden, von der aus du alles steuerst. Gleichzeitig gibt es ihn aber auch nicht, denn auf der Ebene des Erlebenden ist alles vorbestimmt. Es ist ähnlich wie bei einem Film, während er gedreht wird: Der freie Wille aller Beteiligten entspricht dem, was im Film geschieht, aber sobald der Film fertig ist und nur noch angeschaut wird, kann kein freier Wille mehr auf den Film ausgeübt werden. Während du ein Video drehst, hast du Einfluss darauf, was du filmst. Doch wenn du dir das Video dann anschaust, hast du diesen Einfluss, der dem freien Willen gleichzusetzen ist, nicht mehr. Das dient nur als Gleichnis, denn erinnere dich daran, dass du auf dieser Ebene keinen freien Willen hast, selbst wenn du dich entscheidest, ein Video zu drehen. Denn die Entscheidung kommt von einer anderen Ebene und nicht von dir auf dieser Ebene. Wie würdest du es machen, wenn du gerade auf der absoluten Ebene wärst und dich als etwas anderes als dieses Absolute erfahren möchtest? Es genügt nicht, es einfach zu tun. Du müsstest auch vergessen, dass du nur so tust und vergessen, wer du wirklich bist.

Und dann müsstest du dich noch mit der Rolle identifizieren, als die du dich erfahren möchtest, und glauben, diese Rolle wirklich zu sein. So funktioniert aus meiner aktuellen Sicht das Leben, das nur durch das Ego erlebbar ist. Ohne Ego würdest du wissen, dass du das Absolute bist und dass du nur so tust. Dadurch wäre die Erfahrung als diese Rolle nicht mehr möglich. Erleuchtete Menschen sind sich dessen bewusst, dass sie nur diejenigen sind, die erleben. Sie wissen, dass sie das

Absolute sind und dass sie momentan das Absolute sind, das die Erfahrung ihrer Rolle erlebt. Sie sind sich bewusst, dass sie nicht die Handelnden sind und gleichzeitig, dass sie alles sind. Sie sind auch die Intelligenz, die alles, einschließlich sich selbst, steuert. Es gibt also keine Person mehr. Eine Person existiert nur in Abwesenheit des Wissens, alles zu sein. Eine Person existiert nur im Wechselspiel mit dem, was nicht diese Person ist. Wenn du jedoch alles bist, löst sich deine Person in der Unpersönlichkeit auf. Eine Person ist nur eine Maske, die vom Absoluten getragen wird. Das Wort "Person" (von "Persona" = Maske) hat nicht umsonst die Bedeutung "Maske".

Diese Maske kennen wir als Ego, als das Du, das du momentan zu sein scheinst, und als alle Rollen, mit denen du dich identifizierst oder dich identifiziert hast. Sie ist nicht das, was du wirklich bist, sondern nur das, was von dem, was du wirklich bist, getragen wird. Verabschiede dich also von der Vorstellung, diese Rolle zu sein, von der du glaubst, sie zu sein. Denn sie ist vergänglich, und was vergänglich ist, kann nicht du sein. Die Masken wechseln, aber du, der diese Masken trägt, bleibst ewig und bleibst immer derselbe. Derjenige, von dem du glaubst, dass du es bist, ist reine Illusion. Genau wie die Hauptfigur in einem Film, die nie wirklich existierte, weil sie nur gespielt wurde. Die Kulissen, die du als die Welt der Hauptfigur wahrnimmst, sind nicht echt, genauso wenig wie alles andere im Film. Ja, sogar die Gesichter existieren in den meisten Fällen gar nicht, sondern sind das Ergebnis von Make-up, Beleuchtung und Computerverarbeitung. Wenn du diese Illusion in deinem Leben erkennst, wenn du also erkennst, dass du nicht derjenige bist, von dem du immer geglaubt hast, dass du es bist, und wenn dieses Erkennen so tief geht, dass die Person von dir abfällt und nur die Unpersönlichkeit übrig bleibt, dann bist du erleuchtet. Wenn du erkennst, dass du nicht deine Gedanken, nicht deine Gefühle und nicht dein Verstand bist - wobei der Verstand hier als der scheinbare Denker gemeint ist -, dann erkennst du den Schleier oder das, was deine aktuelle Identität ermöglicht und deine wahre Identität verbirgt. Damit du dies erkennen kannst, ist es erforderlich, dass du anfängst, an deiner Egorolle zu zweifeln. Dies gelingt am besten, indem du Beweise sammelst, die diesen Zweifel begründen. Und diese Beweise sammelst du, indem du genau beobachtest und hinterfragst, ob der Gedanke und alles, was auf diesen Gedanken folgt, wirklich von dir stammt oder ob er plötzlich, ohne dein bewusstes Zutun, einfach da war oder nur eine Reaktion auf etwas im Außen ist, auf das du keinen Einfluss hattest. Oder ob er eine Folge eines vorherigen Gedankens ist, auf den du keinen Einfluss hattest. Schließlich wirst du erkennen, dass du es noch nie selbst warst, der deine Gedanken steuert. Sie sind immer nur die Folge von etwas, auf das du keinen direkten Einfluss hast. Und anderen Menschen fehlt dieser Einfluss ebenfalls.

Wenn du dann noch die Vergänglichkeit deiner Rolle berücksichtigst, frage ich dich: Wo ist derjenige, von dem du glaubst, dass du es bist? Das, was du zu sein glaubtest und dachtest, die gemalte Figur zu sein, die ihre Bewegungen steuert, ist in Wirklichkeit nur das Gemälde, und eines Tages wird es dieses Gemälde nicht mehr geben. Wo bist du dann? Wenn das Gemälde verschwunden ist, bleibt dein wahres Wesen übrig. Dann bist du wieder der Künstler. Während das Gemälde existiert, bist du der Künstler, der glaubt, das Gemälde zu sein. Und wenn das Gemälde aufhört zu existieren, bist du der Künstler, der sich bewusst ist, dass er eine Zeitlang glaubte, das Gemälde zu sein. Der Verstand besteht aus Bewegung. Entferne die Bewegung, und der Verstand verschwindet für den Zeitraum des Stillstands. Die Triebfeder dieser Bewegung ist das Verlangen, etwas haben, können, tun, einordnen (beurteilen) oder sein zu wollen. Verschwindet dieses Verlangen, dann ruhst du wieder im Sein. Alle Anhaftungen lösen sich auf, es wird still in dir, und du fängst wieder an zu erkennen, wer du wirklich bist. Die Trennung, die durch die Bewegungen des Verstandes erzeugt wurde, verschwindet, und damit auch das, was du zu sein glaubtest. Du erfährst dich wieder als eins mit allem, und das ist es, was du schon immer erfahren wolltest. Das ist der Grund, warum du überhaupt erst Verlangen nach irgendwelchen Objekten hattest, in der Hoffnung, diese Erfahrung zu bekommen. Denn durch das Einssein wird endlich Frieden, Liebe, Genuss, Verbundenheit, Entspannung, Fülle und Glück möglich. Dadurch fühlst du dich endlich erfüllt, zufrieden und angekommen. Wovor fürchtest du dich, wenn du dich mit allem eins fühlst? Was fehlt dir, wenn es nichts gibt, was du nicht bist? Lasse also los vom Verstand, indem du von der Bewegung loslässt, die deinen Verstand erzeugt. Denn sie ist es, die dich daran hindert, das zu erfahren, wonach du in Wirklichkeit suchst. Das, wonach du suchst, ist dein wahres Selbst, das automatisch zum Vorschein kommt, nachdem die Illusion gefallen ist. Es ist nichts, was du tun kannst. Es ist das, was du in Wirklichkeit bist. Und wenn es Teil deines Lebensfilms ist, wirst du es auch erkennen. Du wirst glauben, dies selbst zu erkennen, aber in Wahrheit erkennst du nur dieses Erkennen. Du beobachtest nur das Erkennen der Illusion. Denn erinnere dich, auf der Ebene des Erlebenden hast du keinen Einfluss auf den Verlauf deines Lebens. Du beobachtest es nur. Du beobachtest nur das Empfinden, es selbst zu erleben, es selbst zu sein.

Wenn du nur beobachtest und erkennst, dass du keinen Einfluss hast, wirst du eines Tages aufhören, Einfluss auf das Geschehen haben zu wollen. Du wirst akzeptieren, dass es so ist, wie es ist, und dadurch wird dein Verstand zur Ruhe kommen. Und da der Verstand Bewegung ist, löst er sich auf. Wie das Bild am Fernseher, nachdem der Stecker gezogen wurde. Der Verstand ist nicht die Quelle der Gedanken, die du wahrnimmst. Er ist nur der Empfangsort dieser Gedanken und vermittelt gleichzeitig den Glauben, dass diese Gedanken von ihm stammen. Und dass du selbst diese Gedanken bist, die dein Ego und deine Identität formen. Doch genauso wenig wie der Fernseher selbst Bilder und Töne erzeugt, sondern sie nur empfängt und abspielt, ist auch unser Verstand nicht das, was die Wahrnehmung erzeugt, sondern er empfängt und spielt sie nur ab. Unser Gehirn ist nur ein Radio, und alles, was wir als unser Leben kennen, ist nur die Musik, die es empfängt und abspielt. Wir hören dem Radio zu und glauben dann, dass wir selbst die Musik produzieren. Wie so oft im Leben kommt es also zu einer Verwechslung von Ursache und Wirkung. Wir denken, dass unser Gehirn die Ursache ist, dabei ist es nur die Wirkung der Ursache. Das Bewusstsein erschafft das Gehirn und nicht das Gehirn das Bewusstsein. Und Bewusstsein ist alles, was ist. Es ist die eine Intelligenz und das Absolute. Alles, was existiert, ist Bewusstsein und findet im Bewusstsein statt. Du kannst es auch Gott nennen. Dieses Bewusstsein hat sich gespalten (und doch ist es eins, weil es untrennbar ist) in das Bewusstsein eines jeden wahrnehmenden Wesens und das Bewusstsein, das alles steuert. Dein Körper wird von deinem Bewusstsein gesteuert, und dieses wird von einem höheren Bewusstsein gesteuert. Das geht so weit, bis wir beim Absoluten angekommen sind, welches alles Bewusstsein steuert.

Alles Wahrgenommene ist dabei nur ein Traum des absoluten Bewusstseins. Dein wahres Selbst ist der Träumer und nicht der Traum. Der Träumer bleibt unverändert, doch der Traum verändert sich. Du kannst den Traum wahrnehmen, aber nicht das, was diesen Traum erzeugt. Das Auge kann sich selbst nicht sehen. Es bedarf eines Spiegels dafür. Der Traum soll uns als Spiegel dienen. Wir sehen die Welt und fragen uns, wer sie erschaffen hat, und dadurch erkennen wir, dass es einen Schöpfer geben muss. Diese Welt ist ein Traum, und deshalb gibt es auch einen Träumer. Wir können ihn nicht sehen, sondern nur erahnen, dass es ihn geben muss, wenn es einen Traum gibt. In einer Folge von Initiation auf Gaia wurde gesagt: Es gibt ein Wesen, das alles ist, was existiert. Und als sich dieses Wesen fragte, was es werden könnte, entstand das Universum und die Vorstellung, jemand anderes zu sein. Doch sowohl das Universum als auch dieses andere Wesen haben nie wirklich existiert; sie waren nur in der Vorstellungskraft dieses Wesens vorhanden. Diese Vorstellung nenne ich den Traum, den Traum vom Leben, und dieses Wesen nenne ich den Träumer. Dieses Wesen erträumt alles, und du bist dieses Wesen, das sich gerade inmitten dieses Traums befindet und glaubt, etwas anderes zu sein als die reine Vorstellungskraft bzw. der Träumer. Dies ist die erste Ebene, von der aus alles gesteuert wird. Alles Weitere sind nur Träume innerhalb von Träumen. Auch das, was nach dem körperlichen Tod geschieht, ist Teil des Traums. Alles, was wahrgenommen wird, ist Traum. Und das, was wirklich ist, kann nicht wahrgenommen werden.

Das erinnert mich an ein Koan: "Um anzukommen, wo du schon immer warst, musst du dich auf einen Weg machen, den es gar nicht gibt. Was du siehst, das existiert nicht wirklich, denn sonst könntest du es ja nicht sehen. Und das Einzige, was du wirklich wissen kannst, ist, dass du nichts weißt. Wo du glaubst zu sein, da bist du nicht. Und erst wenn du angekommen bist, wo du schon immer warst, wirst du erkennen, dass du nie fort warst."

Erst wenn der Träumer erwacht ist, erkennt er, dass er alles nur erträumt hatte. Wenn du stirbst, erwachst du von einem Traum in einen anderen Traum. Dieser andere Traum scheint realer zu sein, ist jedoch ebenfalls nur ein Traum. Wenn du erleuchtet bist, träumst du immer noch, aber du bist dir bewusst, dass du träumst. Immer, wenn du etwas wahrnimmst, träumst du. Auch ein Erleuchteter hört nicht auf, etwas wahrzunehmen, er träumt einfach einen anderen Traum. Er träumt vom Einssein, von Glückseligkeit und ist sich bewusst, dass alles nur ein Traum ist. Glückseligkeit ist wahrnehmbar und daher nur ein Bestandteil des Traums. Ohne Traum wäre nichts mehr da. Wir können uns niemals selbst als Träumer wahrnehmen, denn sobald wir es könnten, wäre es wieder nur ein Traum. Wir können nur erahnen, dass es diesen Träumer geben muss. Dafür dient die Schöpfung, um den Schöpfer zu erkennen. Um uns als etwas anderes als den Träumer zu erfahren, denn nur etwas anderes als der Träumer ist für uns erfahrbar.

Du kannst nicht vollständig erwachen, denn es gibt nichts, in das du erwachen könntest. Wo willst du dann sein, wenn jeder Ort erträumt ist? Wenn es nichts als diese Traum-in-Traum-Realität gibt? Es wäre, als gäbe es dich dann nicht mehr, bis du wieder zu träumen beginnst. Es ist wie mit dem Verstand: Wenn die Bewegung darin aufhört, verschwindet er, bis sie wieder stattfindet. Hört das Träumen auf, verschwindet auch der Träumer, bis er wieder zu träumen beginnt. Beides bedingt sich gegenseitig. Ohne Träumer keinen Traum und ohne Traum keinen Träumer. Erkenne, dass du träumst und dass es dich nur geben kann, solange du träumst. Denn wenn du aufhörst zu träumen, wird es so sein, als würdest du ebenfalls verschwinden. Wenn du nachts träumst und erkennst, dass du träumst, wird der Traum weitergehen und von einer anderen Ebene aus gesteuert werden, aber du wirst dir dessen bewusst sein. Wenn du aus der Illusion deines Verstandes erwachst, wird dein Leben (der Traum) weitergehen, aber du wirst dir bewusst sein, dass es nur ein Traum ist. Du wirst dann wissen, dass du als Träumer in allen Dingen bist und dass alle Dinge Teil deines Bewusstseins sind. Oder um es auf den Punkt zu bringen: Du denkst derzeit nur, dass du das bist, was du mit deinem Bewusstsein aktuell fokussierst und was du als dein Leben bezeichnest. Wenn du erwacht bist, weißt du, dass du auch alles außerhalb dieses Fokus bist, und gleichzeitig nimmst du aus der Perspektive dieses Fokus wahr. So wie du derzeit fühlst, dein ganzer Körper zu sein, auch wenn du gerade nur deine Hand fokussierst.

Alles Gesagte dient nur dem Erkennen. Überprüfe es und beobachte dein Leben genau. Beobachte das Verlangen, doch habe selbst kein Verlangen. Beende jede Trennung und sage dir, dass du auch das bist, was du wahrnimmst und was etwas anderes zu sein scheint. Beobachte den Zeugen. Beobachte alles, was beobachtbar ist, und wisse, dass dies nur eine Maske dessen ist, was du wirklich bist.

Warum schreibe ich das hier? Weil es dir hilft, mehr in Richtung Sein und Glückseligkeit zu kommen. Erstens enthebt diese neue Sichtweise alle ihrer Schuld und Unvollkommenheit und beseitigt damit Verurteilung. Sie hilft uns zu erkennen, dass alles immer gut, richtig und vollkommen ist, selbst wenn wir es nicht immer erkennen können. Dadurch hören wir damit auf, mit dem jetzigen Moment in Widerstand zu gehen, indem wir ihn so, wie er ist, ablehnen. Und uns dann in einen anderen Moment flüchten, den es nur in unseren Gedanken gibt (die Vergangenheit und die Zukunft). Dies würde nur mehr Leiden erzeugen, mehr Angst, mehr Widerstand, mehr Verlangen, mehr Unbewusstheit und mehr von allem Weiteren, was uns vom Leben, wie es schöner nicht sein kann, abhält. Es hilft uns mehr im Vertrauen zu sein, dass alles immer genauso ist, wie es auch sein darf und richtig ist, statt in Sorge oder Angst zu sein. Oder zu meinen, dass wir es besser als die höchste Intelligenz selbst wissen. Wenn wir glauben, volle Kontrolle über unsere Gedanken und unser Leben zu haben, dann haben wir Erwartungen, wie keine Gedanken mehr zu haben, nur noch positive Gedanken zu haben oder anderen Ansprüchen zu genügen. Dies würde nur Ablehnung und Widerstand, sowie Unbewusstheit erzeugen, wenn wir es mal nicht schaffen. Vor allem würde es nur noch mehr Verlangen erzeugen, wodurch sich das Problem, in diesem Fall, dass wir ohne Gedanken sein wollen, nur vergrößert. Wir würden nur noch mehr leiden, noch mehr das blockieren, weswegen wir überhaupt erst ohne Gedanken sein wollen, nämlich Ruhe, Frieden, Liebe, Freude und Glückseligkeit. Besser ist es daher, das, was ist, zu akzeptieren, es anzunehmen, wie es ist, und dadurch zu lieben. Es als bereits vollkommen anzusehen und notfalls als vollkommen unvollkommen. Dann erreichen wir unser höchstes Bestreben, Frieden, Harmonie, Liebe und Glückseligkeit zu erfahren, geradewegs. Diese Sichtweise soll nicht dazu dienen, sich nun komplett gehen zu lassen, zu tun, was einem gefällt, und anderen dadurch zu schaden. Sie soll also keine Ausrede für schlechtes Benehmen sein. Um sagen zu können, dass das ja nicht wir, sondern die höchste Intelligenz durch uns tut und es richtig ist, dass wir so handeln.

Ich weiß nicht, wie groß der Spielraum ist, doch einen gewissen Einfluss haben wir durchaus. Wir dürfen also durchaus etwas von uns aus tun, statt alles auf uns zukommen zu lassen. Wir dürfen uns mehr Richtung Glück und Frieden bewegen und dadurch gleichzeitig weg vom Leid. Doch wir dürfen es tun, ohne dies aktiv zu wollen. Wenn wir die Wahl haben, dann dürfen wir uns für die Wahl entscheiden, die dieser Absicht mehr entspricht. Sollte es uns allerdings mal nicht gelingen, dann bringt es nichts, in Ablehnung mit der Situation zu gehen oder jemandem Vorwürfe zu machen. Besser ist es dann zu sagen, dass auch dies seinen Sinn, seine Richtigkeit und seinen Platz hat und andernfalls nicht passiert wäre. Dieser kleine, aber feine Unterschied ist wichtig zu verstehen. Nutze die neue Sichtweise, um dich von den Hindernissen zu befreien. Doch missbrauche sie nicht, um Leid zu erzeugen und zu billigen. Nutze sie, um die dienlichen Qualitäten in dir mehr zu nähren, wie Akzeptanz, Liebe, Gesundheit, Verständnis, Geduld, Bewusstheit, Optimismus, Harmonie, Frieden, Stille usw. Doch missbrauche sie nicht, um dir undienliche Qualitäten in dir zu fördern und zu billigen, wie Faulheit, Gier, Resignation, Leid, Unbewusstheit, Ignoranz, Rücksichtslosigkeit, Missgunst, Krankheit, Angst, Hass, Verlangen, Krieg, Disharmonie, Misstrauen, Lärm, Pessimismus usw.

Wenn du gerade zornig bist, sage dir nicht, dass es in Ordnung ist und du ihn daher ohne Rücksicht auf andere ausleben kannst, weil er nicht von dir stammt. Akzeptiere einfach, dass der Zorn da ist und beobachte ihn. Nimm ihn an, anstatt ihn abzulehnen. Durch diese Sichtweise wird es dir leichter fallen, ihn anzunehmen und weniger dagegen anzukämpfen. Das ist der Kernpunkt. Wenn Gedanken auftauchen und trotz deiner Bemühungen nicht verschwinden wollen, beobachte sie einfach nur und lasse sie sein. Denn wenn du versuchst, sie loszuwerden oder abzulehnen, wirst du nur noch mehr Gedanken und mehr von dem erzeugen, was du noch weniger willst. Du würdest sie als falsch ansehen, anstatt als richtig, und dadurch nur das nähren, was du weniger haben möchtest, wie Leid und Lärm in dir. Die Akzeptanz und das Erkennen aller Dinge als vollkommen ist daher der dienlichere Weg. Dies erzeugt Harmonie in uns und hilft uns dabei, die Dinge in eine bessere Richtung (mehr Harmonie) zu lenken. Während Ablehnung und das Betrachten der Dinge als unvollkommen der undienlichere Weg wäre, um mehr Glück und Harmonie zu erreichen und Leid und Disharmonie zu überwinden. Denn dies erzeugt Disharmonie in uns und hilft uns dabei, die Dinge in eine schlechtere Richtung (mehr Disharmonie) zu lenken.

Den Krieg abzulehnen und als unvollkommen und falsch zu betrachten, erzeugt nur mehr von dem, was den Krieg überhaupt erst möglich macht. Mehr Disharmonie, mehr Widerstand, mehr Verlangen, mehr Trennung, mehr Leid und mehr Schmerz. Du würdest nur den Krieg ablehnen und dadurch selbst zu dem werden, was du ablehnst. Während du, wenn du den Krieg annimmst und als vollkommen betrachtest, ihn also sein lässt und als Teil des Moments annimmst, mehr von dem erzeugst, was dem Krieg seine Existenzgrundlage beraubt. Mehr Harmonie, mehr Annahme, mehr Erfüllung im Hier und Jetzt, mehr Verbundenheit, mehr Liebe, mehr Freude und mehr Heilung. Du würdest den Krieg als Teil dieses Moments annehmen und dadurch zu dem werden, was den Krieg verdrängt und in Liebe transformiert. Das wäre, wie ich finde, dir dienlicher. Und um Missverständnisse zu vermeiden, es geht nicht darum, Krieg oder etwas Derartiges gutzuheißen und zu ignorieren. Es geht nur darum, den gegenwärtigen Moment nicht abzulehnen, sollte in ihm gerade Krieg oder Ähnliches sein, sondern ihn trotzdem schön zu finden und anzunehmen. Und dich so in einen Zustand zu versetzen, in dem du am besten handeln kannst, damit weniger Krieg entsteht. Du hast also die Wahl. Du kannst den gegenwärtigen Moment ablehnen, weil in ihm etwas ist, was dir beigebracht wurde, schrecklich zu finden. Dadurch gehst du in Widerstand mit diesem Moment, leidest und verpasst diesen Moment. Oder du kannst ihn annehmen, indem du ihn ohne Urteil betrachtest oder auch alles weiterhin als vollkommen betrachtest, auch wenn in ihm etwas wie Krieg vorhanden ist. Dadurch gehst du in die Annahme mit diesem Moment, liebst und erlebst diesen Moment, aus dem dein Leben besteht, vollständig. Kurz gesagt, du erzeugst mehr Harmonie und Gegenwärtigkeit und löst mehr Disharmonie und Unbewusstheit auf. Du hast vielleicht nicht die Macht, zu beeinflussen, welche Gedanken zu dir kommen, aber du hast die Macht, wie du diese betrachtest und mit ihnen umgehst. Du kannst das, was sich aktuell weder ändern noch als Situation verlassen lässt, entweder ablehnen oder annehmen. Um mehr in Richtung Lösung und Glück zu gelangen, statt in Problemen und Leid, ist es dir dienlicher, das, was sich weder ändern noch verlassen lässt, anzunehmen. Und gerade dadurch wird es dann möglich sein, es zu ändern. Sobald du damit aufhörst, es unbedingt anders haben zu wollen und in Widerstand damit zu gehen, wird es ganz leicht, es zu ändern. Es war das Verlangen und der Widerstand, die eine Änderung blockierten. Handle also aus einer Haltung heraus, aus der du alles, was gerade da ist, als vollkommen betrachtest und es sein darf, wie es gerade ist. Ändere es, weil du die Möglichkeit hast, es zu ändern, statt weil du glaubst, dass es unvollkommen ist, stört und unbedingt geändert werden muss. Du merkst bestimmt, wie ich gerade dasselbe in verschiedenen Worten ausdrücke, damit es so verstanden wird, wie beabsichtigt ist. Weil es uns sehr dienlich ist, dies zu verstehen.

Wenn du glaubst, den Krieg hassen zu müssen und ihn jetzt sofort loswerden zu wollen, was würde sich dann ändern? Würde er plötzlich verschwinden oder würdest du ihn nicht vielmehr in dich hineinlassen und selbst zur Ursache des Krieges werden, indem du Hass und Ablehnung in der Gegenwart empfindest? Du würdest nur unnötig zusätzlichen Schmerz und Leid erzeugen. Wenn du ihn sofort ändern und zum Verschwinden bringen könntest, dann tue es. Kannst du es nicht, dann nimm die Situation an, wie sie ist, fülle dadurch den

Raum in dir mit Liebe und lass den Krieg draußen. Wenn jeder das, was gerade ist, annehmen und lieben würde, gäbe es auch niemals Krieg. Krieg benötigt Schmerz und Leid sowie den Widerstand gegen das, was ist. Ohne diese Elemente wäre ein Mensch nicht in der Lage, seine wahre Natur, die Liebe, in sich zu verleugnen und anderen anzutun, was er selbst nicht erleben möchte. Liebe und Annahme sind die Lösung für all unsere Probleme, nicht Hass und Ablehnung. Was möchtest du also in der Welt und in dir selbst nähren? Und wie möchtest du das, was sich aktuell nicht ändern lässt oder scheinbar unvollkommen ist, sehen? Als Grund zur Ablehnung und zum Widerstand oder als Grund zur Akzeptanz und zur Annahme?

Es geht darum, das zu nähren, von dem wir mehr wollen und das mehr der Harmonie entspricht. Anstatt auf das, was wir anders haben wollen und was Disharmonie ist, mit noch mehr Disharmonie zu reagieren und somit das zu nähren, was wir anders haben wollen. Oder anders ausgedrückt, es bewusst zu wählen, mit unserem Denken, Urteilen, Sprechen und Handeln das zu nähren, von dem wir mehr, anstatt weniger haben wollen. Annahme und Liebe nähren das, was wir mehr haben wollen, Ablehnung und Hass nähren das, was wir weniger haben wollen. Also, wie möchtest du auf das, was gerade ist, reagieren? Mit Annahme oder mit Ablehnung?

Das Leiden

In den letzten Tagen habe ich einige aufregende Abenteuer erlebt. Ein guter Freund hat mich für ein paar Tage besucht und wir haben mehrmals erlebt, wie das Universum auf unsere Gespräche reagiert hat. Die Antworten kamen in Form von Kanälen und deren Botschaften, Ausschnitten aus einem Hörbuch, das ich gerade höre, oder Passagen aus Büchern, bei denen ich den Impuls hatte, sie passend zu unserem Gespräch vorzulesen, und dann (scheinbar) im Buch falsch gelegen habe.

Aber was ich dann darin entdeckt habe, passte erstaunlich gut. Nun habe ich mit diesem Freund über meine größte Herausforderung gesprochen, nämlich die Begegnung mit tiefstem Leid auf einigen meiner Reisen mit den Lehrerpflanzen und auch im Alltag, wenn ich mich daran erinnerte. Ich betrachte diese Erfahrung als ein Geschenk, das noch viel zu offenbaren hat. Manchmal suche ich mir Herausforderungen aus, die mein Bewusstsein erst einmal verarbeiten muss, und bei dieser Herausforderung brauche ich nun schon ziemlich lange, um sie zu verarbeiten.

Es fühlte sich an, als wäre ich ein Schüler, der seine Aufgaben erledigt hatte und nach einem neuen Arbeitsblatt fragte. Und hier war es. Die ersten zwei oder drei Male, als ich diesem intensiven Leid begegnete, konnte ich nicht verstehen, wie etwas so schrecklich sein konnte. Schließlich handelt es sich nur um ein Gefühl, eine Wahrnehmung, und danach sollte doch alles wieder gut sein. Selbst heute kann ich es immer noch nicht nachvollziehen, und dennoch, immer wenn ich mich an diese Erinnerungen zurückversetze, fühle ich mich hilflos und überfordert, und all meine Tricks helfen nicht. Während dieser Erfahrungen riet mir meine innere Stimme stets, dass der Schlüssel darin liegt, das Leiden zu lieben.

Aber während dieser Erfahrungen konnte ich die Liebe nur mental abrufen, nicht emotional. Ich nahm mir vor, mich besser darauf vorzubereiten, dieses extreme Leid als eine Art Endgegner zu betrachten und mich ihm eines Tages bewusst zu stellen und ihn zu besiegen. Doch es kam anders als geplant. Obwohl ich mich mental ein wenig vorbereitete, war ich bei weitem noch nicht bereit für diese erneute Begegnung. Ich wollte mich über das Leid erheben und in dieser erneuten Erfahrung nicht niedergeschlagen sein, wie ein kleines Opfer, das um Gnade fleht.

Und dann kam der Tag, an dem ich wie automatisch in die Erfahrung hineingezogen wurde. Es fühlte sich an, als hätte ich keine andere Wahl und wäre eher ein Zuschauer eines Films als ein Spieler. Es geschah einfach und ich konnte nur geschehen lassen. Ich versuchte vorher noch einmal aufzubegehren mit den Worten "Es reicht!", aber mehr konnte ich nicht tun. Und in dieser Erfahrung begegnete ich erneut diesem Leiden, und auch dieses Mal war ich völlig unvorbereitet. Es grenzt immer noch an ein Wunder, dass ich noch am Leben bin und hier bin. Ich erlebte eine Nahtoderfahrung, und zwar ziemlich real.

In diesem Moment wusste ich wohl, dass ich etwas eingenommen hatte, aber ich glaubte auch, dass sich dadurch meine Realität dauerhaft verändern würde. Es fühlte sich an, als hätte ich etwas Unumkehrbares ausgelöst. Der Kampf, den Widerwillen, meinen Körper hinter mir zu lassen, war groß, obwohl sich danach Frieden einstellte, als ich endlich bereit war, die Endgültigkeit zu akzeptieren. Es fühlte sich so an, als gäbe es diesmal wirklich kein Zurück mehr. Diesmal musste ich mich von diesem Leben lösen.

Es fühlte sich an, als ob meine Seele versagt hätte, und das fühlte sich schrecklich an. Als ob die ganze Welt von diesem Versagen betroffen wäre. Was tut man, wenn man sich nicht einmal mehr an dieser Welt festhalten kann, weil man nur durch seinen Körper eine Verbindung dazu hat und gerade diese Verbindung zu seinem Körper verliert? Es fühlte sich an, als würde jemand ein kleines Tier hochheben, und ich fühlte mich als Astralkörper wie dieses Tier. Ich konnte es nur über mich ergehen lassen.

Es war ein Wechselspiel zwischen Glückseligkeit und Leiden. Ich bettelte stundenlang darum, mein Leben weiterführen zu dürfen und eine weitere Chance zu bekommen. Aber die einzige Antwort, die ich spürte, war, dass es jetzt kein Zurück mehr gab, dass es endgültig war und ich sterben musste. Das wollte ich jedoch nicht. Ich wollte meine Angehörigen vor dem damit verbundenen Leiden bewahren. Ich dachte tatsächlich mehr an ihr Wohl als an meines. Ich wiederholte mantraartig das Wort "Liebe" in der Hoffnung, dass dadurch das intensive Leiden ein Ende nehmen würde.

Und so endete schließlich auch dieses Kapitel meiner Reise. Welch ein Abenteuer es war. Doch auch diesmal konnte ich das Leiden nicht besiegen. In der vergangenen Nacht hatte ich einen Traum, der mir erschien wie eine Antwort Gottes auf unser gestriges Gespräch. Es war, als ob ich in einem Film gefangen wäre. Da standen der Teufel und Buddha auf einem Berg. Der Erzähler erzählte von der Schönheit des Lebens, aber auch von seiner Schrecklichkeit. Es schien, als wäre das, was das Leben schön machte, gleichzeitig auch das, was es schrecklich machte. Buddha fragte: "Was passiert, wenn ich jeder Versuchung widerstehe?" Der Teufel lachte und antwortete: "Das schaffst du nicht." Und plötzlich war Buddha wegteleportiert und zurück im Leben, während der Teufel blöd schaute. Mir wurde am nächsten Tag außerdem bewusst, dass "Lieben" und "Leiden" bis auf das "b" und das "d" aus denselben Buchstaben bestehen und dass ein "d" nur ein umgedrehtes "b" ist. Mir wurde bewusst, dass Leid das Gegenteil von Liebe ist. Während Leiden darin besteht, etwas hässlich zu finden und abzulehnen, besteht Liebe darin, es schön zu finden und anzunehmen. Liebe und Leid können daher nicht gleichzeitig existieren.

In meiner vorherigen intensiven Erfahrung wurde mir gesagt, dass sie tatsächlich identisch sind und dass das Wechselspiel zwischen beiden notwendig ist, um Energie zu erzeugen. Wenn es mir jedoch gelingt, das Leiden zu lieben, das pure Gefühl des Leidens oder die Energie, aus der es besteht, dann sollte nur noch Liebe übrig bleiben. Denn ich kann nur entweder annehmen oder ablehnen zur gleichen Zeit. Es scheint mir, dass die Abwesenheit von Liebe das Leiden ist. Solange ich in der Liebe bin, kann kein Leiden in meinem Bewusstsein existieren.

Nun gilt es, all diese Werkzeuge anzuwenden und wahrhaftig zu lernen, zu lieben, auch das Leiden. Zumindest in der Theorie denke ich, dass ich es bereits verstanden habe. Vor einigen Wochen hat mir eine Freundin in einer Channeling-Sitzung mitgeteilt, dass Gott mich dieses Leiden erfahren ließ, um mich davor zu bewahren, fahrlässig mit den Lehrerpflanzen umzugehen. Es war eine Warnung, sozusagen, und ich sollte daraus lernen, um ein besseres Verständnis für andere Menschen zu entwickeln und um zu erkennen, warum ich hier bin.

Die Loslösung vom Leid

Kein Anliegen ist mir wichtiger als unser Befreiung vom Leid. Es scheint förmlich an jeder Ecke zu lauern, und ich habe bereits stärkeres Leid durchgestanden, als ich je für möglich gehalten hätte. In erster Linie war es ein Gefühl, dem ich Widerstand entgegenbrachte, denn Gefühle sind Energie. Der einzige Unterschied zwischen dieser Energie und der Energie der Liebe bestand darin, wie sie sich anfühlte. Es war ähnlich wie der Unterschied zwischen zwei Farben oder Oberflächen. Mein Geist gab dem einen eine positive Bedeutung, während er sich dem anderen widersetzte und dadurch Leid erzeugte. Das Verlangen, dass das Leid aufhört, obwohl es gleichzeitig vorhanden war. Wenn wir das Leiden überwinden wollen, müssen wir es in seiner ganzen Tiefe verstehen. Leid entsteht immer in Verbindung mit Verlangen und Widerstand. Es entsteht durch die negative Bewertung und Ablehnung von etwas. Daher sollte Leid vielmehr als eine Geisteseinstellung betrachtet werden. Viele Glaubenssätze erzeugen ebenfalls Leid. Es bedarf des Glaubenssatzes, auch wenn er nur für den Moment des Leidens besteht, dass wir Opfer sind und keine Macht haben, das Leid zu beenden.

Wir sollten dieses Problem wie Forscher angehen und die Situationen des Leidens mit denen des Genießens vergleichen. Was haben die Erfahrungen des Leidens gemeinsam? Und was unterscheidet sie von den Erfahrungen, in denen wir nicht leiden? Dann sollten wir uns fragen, welcher Baustein fehlen müsste, um das Leiden unmöglich zu machen. Einer dieser Bausteine liegt in der dualen Welt von Liebe und Angst, insbesondere in der Angst. Wenn wir in Angst sind, halten wir an etwas fest, während wir in der Liebe loslassen. In der Angst akzeptieren wir etwas nicht, während wir in der Liebe Akzeptanz finden. Die Angst führt dazu, dass wir uns vor etwas verschließen, verstecken, davonlaufen oder es angreifen wollen. Die Liebe hingegen befähigt uns dazu, uns dem zu stellen, es wertfrei zu betrachten, es zu umarmen und in unserem Herzen anzunehmen. Es hilft uns, diese Erfahrungen so zu behandeln und zu bewerten, als würden wir gerade eine schöne Erfahrung machen. Es ist wichtig, uns bewusst zu machen, wofür wir in dieser Erfahrung dankbar sein könnten. Zum Beispiel, dass sie uns stärkt oder dass das Leiden nur vorübergehend ist, und dass wir uns gerade von innerem Ballast befreien, der danach verschwinden wird. Ähnlich wie beim Stuhlgang oder beim Erbrechen kann dies manchmal schmerzhaft und anstrengend sein. Aber danach fühlen wir uns besser, weil wir uns von Belastendem befreit haben.

Wir können uns sagen, dass sich diese leidvolle Energie so schön anfühlt und wir sie genießen. Dadurch ändern wir die Information darüber. Anfangs mag dies eine Lüge sein, aber je öfter wir es wiederholen und als Wahrheit behandeln, desto mehr wird es für uns zur Wahrheit und wir werden es so erfahren. Denke daran, dass alles im Kern aus reiner Energie besteht, und erst die Schwingung und Frequenz dieser Energie ihr unterschiedliche Formen und Wirkungen verleiht. Und diese Schwingung und Frequenz kommen aus dem Geist, der alles durchdringt und unterschiedliche Informationen in sich trägt. Die Information des Geistes, der gerade dieses Objekt belebt, gibt ihm seine Form, daher spricht man von "In-Formation". Dieser Geist ist nichts von uns Getrenntes, auch wenn es so scheinen mag. Es gibt nur einen Geist, der alles durchdringt, einschließlich uns selbst. Diesen Geist kennen wir auch als Gott, und er ist nichts Getrenntes von der Welt, er ist alles, was existiert. Somit sind wir, wie wir uns aktuell erfahren, die Information Gottes. Anders ausgedrückt, wir sind Gott, der gerade die Rolle spielt, wir selbst zu sein. Daher besitzen wir auch göttliche Macht. Wir sind in der Lage, die Schwingung und Frequenz der uns umgebenden Objekte zu verändern. Je feiner die Objekte sind, desto leichter und schneller können wir das tun. Bei Träumen, Gedanken und Gefühlen fällt es uns leichter als bei materiellen Objekten. Und Leid gehört zu diesen feineren Objekten. Es ist eine Energie, ein Gefühl oder ein Gedanke, der empfunden wird. Es ist der Gedanke an etwas, das wir nicht wollen, an Schmerz, an einen Ort, dem wir nicht entkommen können, an unsere Machtlosigkeit oder das Festhalten an etwas.

Wenn ich meine leidvollsten Erfahrungen betrachte, haben sie folgende Gemeinsamkeiten: Ich fühlte mich hoffnungslos ausgeliefert, betrachtete sie als absolute Realität, wünschte mir, dass sie enden, fühlte mich gefangen, lehnte die gegenwärtige Situation ab, interpretierte sie als negativ und sehnte mich nach etwas Anderem. Ich konnte einfach nicht akzeptieren, was mir als Wahrheit präsentiert wurde. Oft identifizierte ich mich auch stark mit dem Leidenden, nahm die Opferrolle an. Wenn ich nun diese Gemeinsamkeiten umkehren würde, erhalte ich die Elemente, die Leiden ausschließen. Ich müsste mich nur ihnen zuwenden und meine Perspektive anpassen, sodass diese die vorherrschenden Aspekte in meinem Bewusstsein werden. Um es übersichtlicher zu gestalten:

Anwesenheit von Leid:	**Abwesenheit von Leid:**
Opferrolle, Identifikation mit dem Leidenden	Schöpferrolle, Identifikation mit dem Genießenden
Angst, Zweifel, Misstrauen und Hoffnungslosigkeit	Vertrauen, Zuversicht und Hoffnung auf Besserung
Die Erfahrung als beständig betrachten	Die Erfahrung als vergänglich betrachten
Gefühl des Ausgeliefert- und Gefangenseins	Gefühl, dass ich jederzeit die Situation verlassen kann oder diese zwangsweise vorübergehen wird
Verlangen, dass es aufhört	Verlangen, dass es weitergeht/Gleichgültigkeit
Es als unerträglich, schmerzhaft und für schlimm befinden	Es als erträglich, wohltuend und für schön befinden
Ablehnung dessen, was gerade erfahren oder wahrgenommen wird	Akzeptanz dessen, was gerade erfahren oder wahrgenommen wird
Es als Strafe, Unheil oder schädigend betrachten	Es als Geschenk, Heil oder heilend betrachten und dankbar annehmen
Fokus auf etwas, was ich nicht wünsche (Wegvon)	Fokus auf etwas, was ich wünsche (Hinzu)
Es für realistisch halten	Es für unrealistisch halten
Es als belastend betrachten oder empfinden	Es als erträglich und befreiend betrachten und empfinden

Ich bin mir sicher, dass es noch weitere Gemeinsamkeiten gibt, doch reichen diese bereits aus, um uns vom Leiden loszulösen. Immer wenn du Widerstand gegen das, was gerade war, geleistet hast, hast du gelitten. Und immer wenn du dich entschieden hast, dem mit Dankbarkeit zu begegnen, es als Geschenk zu sehen und darauf zu vertrauen, dass es gut für dich ist, verschwand das Leiden. Manchmal half es auch einfach nur zu atmen, sich abzulenken und abzuwarten. Kontinuierlich und langsam, ohne Atempause dazwischen, ein- und auszuatmen und dabei an etwas Schönes zu denken. Oder dich mit den Fingern auf deinen Körper zu klopfen und dich darauf zu konzentrieren. Es half mir auch, mich vom Leiden zu distanzieren und es nicht persönlich zu nehmen. Es als das Leiden der Erde zu betrachten und zu erkennen, dass ich es gerade nur durch mich fließen lasse, um es in Liebe zu transformieren, Mutter Erde davon zu befreien und ihr so einen Dienst zu erweisen. Es half auch, dem mit Humor zu begegnen, es ins Lächerliche zu ziehen und es als einen Witz oder eine Täuschung zu betrachten. Wenn wir einen Horrorfilm schauen oder einen Albtraum haben, verlieren sie sofort ihren Schrecken, sobald wir wissen, dass sie nur gespielt, ein Film oder nur ein Traum sind. Solange wir es für realistisch halten, behält es seinen Schrecken. Erkenne es als Illusion, als Fata Morgana, als Simulation, als Spiel, als Traum oder als Halluzination. Betrachte die so furchteinflößenden Monster als Engel oder Freunde in Kostümen. So wie du dich in einer Geisterbahn daran erinnerst, dass hinter den Monstern nur verkleidete und oft sehr liebevolle Menschen stecken. Und erinnere dich an deine wahre Identität, du bist Bewusstsein, das alles, jede Erfahrung, jede Realität als Traum Realität werden lassen kann. Hier gibt es keine Grenzen. Du erschaffst den Inhalt des Raumes und kannst ihn beliebig verändern, aber du selbst bist der Raum, in dem all dies stattfindet und vollkommen unantastbar von allem, was in diesem Raum geschieht.

Alles, was du wahrnimmst, einschließlich dieses Leidens, ist ein Objekt, das von dir als Bewusstsein wahrgenommen wird. Es ist lediglich eine Erscheinung in deinem Bewusstsein. Und jede Erscheinung löst sich auch wieder auf. Sei gegenwärtig und betrachte sie einfach nur, ohne Wertung. Tauche einfach nur in das reine Beobachten ein. Lasse sie so sein, wie sie gerade ist, ohne sie anders haben zu wollen. Sei einfach nur da, während du innerlich ganz still bist. Versuche den Punkt zu erkennen, an dem sich die Erscheinung wieder auflöst oder zu einer anderen übergeht. Und warte geduldig darauf. Mache dies zu deinem einzigen Ziel. Den Übergang zwischen der aktuellen Erscheinung und der nächsten Erscheinung wahrzunehmen. Im Wissen, dass dieser Wechsel garantiert eintreten wird. Genauso wie wir in der Vergangenheit bereits die unerträglichsten Erfahrungen durchstanden haben und immer noch hier sind, wird es auch diesmal so sein. Warum sollte es diesmal anders sein? Wir dachten damals, es wäre das Ende und wir würden es nicht überleben, es würde für immer so schlimm bleiben, und doch ging es vorbei. Das ist das Gute am Vergänglichen, es geht vorbei. Und alles, was wahrnehmbar ist, ist auch vergänglich. Einzig unser Bewusstsein, der Raum, in dem wir all das Vergängliche wahrnehmen, ist ewig. Wenn es uns gelingt, uns daran zu erinnern, während wir wieder eine solche unerträgliche Erfahrung machen, dann lassen wir Zuversicht, Hoffnung und Vertrauen in uns gedeihen, dass wir es auch diesmal schaffen werden. Betrachte die leidvolle Situation als einen Test, bei dem es darum geht, dein Vertrauen in Liebe und das Gute zu prüfen und das Leiden zu überwinden. Denn wenn du weißt, dass es ein Test ist, gibt es dir die Gelegenheit, dich zu fragen, wie du ihn am besten bestehen kannst und dich somit in eine Position bringst, in der du Herr über die Lage bist. Genau wie wir mit einem simulierten Katastrophenfall viel klarer und besser umgehen können als in einem echten, vorausgesetzt, wir sind uns darüber bewusst, dass es gerade nur eine Übung ist.

Und der wohl einfachste Weg, das Leiden zu überwinden, besteht darin, das, weswegen du leidest, zu dem zu machen, was du willst. Mache es zu deinem schönsten Wunsch, gerade dieses Gefühl des Leidens zu erfahren. Und liebe es somit. Liebe das Leid, und es transformiert sich in Liebe. Liebe ist wie das Licht, das alles Dunkle erhellt, verdrängt und in sich selbst verwandelt. Wo Liebe ist, kann auch kein Leid sein. Es kann immer nur eines von beiden gerade da sein. Liebe verwandelt alles in Liebe, mit dem sie in Berührung kommt. Sie ist wie ein schwarzes Loch, das alles verschlingt. Nicht umsonst habe ich eines meiner Bücher "Liebe ist meine Superkraft" genannt. Erinnere dich an das Gefühl der Liebe, an Momente und Objekte, in denen du voller Liebe warst oder die du liebst und schön findest. In diesen leidvollen Erfahrungen scheint es manchmal so, als gäbe es nur dieses Leid und als wäre Leiden die einzige Realität, als wäre das Leben pures Leiden. Doch erinnere dich daran, wie viele schöne Momente des Glücks du bereits erleben durftest. Wie kann es dann stimmen? Wäre das Leben wirklich voller Leiden, dann dürften wir diese glücklichen Momente niemals erlebt haben, denn in ihnen war das Leiden nicht nur abwesend, sondern wir konnten das Leben sogar in vollen Zügen genießen. Behandle das Leiden wie eine Lüge und zweifle daran, indem du Beweise sammelst, warum es nicht wahr sein kann. Und wenn du erst einmal erkennen konntest, dass es nicht nur Leid gibt, nicht nur unschöne Momente, dann ist es nur noch ein Katzensprung entfernt, zu der Erkenntnis, dass auf jede leidvolle Erfahrung zwangsläufig auch eine schöne Erfahrung folgen muss und wird. Und dann kannst du dich dazu entscheiden, dich bereits jetzt auf dieses kommende Hoch zu freuen und in Vorfreude einzutauchen. Lenke deine Aufmerksamkeit stets auf das, von dem du möchtest, dass es sich in deinem Leben vermehrt. Sei dankbar für alles, was war, genieße, was jetzt ist, und freue dich auf alles, was noch kommen wird.

Und nun heißt es, zu trainieren, damit diese Worte hier auch ihre magische Wirkung in deinem Leben entfalten können. Auch hier kannst du dich wieder gedanklich oder schriftlich in diese Situationen des Leidens hineinversetzen und sie dann durch die Methoden in diesem Kapitel wieder verlassen. Stelle dich dem Gegner und besiege ihn, nur so kannst du dich von ihm befreien. Andernfalls wird er dich eines Tages wieder heimsuchen, und du wirst ihm wieder einmal schutzlos ausgeliefert sein, weil du es versäumt hast, dich auf diese Begegnung vorzubereiten. Und zu guter Letzt möchte ich noch sagen: Ja, das Leben beinhaltet Leid. Akzeptiere es, genieße und liebe es, und du wirst es überwunden haben. Ich darf nicht vergessen zu erwähnen, dass sich dieses Kapitel um die Erfahrung des Leidens und nicht um die Verbrechen in der Welt dreht. Es geht darum, das innere Leiden wegen dessen, was im Außen und in uns geschieht, zu überwinden, um in unserer inneren Harmonie zu bleiben und somit die Harmonie im Außen zu nähren und der Disharmonie ihre Existenzgrundlage zu

entziehen, damit es immer weniger Verbrechen in der Welt
gibt.

Die Kunst der Selbstbeobachtung

Viele Menschen können ihr Leben nicht genießen, sondern ertragen es vielmehr. Schuld daran ist jedoch nicht das Leben, welches ebenso gut als spaßige und aufregende, genussvolle Reise erlebt werden kann. Es wäre nun einfach zu sagen, dass unser außer Kontrolle geratenes Denken daran schuld ist, doch das stimmt nicht. Wären dem so, dann wären wir Gefangene und könnten nichts daran ändern. Nein, schuld sind wir selbst, denn auch wenn diese destruktiven Gedanken da sind, geben wir ihnen erst ihre Wirkung auf uns. Wir verleihen ihnen erst ihre Macht. Wir könnten nämlich ebenso einfach diese Gedanken nur beobachten oder wie Wolken ziehen lassen, anstatt sie ernst zu nehmen, festzuhalten, sie als unsere zu betrachten und mit ihnen in Widerstand zu gehen, denn all das erzeugt nur Leid.

Würden wir selbst die Urheber dieser Gedanken sein, dann könnten wir sie jederzeit abstellen und sie wären nur da, wenn wir sie gedacht hätten. Doch das sind sie nicht. Sie kommen förmlich aus dem Nichts, ohne unser Zutun. Auch bleiben sie uns nicht fern, wenn wir beschließen, ohne Gedanken zu sein und zu meditieren. Wie können sie dann also unsere sein? Nein, wir sind lediglich die Beobachter und Empfänger dieser Gedanken, und darum ist es auch wichtig, sie genauso zu behandeln. Uns nicht mit ihnen zu identifizieren. Es liegt in unserer Verantwortung, diese Gedanken genau zu überprüfen, ob sie der Harmonie in und um uns herum wirklich dienlich sind. Noch einfacher wäre es, sie wie Autos, während wir an der Ampel stehen, ziehen zu lassen. Verliere das Interesse an ihnen und mach dir bewusst, dass nicht jeder Gedanke der Wahrheit, besonders nicht der Wahrheit über dich, entsprechen braucht. Auch sie können Unwahrheiten beinhalten.

Wer einmal die Kunst der Selbstbeobachtung vollzogen hat, wird erstaunt sein, wie viel gedanklicher, überflüssiger Müll nahezu sekündlich seinen Geist passiert und wie wenige davon uns wirklich Lebensfreude und Liebe schenken. Die allermeisten Gedanken kannst du in die Kategorie des Verlangens und damit des Mangels stecken. Sie beschreiben etwas, was wir noch nicht haben, und drängen uns förmlich dazu, dies zu ändern und unser Glück einzig und allein in diesen Objekten im Anderswo zu suchen. Anstatt das zu genießen, was wir bereits haben und was jetzt ist. Von den übriggebliebenen sind die meisten lediglich Bewertungen und Urteile, und davon wiederum sind die meisten ziemlich negativ, nörgelnd, verurteilend, ablehnend und wertmindernd. Sowohl unser Avatar mit seinen Eigenschaften und seiner Persönlichkeit als auch alles Weitere in unserem Leben, wie andere Menschen, Gegenstände, andere Lebewesen, Ereignisse, Fähigkeiten, Erfahrungen und unsere Umwelt werden als schlimm, negativ, wertlos, Gefahr, Feind und manchmal sogar als Qual beurteilt. Wie sollen wir da unser Leben genießen können, solange wir dieser Stimme, diesem Gedanken Gehör schenken?

Sie nun komplett weg haben zu wollen, hilft uns hier nun nicht weiter, denn wir selbst haben nur wenig Einfluss auf ihr Vorhandensein. Doch wir können uns mehr und mehr von ihnen lösen, indem wir aufhören, sie als unsere eigenen zu betrachten, sie als wahr zu sehen, sie festzuhalten und uns mit ihnen zu identifizieren. Noch einmal, lass sie ziehen, so wie du auch die Wolken am Himmel ziehen lässt. Wandle jeden negativen Gedanken ins Gegenteil um und mache so aus ihm einen positiven Gedanken. Da ist etwas in uns, was auch denkt und dessen Gedanken wir mitbekommen. Und dadurch, dass wir sie mitbekommen, denken wir, sie sind die unseren. Stell dir nur mal vor, du würdest dich als Urheber aller Geräusche und allem Gesprochenen in deiner Umgebung halten. So wie viele von uns es aktuell mit den inneren Geräuschen (Gedanken) tun. Diese Gedanken, die einfach so kommen, könnten von einem Programm, welches noch unterbewusst und damit automatisiert weiterläuft, oder telepathisch von anderen empfangen sein. Ziehe diese beiden Möglichkeiten in Erwägung.

Weiter oben sprachen wir darüber, woher die meisten Gedanken rühren. Lasst uns nun schauen, wie wir dieses Wissen für uns nutzen können, um unseren Geist aufzuräumen und reinzuhalten. Wenn wir nur noch wünschen, was bereits ist, dann sind plötzlich alle unsere Wünsche erfüllt, wir sind wunschlos und mit dem Verlangen sind dann auch die meisten Gedanken verschwunden. Sollte sich nun doch mal ein Gedanke verirren und dir einreden wollen, dass du noch etwas brauchst, bevor du glücklich und zufrieden sein kannst, dann hinterfrage ihn. Stimmt es wirklich? Gab es nicht auch eine Zeit, in der du super auch ohne dieses Objekt der Begierde klarkamst und Glück und Zufriedenheit erfahren hast? Wie lange durfte bisher das versprochene Glück und die versprochene Zufriedenheit anhalten, nachdem du früher dem Verlangen nachgekommen warst? Und zweifle ihn mit diesen Fragen an. Oder vertraue darauf, dass alles, was wirklich wichtig für dich und dein Leben ist, automatisch über kurz oder lang zu dir fließen wird und das Verlangen nur eine Ankündigung für das baldige Erscheinen des Angestrebten ist.

Und solltest du mal die Beobachtung machen, dass innerlich eine Bewertung zu etwas abgegeben wird, dann wechsle einfach in die reine Beobachtung dessen, dem gerade ein Etikett gegeben wird. Oder zweifle die Bewertung an und frage dich, ob es wirklich so ist und ob du und jeder andere es bisher wirklich immer so erfahren durften oder nicht? Kannst du es wirklich wissen, dass es so ist, und wenn ja, woher? Könnte es nicht auch anders sein? Ist es also wirklich als absolut statt als relativ zu sehen, und das in einer Welt des Relativen? Oder antworte darauf einfach mit "Es ist, was/wie es ist". Oder frage dich bei all diesen Gedanken: "Wer denkt da gerade, und woher kommt der Gedanke?" "... und ist dir dieser Gedanke überhaupt dienlich?" Diese Übungen der Selbstbeobachtung und der Gedankenhinterfragung sind wahre Therapie und unglaublich befreiend. Denn erinnere dich daran, wenn wir uns schlecht fühlen, und dazu zählt auch depressiv, ängstlich, verärgert, unzufrieden, leer, gereizt oder wertlos, dann steckt da auch immer ein entsprechender Gedanke dahinter, dem wir Glauben geschenkt haben. Probiere es also aus, und zwar so oft und so lange wie möglich, und beobachte, was dann in, mit und um dich mit der Zeit passiert.

Vergänglichkeit

Alles im Leben außer unserem wahren Sein ist vergänglich. Wir wissen das im Grunde, halten aber dennoch an den vergänglichen Dingen fest und wünschen uns, dass sie so bleiben, wie sie sind. Doch wir sollten stets im Hinterkopf behalten, dass alles, was entsteht, auch wieder vergehen wird. Das ist ein natürlicher Kreislauf. Geburt ist mit Tod verbunden. Nur das, was nie geboren wurde, wird ewig existieren. Wir haben alle schon lange genug gelebt, um das zu beobachten. In Ländern mit Jahreszeiten sehen wir dieses Phänomen jedes Jahr aufs Neue. Erst entsteht etwas, dann vergeht es wieder, Jahr für Jahr. Die Blätter wachsen, um im Herbst zu Boden zu fallen und zu neuer Erde zu werden.

Jede Blume erblüht und verwelkt, egal wie schön sie ist. Die Vergänglichkeit gehört zum Leben dazu und macht es erst besonders und schön. Durch sie lernen wir, Dinge zu schätzen und zu genießen. Das Problem liegt nicht darin, dass alle Dinge vergänglich sind, sondern dass wir uns gegen diese Vergänglichkeit auflehnen, was Leid erzeugt. Wenn wir sie akzeptieren würden, weil wir sie ohnehin nicht aufhalten oder ändern können, würden wir tiefen Frieden erfahren. Wenn wir uns nur an dem Unvergänglichen festhalten würden, hätten wir das Leid für immer besiegt. Doch wir leiden, weil wir die Dinge, wie sie gerade sind, ablehnen und behaupten, dass sie anders sein müssen.

Es wäre besser, das, was wir nicht ändern oder vermeiden können, zu akzeptieren und zu lieben. Alles andere würde nur noch mehr Schaden oder Schmerz verursachen. Warum trauern wir, wenn jemand stirbt, und nicht, wenn er geboren wird, obwohl wir wissen, dass auf jede Geburt zwangsläufig auch ein Tod folgen muss? Gute und schlechte Zeiten wechseln sich ab. Mal haben wir Glück, mal Pech. Mal geht es uns gut, mal schlecht. Mal haben wir Arbeit, mal verlieren wir sie. Menschen kommen und gehen. Unsere Jugend kommt und geht. Gesundheit und Krankheit sind beide vergänglich. Jedes Lebewesen wird geboren, um bald darauf wieder zu sterben. Mal ist es sauber, mal dreckig. Mal haben wir Geld, mal müssen wir es ausgeben. Mal wird etwas produziert, mal geht es kaputt. Alles, was wir in dieser Welt sehen oder wahrnehmen können, ist vergänglich. Wie oft haben wir schon etwas verloren und waren traurig oder verärgert über den Verlust?

Selbst unser Wissen und unsere Erfahrungen sind vergänglich, sie werden eines Tages vergessen sein. Jeden Tag sterben zwischen 50 und 70 Milliarden Körperzellen in unserem Körper und genauso viele werden geboren. Jede Sekunde stirbt ein Moment und ein neuer Moment wird geboren. Alles kommt und geht. Ich schlage vor, diesen Prozess Veränderung zu nennen. Es verschwindet nie etwas, sondern es verändert sich nur. Wissenschaftler haben herausgefunden, dass alles im Kern aus Energie besteht. Materie ist verdichtete Energie. Das Energieerhaltungsgesetz besagt, dass Energie niemals verschwinden, sondern nur ihre Form verändern kann. Also verschwindet nie etwas, es verändert sich lediglich. Es ändert nur seine Form. Im Universum verschwindet nie etwas, es verändert lediglich seine Form. Wohin sollte es auch verschwinden? Aus Biomasse, zu der auch unser Körper gehört, wird wieder Erde, aus der neues Leben entstehen wird. Wir essen Pflanzen, die Pflanzen essen Erde, was wir ausscheiden und unser Körper wird zu Erde. Und so schließt sich der Kreislauf.

Wir sind Teil eines endlosen Kreislaufs. Die Bäume absorbieren Kohlenstoff und wenn sie verbrennen, wird dieser Kohlenstoff wieder in die Atmosphäre freigesetzt, um von anderen Pflanzen aufgenommen zu werden. Alles im Leben wird recycelt. Ein Berg wird im Laufe der Zeit zu einem Fels, dann zu einem Stein, dann zu Kies und schließlich zu Sand. Am Ende bleibt nur noch Staub übrig. Also lass los von dem Drang, Dinge festhalten zu wollen. Sie verschwinden nicht einfach, sie ändern nur ihre Form des Daseins. Wenn wir Geld ausgeben, bleibt es im Grunde genommen erhalten, es hat nur einen neuen Besitzer. Und eines Tages wird es wieder zu uns zurückkehren. Es wechselt ständig seine Besitzer. Also lasst uns das Vergängliche genießen, solange es noch da ist, und uns auf das freuen, was es eines Tages werden wird oder was danach kommt. Lasst uns jeden Moment genießen, uns auf die Zukunft freuen und dankbar für die vergangenen Erfahrungen sein. Doch wenn wir frei von Leid sein wollen, müssen wir akzeptieren, dass alles eines Tages gehen oder sich verändern wird. Lass los von der Vorstellung, dass du die Veränderung aufhalten kannst, denn das ist unmöglich. Du kannst sie höchstens verzögern, aber sie kontrollieren oder aufhalten zu wollen, ist ein aussichtsloser Kampf.

Momentan können wir den Ort der Veränderung nicht verlassen, und wir können auch nichts daran ändern, dass sich die Dinge verändern. Wir werden immer von Veränderung umgeben sein. Also bleibt uns nur noch übrig, es zu akzeptieren und das Beste daraus zu machen. Das Beste daraus machen bedeutet für mich, es zu genießen, solange es da ist, und mich auf alles Kommende zu freuen. Ich sage es noch einmal: Es ist sinnlos, gegen etwas anzukämpfen, das unaufhaltsam ist. Dadurch entsteht nur Leid, und da Leid nicht das ist, was wir erleben wollen, ist es verrückt, dagegen anzugehen. Alles, was du besitzt, wird dir eines Tages wieder genommen werden oder kaputtgehen. Spätestens, wenn dir auch dein Körper genommen wird. Hast du schon einmal versucht, etwas zu tun, von dem du weißt, dass es unmöglich ist? Wahrscheinlich nicht, denn du weißt, dass es keinen Sinn ergibt. Warum versuchst du dann, an vergänglichen Dingen festzuhalten? Stelle dir nicht die Frage, was schlecht an der Vergänglichkeit ist, denn dann würdest du sie ablehnen. Stelle dir stattdessen die Frage, was gut daran ist, was du daran schön finden kannst. Alles hat zwei Seiten, alles Schlechte hat auch etwas Gutes und alles Gute hat auch etwas Schlechtes. Das ist das Gesetz der Dualität. Die Kunst besteht darin, stets das Gute in den Dingen zu sehen. Solange du das Schlechte akzeptieren kannst, wird es dir gut gehen.

Das Einzige, das ewig existieren wird, bist du. Doch dein vergänglicher Körper, der nicht wirklich du bist, wird eines Tages vergehen. Wenn du jedoch nur noch dein ewiges Sein anstrebst und dir gleichgültig ist, in welcher Form du existierst, dann wirst du wahrhaft frei sein. Wenn dein einziger Wunsch darin besteht, das Unvergängliche zu erfahren. Solange wir etwas ablehnen, wird es sich unaufhörlich in unserem Leben manifestieren. Wenn wir etwas ablehnen, entsteht Leid und damit Disharmonie. Aus dieser Disharmonie heraus erwachsen Gewalt und Zerstörung, die wir wiederum ablehnen. Mit jeder Ablehnung nähren wir nur das, was wir in unserem Leben weniger haben wollen. Wer Hass mit Hass begegnet, wird den Hass nur noch weiter vergrößern und stärken. Liebe und Akzeptanz sind der einzige Ausweg. Aus einem Zustand der Liebe werden alle guten, schönen und erstrebenswerten Dinge geboren. Wenn du etwas ablehnst, könnte es passieren, dass du dadurch Leiden erfährst und dann das Gefühl des Leidens selbst ablehnst. Wenn dies der Fall ist, wird das Leid fortbestehen und du wirst dir eine eigene innere Hölle erschaffen haben, aus der du nur entkommen kannst, wenn du aufhörst, abzulehnen.

Deshalb sind Ablenkungen so hilfreich, denn sie lenken uns davon ab, abzulehnen, wodurch das Gefühl, das wir ablehnen, verschwindet. Indem wir aufhören, es selbst zu erschaffen. Solange wir ablehnen, leiden wir und solange wir leiden, haben wir etwas, das wir ablehnen. Ein Teufelskreis also. Akzeptiere das Leid, liebe es, umarme es oder beobachte es einfach, ohne es zu verurteilen. Ohne zu sagen, dass es schlecht ist und verschwinden soll. Lass es einfach sein und es wird schließlich verblassen. Und sei dir stets bewusst, egal wie schlimm die Umstände auch sein mögen, auch sie sind vergänglich. Auch sie werden vorübergehen.

Nichts besser

Wir verurteilen oft andere, doch selbst bringen wir dieselben Verbrechen zum Ausdruck, wenn auch in anderer Form. Oft tun wir sogar schlimmere Dinge und merken es noch nicht einmal oder wollen davon nichts wissen. Die Schuld liegt wie bekanntlich stets im Außen und im anderen, statt in uns. Wir werden zornig, wenn wir von Vergewaltigern hören, weil diese sich an Schwachen vergreifen und ihnen gegen ihren Willen Leid zufügen. Doch tun wir nicht das Gleiche mit Tieren, indem wir durch unser Kaufverhalten das Leid unterstützen, das ihnen angetan wird?

Vergewaltigen wir nicht auch unseren Körper, indem wir ihn ständig vergiften? Und ist es nicht ein großes Verbrechen gegen den ganzen Planeten und damit gegen jeden Menschen und jedes Wesen darauf, wenn wir ihm schaden? Schaden durch unsere niemals gestillte Gier nach immer mehr? Durch den Konsum von umweltschädlich produzierten Produkten? Und vor allem, weil wir nicht den sofortigen Austausch der alten, dreckigen Technologie gegen die saubere Alternative fordern und auch selbst vorantreiben? Wir zeigen mit dem Finger auf die wenigen unter uns, welche aufgrund ihrer eigenen Verletzung verletzend handeln, die wir selbst gefördert oder zumindest zugelassen haben. Und gleichzeitig ignorieren wir, was wir selbst für schlimme Seiten regelmäßig zum Ausdruck bringen. Wir sind für das Leid in der Welt verantwortlich, solange wir davon wissen und nichts dagegen unternehmen.

Wir könnten, wenn wir wollten, dem weltweiten Hunger ein Ende bereiten. Es sind bereits mehr als genug Lebensmittel vorhanden, doch werden diese noch ungerecht verteilt. Sie landen zum Großteil in der Tonne, statt in den Mägen der vor Hunger schmerzenden Menschen. Auch haben wir die Möglichkeit, gemeinsam Hilfe zur Selbsthilfe zu betreiben. Die Natur schenkt uns Nahrung im Überfluss, wenn wir sie nur richtig zu gebrauchen wissen. Und dieses Wissen kann mit denen, die hier noch unerfahren sind, sehr leicht geteilt werden. Hast du dir schon einmal selbst die Frage gestellt, warum du langsamen Selbstmord begehst, indem du Nahrung zu dir nimmst, die deinem Körper schadet? Manchmal unterstützt du sogar die Vergiftung anderer, indem du sie zu ungesunder Nahrung verführst oder sogar drängst. Das ist für dich in Ordnung, doch wenn du von der Vergiftung eines Menschen in anderer Form hörst, dann zeigst du mit dem Finger auf ihn.

Viele von uns unterstützen die massenweise Folter an uns unterlegenen und eingesperrten, fühlenden Wesen und nennen das Genuss. Was für Schmerzen und Leid dadurch ermöglicht werden, wollen sie nicht hören. Hier ist es in Ordnung. Doch wenn es um die Folterung, Vergewaltigung oder den Mord an anderen Menschen geht, sehen sie sich wieder als die Guten und zeigen mit dem Finger auf die Bösen im Außen. Ist das nicht ziemlich heuchlerisch? Wie können wir von anderen erwarten, dass sie aufhören zu foltern, zu vergewaltigen und zu morden, wenn wir es selbst noch nicht einmal tun? Jeder Kauf gleicht einem Stimmzettel. Wenn wir Fleisch kaufen, dann ist es ein Auftragsmord. Wir haben das Tier zwar nicht selbst ermordet, doch wir haben diesen Mord in Auftrag gegeben und dadurch ermöglicht.

Mir geht es nicht darum, dich jetzt zu einem Veganer zu machen. Ich möchte dir lediglich aufzeigen, wie du das, was du bei anderen verurteilst, oft selbst zum Ausdruck bringst, wenn auch in einem anderen Bereich. Mord ist Mord. Vergewaltigung ist Vergewaltigung und Folter ist Folter. Da gibt es keinen Unterschied. Wenn wir etwas ermorden, dann sind wir selbst auch Mörder. Wenn wir andere Wesen, unseren Körper oder unseren Planeten missbrauchen, misshandeln und vergewaltigen, dann tragen wir den Vergewaltiger selbst in uns und bringen ihn zum Ausdruck.

Wenn du also willst, dass all das Übel in der Welt ein Ende nimmt, dann beantworte zuerst einmal die Frage, wie du es schaffst, hier selbst den Anfang zu machen. Wie kannst du dem Drang widerstehen, Grausamkeiten wie Vergewaltigung, Vergiftung, Mord, Erpressung, Egoismus oder Folter zu begehen - sei es an dir selbst, anderen Menschen oder unserem Planeten? Erst wenn du diese inneren Abgründe überwunden hast, hast du das Recht, andere auf ihre Fehler hinzuweisen oder über sie zu urteilen. Doch während du dich bemühst, diese dunklen Seiten in dir zu kontrollieren, wirst du vielleicht auch verstehen lernen, wie schwierig es manchmal ist und wie sehr es zur Gewohnheit geworden ist. Vielleicht erkennst du, dass diese Handlungen oft aus Schmerz, Egoismus oder Ignoranz heraus entstehen. Und diese Aspekte in dir müssen geheilt werden, indem du zuerst einmal akzeptierst, dass sie Teil von dir sind, statt gegen sie anzukämpfen. Akzeptiere sie als Teil deiner selbst und entscheide dich dann bewusst, andere, positivere Aspekte von dir zum Ausdruck zu bringen. Eine innere Verletzung entsteht immer durch die Ablehnung dessen, was gerade ist.

Deshalb müssen wir aufhören, uns selbst abzulehnen, und stattdessen Akzeptanz wählen. Das bedeutet nicht, Verbrechen zu tolerieren, sondern lediglich, dass wir uns durch das Wissen darüber nicht mehr verletzt fühlen, nicht mehr leiden und nicht in Disharmonie geraten. Dadurch können wir verhindern, dass wir selbst durch diese Verletzungen anderen Schaden zufügen und die Kette des Schmerzes weitertragen.

Verständnis

Auch das Verständnis kann zu unserem Seelenfrieden beitragen. Es hilft uns zu erkennen, dass auch wir selbst Fehler machen, wenn auch in anderen Bereichen. Oder dass wir zumindest in der Vergangenheit Fehler gemacht haben. Wenn wir also selbst nicht fehlerfrei leben können, wie können wir dann von anderen Menschen erwarten, dass sie keine Fehler machen? Sollten wir uns über die Fehler anderer aufregen? Würden wir das Gleiche bei einem Baby tun, das gerade erst lernt zu laufen und deshalb ab und zu hinfällt? Ich denke nicht, und dennoch tun wir es bei anderen Menschen. Wir gehen davon aus, dass sie sich genauso schnell und in dieselbe Richtung entwickeln wie wir, aber das ist falsch.

Jeder geht einen individuellen Weg, macht unterschiedliche Erfahrungen und erreicht dadurch auch verschiedene Entwicklungsstufen. Fehler helfen uns dabei, diese Stufen zu erreichen. Sie zeigen uns, dass wir noch am Lernen sind. Und sind wir nicht alle noch am Lernen? Wissen und können wir bereits alles, was es zu wissen und zu können gibt? Wahrscheinlich nicht. Wenn wir uns also einer neuen Aufgabe stellen würden, würden auch wir noch Fehler machen. Außerdem dürfen wir nicht vergessen, dass Fehler zu falschen Entscheidungen führen, die wiederum zu Erfahrungen führen, die uns letztendlich zu richtigen Entscheidungen führen. Fehler sind also notwendig. Vielleicht handelt es sich bei den Fehlern anderer auch um Gewohnheiten, die schwer abzulegen sind. Sicherlich haben auch wir selbst Gewohnheiten oder Süchte, von denen es uns schwerfällt, uns zu lösen. Und vielleicht ist es auch nur aus unserer Perspektive ein Fehler, während es für den anderen gar keiner ist.

Eine Kette ist immer nur so stark wie ihr schwächstes Glied. Wir können noch so stark sein, aber wenn ein Muskel, der für eine bestimmte Übung benötigt wird, zu schwach ist, können wir die Übung nicht ausführen, selbst wenn unsere anderen

Muskeln dazu in der Lage wären. Das gilt auch für alles andere im Leben. Wir können noch so viel über Fehler Bescheid wissen, aber wenn wir nicht über die nötige Ausdauer verfügen oder es uns nicht wichtig genug ist, diese zu korrigieren, werden wir es nicht schaffen. Warum ist es uns eigentlich so wichtig, ob andere Fehler machen oder nicht? Warum meinen wir, über Richtig und Falsch urteilen zu müssen? Warum können uns die Fehler anderer nicht egal sein? Sollten wir nicht lieber darauf achten, wo wir selbst noch Fehler machen und uns darum kümmern? Sollten wir nicht selbst besser werden und als gutes Vorbild vorangehen?

Wenn uns etwas an anderen stört, hat das immer etwas mit uns selbst zu tun. Wir erkennen in anderen Eigenschaften oder Verhaltensweisen, die uns an uns selbst stören. Das Gesetz der Entsprechung besagt, dass das, was wir im Außen wahrnehmen, eine Entsprechung in uns hat. Deshalb ist es wichtig, sich zu entspannen und Verständnis für die Fehler anderer zu haben. Lerne aus ihnen und genieße den gegenwärtigen Moment. Wenn du dich jedoch auf Fehler und vermeintliche Unvollkommenheiten konzentrierst, lenkst du deine Aufmerksamkeit auf etwas Unerwünschtes und lehnst den jetzigen Moment ab. Dadurch verpasst du all die Schönheit, die in diesem Moment vorhanden ist.

Unser Wunsch ist es immer, positive Gefühle zu erleben und negative Gefühle zu vermeiden. Wenn uns also ein Fehler bei anderen auffällt, liegt das daran, dass wir uns davon weniger Leiden und mehr Freude erhoffen, wenn dieser Fehler korrigiert wird. Doch damit machen wir unser Glück von äußeren Umständen abhängig, anstatt es in uns selbst zu finden. Glück kann nur in uns selbst gefunden werden, denn dort entsteht es und wird wahrgenommen.

Lass dein einziges Verlangen sein, einfach nur zu sein. Konzentriere dich nur darauf und du wirst das bekommen und erfahren, was du dir durch die Korrektur der Fehler anderer erhoffst. Wenn du nicht im gegenwärtigen Moment präsent bist, vermisst du das Gefühl von Liebe und Frieden. Dadurch entsteht Verlangen und du fühlst diese Gefühle noch weniger. Verstehe das Fehlen von Frieden und Liebe als Aufforderung, dich wieder nur auf das Sein zu konzentrieren und jegliches Verlangen nach etwas anderem loszulassen. Wenn du dann wieder präsent und auf dein Sein als einzigen Wunsch fokussiert bist, wird das, was du wirklich willst, da sein. Du wirst jeglichen Wunsch verlieren, etwas an anderen zu bemängeln und korrigieren zu wollen. Du wirst dich selbst genug sein. Du wirst haben, was du wolltest, ohne dich darum bemühen zu müssen, das Außen zu verändern, um es zu bekommen. Das Leben wird dafür sorgen, dass jeder von selbst erkennt, was er verbessern kann. Es braucht dich nicht als Aufpasser.

Es braucht dich nur in deinem eigenen Frieden, in deiner eigenen Bedürfnislosigkeit. Denn dadurch steckst du andere Menschen an und sie werden selbst harmonischer. Aus einem harmonischen Sein entspringen harmonische Handlungen. Indem du in diesem Frieden ruhst und dich bedingungslos liebst, tust du bereits genug, um die Welt immer paradiesischer zu machen. Handle stets aus diesem Zustand des Seins heraus. Denn das Leben wird das, worauf du deine Aufmerksamkeit richtest, vermehren. Möchtest du also Fehler in anderen oder Frieden und Liebe vermehren? Möchtest du deine Aufmerksamkeit mehr auf die Fehler anderer oder mehr auf den Frieden und die Liebe in dir richten? Sei verständnisvoll, wenn dir Fehler bei anderen auffallen, besinne dich auf das Sein als einzigen Wunsch und wenn es dir immer noch ein Anliegen ist, den anderen darauf hinzuweisen, dann tue es liebevoll. Doch handle nicht aus einem Gefühl der Notwendigkeit heraus. Betrachte den anderen wie ein kleines Kind, das noch am Lernen ist, genauso wie du selbst noch in einigen Bereichen am Lernen bist.

Lass uns davon loslassen, andere zu richten, und stattdessen entdecken, was bereits gut an ihnen ist. Richte deinen Fokus auf ihre Stärken und Talente, anstatt auf ihre vermeintlichen Schwächen. Denn letztendlich geht es dir darum, dich selbst besser zu fühlen. Lass dich nicht von äußeren Umständen stören, die nicht deinem Bild von Perfektion entsprechen. Andernfalls wirst du dich in einem endlosen Kreislauf befinden, in dem du immer mehr Unvollkommenheit in der Welt entdeckst und niemals inneren Frieden finden wirst. Was unvollkommen ist, ist gleichzeitig auch vollkommen, denn alles ist relativ. Die

Frage ist, auf welche Seite du deinen Fokus legst. Erlaube dir, die Vollkommenheit selbst im Unvollkommenen zu erkennen. Wer sagt, dass dieser vermeintliche Fehler nicht Teil eines genialen Plans ist? Du kannst nicht wissen, wie die Welt aussehen würde, wenn dieser Fehler nicht existieren würde. Du kannst nicht mit Sicherheit sagen, ob es wirklich besser wäre, wenn er nicht mehr gemacht würde, oder ob er nicht sogar etwas Gutes beinhaltet.

Durch Korrekturen wird nichts vollkommener. Die Unvollkommenheit kann nur in uns selbst korrigiert werden, nicht im Außen. Solange wir glauben, dass es da draußen etwas Unvollkommenes gibt, werden wir es auch finden. Wer nach Fehlern sucht, wird sie selbst im Paradies finden. Das Unvollkommene verschwindet nicht, indem wir es im Außen korrigieren, sondern indem wir die Entscheidung treffen, dass es bereits vollkommen ist. Wir könnten genauso gut das Unvollkommene als vollkommen unvollkommen betrachten und das gleiche Ergebnis erzielen. Wir könnten all unsere Anstrengungen darauf richten, etwas vollkommener zu machen, aber solange wir es immer noch als unvollkommen betrachten, wird sich nichts ändern. Die Beurteilung, ob etwas vollkommen oder unvollkommen, richtig oder falsch ist, liegt immer bei uns selbst. Es ist eine Bewertung, die in uns stattfindet und nicht von den Dingen selbst abhängt. Wir verleihen den Dingen erst dieses Etikett, und niemand sonst.

Es scheint nur anders, weil wir oft die Beurteilungen von anderen Menschen übernehmen. Selbst wenn eine ganze Spezies etwas als wertlos ansieht, bedeutet das nicht, dass es wirklich wertlos ist. Es ist nur in den Augen dieser Spezies wertlos. Eine andere Spezies könnte dieses Objekt durchaus als wertvoll erachten. Oder mit der Zeit könnte die Spezies dazu übergehen, es als wertvoll anzuerkennen. Was ist es also? Ist es wertlos oder wertvoll? Es ist beides und keines von beiden. Es ist immer das, was du darin siehst. Du gibst den Dingen ihre Bedeutung. Sie sind einfach nur da. Die Dinge sind immer relativ. Mal ist es das eine und mal ist es das andere. Es hängt immer vom Kontext ab. Es ist besser, die Illusion dieser Etiketten zu erkennen und die Dinge einfach so sein zu lassen, wie sie sind. Denn erst dann siehst du sie wirklich. Oder beurteile sie so, wie du möchtest, dass sie sind, um positive Gefühle zu erzeugen. Betrachte sie als vollkommen, perfekt, gut, schön und wertvoll. Dadurch trägst du mehr zum Paradies bei, als wenn du versuchst, sie zu ändern, aber deine alte Sichtweise beibehältst.

Erlaube dir und anderen, Fehler zu machen. Fehler sind menschlich und führen zwangsläufig zum Erfolg. Fehler ermöglichen Probleme, und ohne Probleme würde die Welt stillstehen, denn es gäbe nichts zu tun. Hinter jedem Produkt steckt ein Problem, das gelöst werden soll. Hinter jeder Handlung steckt ein Problem, das gelöst werden möchte. Probleme und Fehler sind also gut, und ohne sie wäre es ziemlich langweilig. Jede Geschichte und jeder Film besteht aus einer Handlung, in der ein Problem auftaucht und dann gelöst wird. Wenn es einen Fehler zu korrigieren gibt, dann ist es unser Blickwinkel. Ein Fehler bedeutet, dass etwas fehlt, und in unserem Blickwinkel fehlt dann die Vollkommenheit. In uns fehlt Frieden und Liebe, die uns erkennen lassen, was wir wirklich wollen. Auf einem Bild las ich einmal den Text: "Der Verstand sagt, wenn alles stimmt, dann finde ich Frieden. Die Seele sagt: Lass alles stimmen, dann findest du Frieden."

Und wenn du dich selbst fragst, wünschst du dir nicht, dass andere Verständnis für deine Fehler haben? Oder würdest du lieber wollen, dass sich jemand darüber ärgert, dich ablehnt und daran stört? Sei achtsam mit deiner Kritik, denn sie kann andere verletzen, und verletzte Menschen verletzen andere Menschen. Das bedeutet, dass du nur für noch mehr Fehler sorgst. Erkläre einem anderen, warum es für ihn besser wäre, anders zu handeln, wenn du erkennst, dass es notwendig ist. Aber überlasse es dann dem anderen, ob er deinen Vorschlag annimmt oder nicht. Liebe ihn auch dann, wenn er ihn ablehnt, denn nur dann liebst du bedingungslos, und bedingungslose Liebe ist wahre Liebe. Also noch einmal, keine Handlung und keine Korrektur gibt dir das, was du dir erhoffst, solange du deine Beurteilung und Sichtweise nicht änderst und dein Sein zum einzigen Verlangen machst. Lass Sein dein einziger Wunsch sein und beurteile alles nur noch als vollkommen. Dann wirst du das Erhoffte erfahren können, selbst ohne dass sich etwas im Außen verändert.

Geduld

Geduld ist eine wertvolle Tugend, die uns den Frieden ermöglicht. Stell dir vor, du hättest unendlich viel Zeit für alles, was du tun möchtest. In diesem Fall würdest du nicht das dringende Bedürfnis verspüren, es sofort zu tun oder zu bekommen. Tatsächlich entstehen die meisten Ziele und Wünsche aus einem tieferen Verlangen heraus, als wir uns in dem Moment des Verlangens bewusst sind. Wir glauben, dass wir genau dieses eine Ding wollen, aber tief im Inneren sehnen wir uns nur nach einem bestimmten Gefühl, das wir uns durch dieses Ding erhoffen. Und dieses Gefühl ist gerade nicht präsent, weil wir glauben, dass wir noch etwas brauchen, um es zu erleben. Dabei vergessen wir, dass wir nur sein müssen, um es zu erfahren. Es entsteht in uns und wird von uns wahrgenommen, nicht durch magische Objekte, die in uns eindringen. Gefühle sind eine Entscheidung. Wenn wir denken, dass wir uns erst dann für ein bestimmtes Gefühl entscheiden können, wenn wir ein bestimmtes Ziel erreicht oder etwas Bestimmtes getan haben, dann werden wir dieses Gefühl auch erst dann erfahren. Weil wir es uns zuvor verwehren, anstatt es uns zu erlauben. Wenn wir uns jedoch dazu entscheiden, es jetzt zu erleben, ohne dafür etwas zu tun, indem wir uns einfach nur an dieses Gefühl erinnern, dann erfahren wir es jetzt. In beiden Fällen liegt die Entscheidung bei uns.

Ich persönlich ziehe es vor, dieses gewünschte Gefühl direkt zu erleben, indem ich es bedingungslos zulasse, wann immer ich möchte. Ich glaube daran, dass ich es so erfahren kann und dadurch werde ich es auch erleben. Wenn wir also in Ungeduld verfallen, dann nur, weil uns etwas fehlt, das wir uns selbst verweigern. Etwas, von dem wir glauben, dass es uns etwas geben kann, obwohl wir es uns selbst geben können und letztendlich auch geben werden. Die Frage ist nur, geben wir es uns, wenn wir es wollen, oder erst, wenn wir die von uns selbst festgelegte Bedingung erfüllt haben? Ungeduld erzeugt nur noch mehr Verlangen und dadurch werden wir das, was wir wirklich wollen, noch weniger bekommen, was wiederum die Ungeduld verstärkt. Ein Teufelskreis also. Erinnere dich daran, dass du ein zeitloses Wesen bist und dir daher unendlich viel Zeit bleibt, um das Gewünschte zu erleben. Erinnere dich daran, dass du die Sache nur willst, weil du dir dadurch bestimmte Gefühle erhoffst. Erinnere dich daran, dass du diese Gefühle bekommen wirst, wenn du das Sein zu deinem einzigen Wunsch erklärst und dich für das gewünschte Gefühl entscheidest.

Oder stell dir vor, du hättest bereits das Ersehnte und könntest dadurch dasselbe Gefühl erfahren. Das beweist, dass wir nicht das Objekt benötigen, sondern lediglich unsere Bedingungen erfüllen müssen. Ob nun in der Realität oder nur in unserer Vorstellung. Warum streben Menschen unterschiedliche Ziele an, um das Ersehnte zu erreichen? Warum gibt es nicht eine einzige Sache, die bei allen das gewünschte Gefühl hervorruft? Das liegt daran, dass wir unterschiedliche Ansichten darüber haben, wie wir das gewünschte Gefühl erreichen können. Und diese Ansichten können wir jederzeit ändern. Höre auf zu sagen, du kannst erst Frieden erfahren, wenn deine Wünsche erfüllt sind. Denn dann wirst du niemals Frieden finden, da jeder erfüllte Wunsch nur noch weitere Wünsche hervorbringt. Du wirst niemals ankommen, genauso wenig wie du jemals den Horizont erreichen oder in einem Hamsterrad vorankommen kannst. Nur die Abwesenheit von Wünschen kann dir Frieden bringen oder nur, wenn du dir den Frieden trotz deiner Wünsche erlaubst. Wenn du ihn also nicht länger von der Erfüllung deiner Wünsche abhängig machst.

Frieden erfährst du, wenn du ihn dir selbst zugestehst und zu keinem anderen Zeitpunkt. Ob du dies erst tust, wenn deine Wünsche erfüllt sind oder schon vorher, spielt dabei keine Rolle. Du bestimmst den Zeitpunkt. Nur du und niemand sonst. Andere können dir noch so oft sagen, dass erst dies oder jenes erreicht sein muss, damit du es erfahren kannst. Wenn du dem keinen Glauben schenkst und das gewünschte Gefühl bedingungslos zulässt, dann wirst du es auch jetzt schon erfahren. Auch alles Weitere, was du dir wünschst und was letztendlich nur ein Gefühl ist, wirst du erfahren, wenn du es dir selbst erlaubst. In einem Raum, in dem es nur dich als

Geräuschquelle gibt, wirst du erst dann Stille erfahren, wenn du selbst aufhörst, Lärm zu erzeugen. Sei nicht wie jemand, der ständig schreit, dass es endlich still sein soll und dadurch nur noch mehr Echos erzeugt. Sei wie jemand, der erkennt, dass das Unerwünschte von ihm selbst ausgeht. Das, was dir deinen Frieden raubt, ist dein eigenes Denken, das durch dein Verlangen hervorgerufen wird. Durch deinen Glauben, dass du noch etwas brauchst, um Frieden zu erfahren.

Lasse also zu sein dein einziger Wunsch sein und das Verlangen wird verschwinden, zusammen mit all den Gedanken, die zuvor so viel Lärm verursacht haben. Frage dich bei dem, was du voller Ungeduld anstrebst, welches Gefühl du dadurch erreichen möchtest. Und dann gib dir dieses Gefühl. Stelle dir vor, du würdest es bereits jetzt erfahren und beschreibe dir selbst, wie es sich anfühlen würde. Erinnere dich an Momente, in denen du es am intensivsten erlebt hast. Oder sage dir einfach, dass du nur dort sein musst, wo du gerade bist, um es zu erfahren. Mache das, was bereits ist, zur einzigen Bedingung und zum Auslöser, um es zu erleben. Ein Schmetterling kommt nicht zu dir, wenn du ihn jagst, sondern wenn du ganz still wirst, sodass er sich auf dich niederlassen kann. Sei geduldig, denn deine Ungeduld würde es nur noch schwieriger machen, das zu bekommen, was du dir wirklich wünschst und was du dir durch das Objekt erhoffst, auf das du so ungeduldig wartest. Das, was Frieden, Freiheit, Liebe, Glück und vieles mehr   ist.

Trost

Ich spüre deine Sehnsucht, während du diese Zeilen liest und noch nicht erfahren hast, was in diesem Buch beschrieben wird. Vertraue darauf, dass der Tag kommen wird, an dem du es ebenfalls erfahren wirst. Verfalle nicht dem Verlangen, denn das würde nur Leiden verursachen und dich blind für die Glückseligkeit machen. Du kannst nichts tun, um es zu erlangen, denn du besitzt es bereits. Du erfährst es nur auf eine andere Weise, weil du es noch nicht erkennen kannst. Du bist wie jemand, der sich nach dem Licht der Sonne sehnt, aber seine Augen geschlossen hält oder in Richtung des Schattens blickt. Die Sonne braucht nicht erst noch aufzugehen, sie ist bereits da. Du musst es nur wissen. Wissen, dass sie bereits da ist und wo du sie erblicken kannst. Das, wonach du suchst, ist in allem. Stell dir vor, du würdest eine Stunde lang ununterbrochen eine Blume betrachten und dich nur auf ihre Schönheit konzentrieren, ohne einen inneren Kommentar darüber abzugeben. Und dann würdest du zu einer anderen Zeit etwas anderes auf die gleiche Art und Weise betrachten und dann noch etwas anderes. Und dann würdest du dich fragen, was in all diesen Beobachtungen gleich blieb, unabhängig davon, was du betrachtet hast. Dann wirst du wahrscheinlich verstehen, wovon ich spreche. Aber praktiziere diese Übung nicht ungeduldig, als ob du sie schnell hinter dich bringen willst. Entspanne dich vollständig an dem Ort und in der Zeit, in der du dich währenddessen befindest. Genieße diese Übung und verliere währenddessen dein Interesse an allem anderen. Sei vollkommen im Hier und Jetzt, so als ob dich nur diese Beobachtung gerade interessiert.

Tauche in die Beobachtung ein, indem du nur noch das Beobachten und das Beobachtete zulässt. Und wenn du dies lange genug praktizierst, frage dich, wer da überhaupt immer schon beobachtet hat. Verschmelze mit dem Objekt, das du betrachtest, bis nur noch dieses existiert. Bis es nur noch dieses gibt und du dich selbst darin erkennst. Probiere diese Haltung auch in deinen alltäglichen Handlungen aus. Sei das Atmen, wenn du atmest. Sei das Sitzen, wenn du sitzt. Sei das Laufen, wenn du läufst. Erlaube dir, nur die Handlung selbst zu sein. Es ist einfacher, als du denkst. Sei ohne jegliche Erwartungen, denn Erwartungen hindern dich daran, es in Erscheinung treten zu lassen oder besser gesagt, dich daran, es im Allgegenwärtigen zu erkennen. Sei nicht bereit, es in etwas anderem zu suchen, als in dem, was immer ist, schon immer war und immer sein wird. Vergiss für einen Moment die Glückseligkeit. Sie ist nur die Folge davon, dass du das findest, worauf ich dich gerade aufmerksam machen möchte. Glückseligkeit tritt von ganz allein ein, sobald du dein wahres Sein gefunden hast, es als das Einzige erkannt hast, was existiert, und deshalb nur noch danach strebst. Du musst dich also nicht darum kümmern. Glückseligkeit findet sich nur im All-Ein-Sein, indem du dich als alles, was existiert, siehst und dadurch mit allem eins bist. Indem es nur noch dich und das, was dich umgibt, gibt und du mit diesem vollkommen allein bist.

Du musst dich nicht nach Frieden, Freiheit, Liebe, Glück oder dem Gefühl des Angekommenseins sehnen, um sie zu spüren. Konzentriere dich einfach auf die Übung und lass alles andere unwichtig sein. Interessiere dich nicht für irgendetwas anderes, einschließlich der Hoffnung. Lass die Gedanken der Hoffnung für dich uninteressant sein. Konzentriere dich nur auf die Übung und lass deinen Atem von selbst fließen. Es soll nur dich, die Übung und deinen Atem geben. Du kannst ganz allein im Raum deines Bewusstseins sein, wie jemand, der nur diesen Moment kennt und sich ihm vollkommen hingibt. Du kannst dich nicht erfüllt und himmlisch fühlen, wenn du noch etwas vermisst und damit sagst, dass dieser Moment noch nicht vollkommen ist, weil etwas fehlt. Das kannst du nur, wenn du diesen Moment als absolut vollkommen ansiehst und nichts mehr hinzugefügt werden muss. Du fühlst dich erfüllt, wenn alles bereits vorhanden ist. Du fühlst dich leer, wenn dir noch etwas fehlt. Es ist ein schmaler Grat, auf dem wir uns hier bewegen. Ich erkläre dir etwas, das auf viele Arten missverstanden werden kann. Ich bin wie ein Blinder, der in einem Haufen von Gegenständen nach einem bestimmten sucht. Ich weiß nicht, wie du diese Worte aufnimmst und verstehst. Jeder Mensch hat unterschiedliche Erfahrungen mit den Wörtern gemacht, die ich benutze. Sprache birgt immer das Risiko, dass beim Gegenüber ganz andere Bilder und Gefühle ausgelöst werden, als beabsichtigt. Es ist wie beim Spiel Flüsterpost, wo die Botschaft am Ende möglicherweise nicht so ankommt, wie sie gesendet wurde. Aber ich habe keine andere Möglichkeit, dich an dem teilhaben zu lassen, was ich entdeckt habe. Und weil Missverständnisse bei jedem meiner Worte auftreten können, wiederhole ich dasselbe auf verschiedene Weisen. Du hast vielleicht bemerkt, dass es in fast jedem Kapitel um dasselbe geht. Die Wiederholung ist notwendig, damit es zu dir vordringen und von dir erfasst und verstanden werden kann. Andernfalls könntest du aufgrund mangelnder Konzentration und Aufmerksamkeit verpassen, was dir gesagt wurde. Die meisten von uns können nur wenige Minuten konzentriert bleiben, da ständig Gedanken auftauchen und die Aufmerksamkeit abschweift. Je öfter du es hörst oder liest, desto wahrscheinlicher ist es, dass du es nicht verpasst und wirklich verstehst. Aber selbst wenn du es verstehst, kann es Jahre dauern, bis es wirklich in dir erfasst wird. Und dann kommt plötzlich der Tag, an dem es "Klick" macht, und du begreifst endlich, was es dir sagen will und was es bedeutet. Mir erging es zumindest so. Erwarte also keine Wunder, wenn du das hier liest. Betrachte es eher als einen Samen, der langsam in dir reift und sich dann entfaltet, wenn die Zeit gekommen ist. Es kann beim Lesen dieser Worte "Klick" machen, aber es kann auch Jahre dauern, nachdem du sie gelesen hast. Vertraue darauf, dass alles von selbst geschehen wird, wenn die Zeit gekommen ist. Alles hat seine Zeit. Genieße die Zeit bis dahin. Betrachte dich wie jemanden, der an eine Tür geklopft hat und nun darauf wartet, dass sie geöffnet wird. Ich habe durch meine Sehnsucht an die Tür der Quelle geklopft und dann einfach den Impulsen gefolgt und geschehen lassen, was durch mich geschehen wollte. Ich selbst habe nichts getan, außer vielleicht zu klopfen. Der Rest passierte als Antwort darauf durch mich. Ich glaube, dass es immer so abläuft. Ich gehe davon aus, dass du bereits geklopft hast, sonst würdest du diese Worte vermutlich nicht lesen.

Das hier wird auch nicht die einzige Antwort darauf sein. Folge weiterhin deinen Impulsen und höre auf die Antworten in dir. Aber nicht aus einem Mangel heraus, nicht weil etwas fehlt,

sondern aus der Lust heraus, den Zeichen dieser Schnitzel-
jagd zu folgen. Nicht, weil du schnellstmöglich von etwas weg
willst, sondern weil du Lust verspürst, zu sehen, was kommt.
Nicht aus einer angespannten, sondern aus einer entspannten
Haltung heraus. Aus dem Moment, statt aus einer langen Pla-
nung heraus. Öffne dich dafür, die Antwort durch dich selbst
empfangen zu können. Du hast sie bereits und brauchst dich
nur noch daran zu erinnern. Und dieses Erinnern kann jederzeit geschehen. Mit oder ohne das Buch eines anderen zu
lesen. Es kann genauso gut durch deine Träume geschehen
oder wenn du gerade irgendwo wartest. Öffne dich dafür, dass
das Erinnern in jedem Moment und ausgelöst durch jede Situation in deinem Leben geschehen kann. Begrenze nicht die
Quelle in dir, wie sie dir die gesuchten Antworten geben kann.
Tritt einfach zurück und lass das Wie und das Warum Aufgabe
der Quelle sein. Wenn in dir eine Sehnsucht, ein Sog nach
Glückseligkeit und Erleuchtung existiert, dann bist du bereits
auf dem Weg dorthin. Lass dich von diesem inneren Sog führen.

Dieses Kapitel möchte dir, auch wenn es so viele Themen
anspricht, nur eines sagen: Leide nicht darunter, wenn du das
in diesem Buch Beschriebene noch nicht erfahren oder verstehen kannst, sondern genieße die Zeit bis dahin. Vertraue
darauf, dass auch dieses Wissen zu dir gelangen wird, wenn
die Zeit dafür gekommen ist. Denn alles hat seine Zeit und
auch das, was du noch nicht erfahren hast, ist vergänglich. Mit
diesem Buch wurden bereits die ersten Samen gesät. Öffne
dich für das, was gerade zu dir sprechen möchte. Die Bedeutung dessen, was hier gesagt wird, kann trotz Missverständ-
nissen zu dir gelangen, wenn du dich dafür öffnest.

Der Wert der Kontrasterfahrungen

In diesem Kapitel möchte ich mit dir über den Wert unserer negativen Kontrasterfahrungen sprechen. Es sind die Momente, die wir oft als leidvoll und unangenehm empfinden, aber die uns letztendlich ermöglichen, das Leben in seiner vollen Schönheit zu erkennen. Sie sind wie gut verpackte Geschenke, die erst mit der Zeit als solche erkennbar werden. Manchmal werden uns Geschenke, die wir bereits erhalten haben, wieder genommen, weil wir sie als selbstverständlich betrachten und ihren Wert vergessen haben. So kommen Momente, die uns kurzzeitig von diesem Geschenk befreien. Wenn wir Schmerzen empfinden, erinnern wir uns an die wertvollen Momente ohne Schmerzen. Wenn wir etwas verlieren, erkennen wir seinen Wert für uns. Jeder dieser unangenehmen Momente bietet uns die Möglichkeit, den Wert dessen zu schätzen, was uns nun genommen wurde. Diese Momente, dieser Verlust, sind nicht da, um uns zu ärgern, sondern um uns zu dienen. Sie machen uns stärker, lassen uns die angenehmen Momente umso mehr genießen und helfen uns dabei zu reifen. Um dir eine genauere Vorstellung davon zu geben, was ich meine, möchte ich dir einige Erfahrungen aus meinem eigenen Leben erzählen.

Vielleicht weißt du bereits, dass ich mein schnelles Wachstum unter anderem der Einnahme von Entheogenen zu verdanken habe. Diese haben mir Herausforderungen gegeben und gleichzeitig Werkzeuge bereitgestellt, die ich im herkömmlichen Leben nicht erhalten hätte. Bei diesen inneren Reisen gibt es kein Entkommen. Es ist vergleichbar mit dem Einsteigen in eine Achterbahn. Einmal eingestiegen, muss man bis zum Ende durchhalten. Doch hier ist alles noch intensiver. Man wird direkt mit seinen dunkelsten Schatten und unangenehmsten Themen konfrontiert. Ich weiß selbst nicht, wie ich den Mut aufbringen konnte, so oft diese inneren Reisen anzutreten. Natürlich gab es auch sehr glückselige Momente und Erfahrungen, die alles in dieser Welt übertreffen. Momente des tiefen Glücks, lang anhaltende Ganzkörperorgasmen oder das Einssein mit allem, was ist. Pure Erfüllung, tiefer Frieden und vieles mehr. Doch in Verbindung mit dem tiefen Leid, das ich auf diesen Reisen ebenfalls ertragen musste, ist der Preis einfach zu hoch. Und dennoch habe ich nach über 60 Ayahuasca-Zeremonien aufgehört zu zählen. Meine ganze Realität ist auf diesen Reisen oft zusammengebrochen und ich wurde mehrmals mit starker Todesangst konfrontiert, durfte Nahtoderfahrungen machen. Ich hätte nie gedacht, dass das Leben danach weitergeht, aber ich bin immer noch hier. Bei meiner letzten Reise habe ich genau das bekommen, was ich mir gewünscht hatte. Und doch war es ein Höllentrip. Ich wollte erfahren, wie es ist zu sterben, ohne wirklich zu sterben, und genau das durfte ich erleben. Das anfängliche Festhalten am Körper, das Gefühl des freien Falls, das Verlieren des Bewusstseins, anschließend pure Glückseligkeit und Frieden und das Gefühl, dass dieses Leben zu Ende gekommen ist, zum perfekten Zeitpunkt und dass es auch für alle Hinterbliebenen perfekt ist. Denn mein Tod dient als Botschaft für alle anderen. Aber gleichzeitig gab es auch viel Leiden, ein Gefühl des Versagens und die Erkenntnis, dass das ganze Leben ein Test war, den ich nicht bestanden hatte. Ich erkannte, dass das Menschsein ein Spiel der Seelen ist, das sie gerne spielen, weil es hinterher einen köstlichen Nektar (pures Glück) gibt, nach dem die Seelen wie die Bienen nach Honig gieren. Und dann kam der Moment, in dem dieses Glück zu viel, zu stark und zu intensiv wurde.

Außerdem hatte ich den Wunsch, mich zu einem späteren Zeitpunkt erneut dem tiefen Leid zu stellen, das ich bei meinen Pilzerfahrungen erlebt hatte, um es diesmal zu überwinden. Doch hätte ich nicht erwartet, dass dies so bald und auch noch in einer Ayahuasca-Erfahrung geschehen würde. Nun, zu meiner Erfahrung, die sich dann in tiefstem Leid fortsetzte und ich somit die gleiche Erfahrung, die ich bei hohen Pilzdosen gemacht hatte, erneut durchleben durfte. Ich habe noch nie etwas so Leidvolles erfahren wie bei dieser schmerzhaften Erfahrung und ich wollte nur noch entkommen, doch es schien aussichtslos zu sein. In diesem Moment wünschte ich mir mein altes Leben zurück und bereute es, jemals diese Büchse der Pandora geöffnet zu haben. Manchmal kann Unwissenheit ein großer Segen sein. Doch betrachte ich diese unliebsamen Erfahrungen nun einfach als gut verpackte Geschenke, die uns sogar viel mehr geben als die Erfahrungen, die wir auf Anhieb als Geschenk erkennen. So war ich mir auch hier sicher, dass ich das Geschenk in dieser Erfahrung noch erkennen werde. Nicht ohne Grund musste ich diese Erfahrung des tiefen Leids so oft wiederholen. Irgendetwas gab es hier wohl noch zu erkennen. Und heute war es endlich soweit und ich durfte es erkennen. Durch die Tatsache, dass ich in meinem ganzen Leben nie eine so leidvolle und unangenehme Erfahrung hatte oder je haben werde, außer vielleicht in Verbindung mit Entheogenen, kann ich nun jeden einzelnen Moment als höchsten Genuss erkennen und erleben. Denn im Vergleich zu diesem Leid ist alles andere ein Genuss. Nichts kann mich mehr schockieren. Und wenn ich bedenke, wie viele Jahre ich wahrscheinlich noch vor mir habe, ist das ein wahrhaft großes Geschenk. Durch die Fahrt durch die Hölle gleicht mein weiteres Leben nun einem Himmel.

Ebenso durfte ich vor einigen Jahren eine Erfahrung mit einer größeren Menge Iboga machen. Damals konnte ich drei Nächte lang nicht schlafen und mein Herz schlug so intensiv, dass ich einfach keine Ruhe fand. Vor meinem eigenen Herz konnte ich schließlich nicht davonlaufen. Du kannst dir sicherlich vorstellen, was für eine Tortur das für mich war. Und auch hier ermöglichte diese Tortur im Nachhinein ein Geschenk, denn nie zuvor habe ich mein Herz so deutlich und intensiv wahrgenommen wie bei dieser Erfahrung. Und nie wieder werde ich es im normalen Leben so stark spüren. Dadurch erfahre ich nun in jedem Moment Stille und Frieden. Ich brauche mich nur auf mein Herz zu konzentrieren und an diese Erfahrung zu denken, schon ist Stille und Frieden da. Manchmal denken wir, dass unser Leben wirklich hart, anstrengend und leidvoll ist, doch wir können sicher sein, dass es immer noch schlimmer geht. Im Vergleich zu einem noch schlimmeren Moment ist das, was wir erleben, ein harmloser, angenehmer und entspannter Genuss. Erst durch die Erfahrung von tiefem Leid und starkem Schmerz kann ich die übrigen Momente in meinem Leben so intensiv genießen, wie ich es jetzt kann. Es ist wie der Gang unter eine eiskalte Dusche, um das lauwarme Wasser als sehr warm zu empfinden. Du siehst also, selbst diese höllischen Erfahrungen dienen uns und enthalten Geschenke für unser weiteres Leben. Denn genauso wie in allem

Guten auch etwas Schlechtes enthalten ist, ist auch in allem Schlechten etwas Gutes enthalten.

Nachdem ich diese Erfahrung gemacht hatte, half es mir, mich daran zu erinnern, dass ich das Bewusstsein bin, das alles nur als einen Traum erlebt. In diesem Traum ist alles möglich und daher auch ständig veränderbar. Natürlich könnte ich Angst davor haben, dass das, was ich dort erlebt habe, mich nach dem Tod erwartet. Aber ich glaube eher, dass dies nur eine Möglichkeit ist. Alles ist möglich und ich werde immer das erleben, was mir am meisten dient. Und selbst das wird nicht von Dauer sein, denn alles, was wahrnehmbar ist, jede Erscheinung und damit auch jede Erfahrung, ist vergänglich und wird einmal vorübergehen. Auf jede unangenehme Erfahrung folgt zwangsläufig auch eine angenehme Erfahrung.

Darüber hinaus habe ich durch diese Erfahrungen intensiv gelernt, wie Leiden entsteht und wie ich es überwinden kann. Ich habe erneut erfahren, wie realistisch eine Illusion sein kann und wie stark sie uns das volle Spektrum von Leid bis zur höchsten Glückseligkeit erleben lässt. Im Grunde genommen ist nichts weiter passiert, außer dass ich einige Gedanken wahrgenommen und intensivste Gefühle gespürt habe. Es waren letztendlich nur Empfindungen, aber sie haben mich an meine Grenzen gebracht. Diese Erfahrungen haben auch mein Verständnis und Mitgefühl erweitert. Denn nun weiß ich, wie herausfordernd die Lebenssituation eines leidenden Menschen sein kann, auch wenn sie mir selbst harmlos erscheint. Wenn jemand meine Todesangst in dieser Erfahrung gesehen hätte, könnte er vielleicht nicht nachvollziehen, wie schlimm es für mich tatsächlich war. Aber für mich, der ich mitten in dieser Realitätsblase gefangen war, war es die Realität. Und genau das meine ich damit, dass uns diese Erfahrungen reifen lassen und große Geschenke für uns bereithalten.

Am nächsten Tag wunderte ich mich sogar darüber, wie schnell ich nach einer solchen Erfahrung wieder positiv denken und Dankbarkeit empfinden konnte. Ich hätte eine solche Erfahrung niemals freiwillig gemacht. Es geschah einfach und ich hatte wenig Einfluss darauf. Vor dieser Erfahrung sagte ich noch, dass es genug sei und dass ich endlich aufhören wollte, solche Erfahrungen zu machen. Aber sie fand dennoch statt. Es war wie bei der Initiation durch Iboga. Etwas schien die Kontrolle über mich zu übernehmen und ich hatte keine andere Wahl, als diese Reise anzutreten und sie vollständig zu durchleben. Hinterher konnte ich sagen, dass es verdammt schwer und leidvoll war und dass ich es niemals freiwillig getan hätte, besonders nicht, wenn ich gewusst hätte, was mich erwartet. Aber es hat sich gelohnt und ich bin froh darüber, denn sonst hätte ich nicht die Geschenke dieser Erfahrung empfangen können.

Darüber hinaus hat mich diese Erfahrung wieder in den Schreibfluss gebracht und ich konnte drei weitere Kapitel für dieses Buch verfassen, die du heute hier findest. Wenn du das nächste Mal also eine unangenehme Situation erlebst, denke an die Worte aus diesem Kapitel und begegne ihr mit Dankbarkeit. Denn du kannst sicher sein, dass sie dir immer die größten Geschenke bereithalten und dass auch diese Erfahrung wieder vorübergehen wird.

Selbstliebe

Kein Mensch begleitet uns in unserem Leben so lange wie wir selbst. Wir sind der Mensch, bei dem das Eheversprechen "Bis der Tod uns scheidet" garantiert zutrifft. In diesem Fall spreche ich von unserem aktuellen Avatar, den wir spielen. Das umfasst sowohl unseren Körper als auch unseren Charakter, die Person, für die wir uns aktuell halten. Unsere "Ehe" beginnt mit dem ersten Herzschlag und endet mit dem letzten. Nur wenige Menschen erkennen, dass unser Körper absolut perfekt ist - perfekt für die menschliche Erfahrung, die wir in diesem Leben machen wollen. Er muss bestimmte Eigenschaften haben, um uns bestimmte Erfahrungen zu ermöglichen, die diesen Eigenschaften entsprechen.

Gleichzeitig ist unser Körper auch das Ergebnis unserer Gedanken und Gefühle. Je positiver unsere Gedanken über ihn und unser Leben sind, desto besser fühlen wir uns und desto schöner wird unser Körper sein. Umgekehrt gilt das Gleiche: Je negativer unsere Gedanken sind, desto schlechter fühlen wir uns und desto unattraktiver wird unser Körper. Was wir lieben, erblüht allmählich zu seiner vollen Schönheit, während das, was wir hassen, nur noch hässlicher und degenerierter wird.

Aus meiner Sicht sind sich nur wenige Menschen des wahren Wertes ihres Körpers bewusst. Auch mir war das anfangs nicht klar. Im Gegenteil, ich war sogar gegen viele Aspekte meines Körpers und empfand meine menschliche Verkörperung oft als sehr einschränkend. Doch nachdem ich meinen Körper mehrmals beinahe verloren habe und dadurch erfahren durfte, dass er ein Geschenk und keine Selbstverständlichkeit ist, habe ich gelernt, ihn sehr zu lieben und zu schätzen. Jeden Morgen bedanke ich mich für einen weiteren Tag mit meinem Körper und dafür, hier in dieser Welt zu sein. Mir ist bewusst, dass auch das nicht ewig so bleiben wird. Je bewusster wir uns der Vergänglichkeit alles Sichtbaren und Fühlbaren in unserem Leben werden, desto wertvoller wird es für uns und desto mehr können wir es auch genießen.

Egal, durch was du gerade gehst und welche Erfahrungen du machst, ich rate dir, es so gut wie möglich auszukosten und zu genießen. Nimm es mit all deinen Sinnen wahr. Denn es wird vorbeigehen, und wer weiß, wie lange es dauert, bis du es jemals wieder erfahren darfst. Sei dir stets der Vergänglichkeit bewusst, denn das hilft dir, das Schöne mehr zu genießen und das Schwere leichter zu ertragen. Manche Menschen leben ihr ganzes Leben von der Geburt bis zum Tod, ohne zwischendurch innezuhalten und die Aussicht zu genießen. Sie handeln wie Wanderer, denen es nur darum geht, ihr Ziel zu erreichen, anstatt auch mal ihren Weg und die Aussicht unterwegs zu genießen. Halte einmal inne und überprüfe, wo du gerade in deinem Leben stehst. Welche Menschen umgeben dich? In welcher Wohnung lebst du? Welchen Aufgaben gehst du täglich nach? Wie dienst du aktuell der Welt? Was besitzt du alles? Wie sieht dein Körper aktuell aus? Was hast du bereits alles erfahren? Schau zurück auf die Strecke, die du bereits hinter dir gelassen hast, und auf die, die noch vor dir liegt. Du befindest dich gerade dazwischen. Du befindest dich auf einer Reise, und ein Abschnitt dieser ewigen Reise begann mit deinem ersten Atemzug und endet mit deinem letzten Atemzug hier auf Erden. Dieses Leben wird vorbeigehen, sei dir dessen stets bewusst und genieße es, solange du kannst.

Der Tod anderer Menschen und Lebewesen soll uns stets daran erinnern. Fülle dein Leben mit Leben und allem, was du noch erleben möchtest. Du möchtest nicht am Ende dieses Lebens auf die Frage "Hast du alles umgesetzt, was du erfahren wolltest?" mit Nein antworten und dich dafür entscheiden, dieses Leben noch einmal zu leben, um es beim nächsten Mal besser zu machen. Die DejaVu-Momente in unserem Leben erinnern uns daran, dass wir möglicherweise dieses Leben bereits einmal durchlebt haben. Vielleicht waren wir mit dem gleichen Körper und der gleichen Familie gesegnet, aber die Erfahrungen waren anders. Wir nehmen diese Chance wahr, weil es unendlich viele Möglichkeiten gibt, die wir in einem Leben nicht alle erkunden können. Jeder Weg, den wir einschlagen, schließt andere aus. Wenn wir uns für eine Richtung entscheiden, verpassen wir die Erfahrungen, die der andere Weg mit sich gebracht hätte.

Dieses Konzept wird wunderbar in Filmen wie "Mr. Nobody" und "The Butterfly Effect" veranschaulicht. In "Mr. Nobody" erleben wir die Geschichte eines Mannes, der verschiedene Lebenswege erkundet und unterschiedliche Entscheidungen trifft. Dadurch erlebt er verschiedene Versionen seines Lebens und erkennt, dass jede Wahl einen Einfluss auf sein Schicksal hat. Der Film zeigt eindringlich, wie jede Entscheidung, die wir treffen, unsere Zukunft formt und wie sie zu ganz unterschiedlichen Lebensverläufen führen kann.

Ähnlich zeigt uns "The Butterfly Effect", wie kleine Veränderungen in der Vergangenheit massive Auswirkungen auf die Zukunft haben können. Der Protagonist hat die Fähigkeit, in seine eigene Vergangenheit zurückzureisen und versucht, Fehler zu korrigieren, um das Leben seiner Freunde zu verbessern. Doch jedes Mal, wenn er eine Veränderung vornimmt, hat dies unvorhergesehene Konsequenzen in der Gegenwart. Der Film verdeutlicht eindrucksvoll, wie komplex und verwoben unsere Lebenswege sind und wie eine einzige Entscheidung alles verändern kann.

Diese Filme dienen als lebendige Beispiele dafür, wie unsere Entscheidungen den Verlauf unseres Lebens beeinflussen können. Sie erinnern uns daran, wie wichtig es ist, bewusst und achtsam Entscheidungen zu treffen, da sie unsere Zukunft formen. Doch gleichzeitig zeigen sie uns auch, dass wir nicht in der Vergangenheit verharren sollten. Stattdessen sollten wir die Chance nutzen, im Hier und Jetzt unser Leben bewusst zu gestalten und das Beste daraus zu machen.

Ja, wir können dieses Leben mehr als einmal durchleben und dadurch auch über dieses Leben hinaus mit unserem aktuellen Körper verbunden bleiben. Doch gerade deshalb ist das Zusammensein mit unserem Körper so wertvoll. Denn es gibt so vieles, was wir noch erfahren wollen, und so viele andere Körper stehen uns noch zur Verfügung, dass wir uns hier entscheiden müssen.

Wenn wir unser Leben so erfahren wollen, wie wir es aktuell tun, dann müssen wir uns für einen Körper zur selben Zeit entscheiden. Und wer weiß, wann wir uns wieder für unseren aktuellen Körper entscheiden werden? Darum sollten wir die Zeit mit ihm so gut es nur geht genießen.

Doch zurück zu unserem Körper und unserer Welt. Hast du schon einmal bewusst wahrgenommen, dass dies gerade der letzte Moment oder der letzte Tag sein könnte, in dem du deinen Körper und deine Welt erfahren darfst? Oder dass sie sich bald so verändert haben könnten, dass du sie kaum wiedererkennst?

Heute, und besonders in diesem Moment, kann ich wirklich sagen, dass ich meinen Körper aus vollem Herzen liebe. Ich spüre sogar Trauer, weil ich weiß, dass ich nicht ewig mit ihm zusammen sein kann. Er dient mir hier für eine bestimmte Zeit als Werkzeug. Er erlaubt mir, eine menschliche Erfahrung zu machen, mit dieser physischen Welt zu interagieren und mich auszudrücken. All dies kann ich nur als verkörpertes Wesen erleben. Als reiner Geist ist mir dies allerdings nicht möglich.

Unser Körper ist ein Geschenk des Himmels und er steckt voller Wunder. Er repariert sich selbst, er wächst, und mit ihm gehen wir über unseren Atem im Austausch mit unserer Umwelt. Die Natur spiegelt sich in unserem Körper wider. Wir können uns mit ihm auf ganz besondere Weise mit anderen verbinden. Wir können ihn trainieren und damit leistungsfähiger machen. Mit ihm können wir Nahrung in Energie umwandeln und haben einen umfangreichen Chemiebaukasten in uns. Sowohl Schmerzmittel als auch Glücklichmacher kann er herstellen.

Ich werde mir immer bewusster, wie sehr ich mich schon vor meiner Geburt auf dieses Leben gefreut habe. Es gibt wohl Stimmen, die behaupten, dass wir hier gefangen sind und uns das menschliche Leben aufgezwungen wird. Doch ich glaube, dass wir hier freiwillig sind. Wir wollen diese menschliche Erfahrung machen, weil sie uns so viel ermöglicht zu erfahren, was dort, wo wir herkommen, nicht möglich ist. Es ist vergleichbar damit, dass wir uns auch Filme anschauen, um dadurch etwas anderes zu erfahren und das Wechselspiel unserer Gefühle zu erleben.

Es hat ein ganzes Universum und Milliarden von Jahren gebraucht, damit unser aktueller Körper überhaupt entstehen konnte. Er ist die Auslese all der Menschen vor uns, die es ihm in seiner aktuellen Form ermöglicht haben zu sein. Er trägt all die Stärken und Informationen unserer Ahnen in sich. Sie haben schlimmste Hungersnöte, Krisen, Kriege und Seuchen überstanden und all ihre Überlebensstrategien an uns vererbt. Unser Körper ist wie ein hochtechnologischer Roboter auf biologischer Ebene. In ihm befinden sich Universen an Mikroorganismen. Er steckt voller Leben. Er ist das Kollektiv all der Zellen und Bakterien, aus denen er besteht. Es ist, als würden sich Nanobots zu einem größeren Roboter zusammensetzen.

Wie sehr bist du dir des Wertes deines Körpers bewusst? Und wie sehr begegnest du ihm tagtäglich mit Liebe? Ich kann dir versprechen, je mehr du anfängst, etwas zu lieben, desto liebenswerter wird es auch. Es wird sich so verändern, dass du immer mehr Gründe finden wirst, es noch viel mehr zu lieben. Und dies trifft auch auf unseren Körper zu. Je mehr wir ihn lieben, desto mehr wird das Zusammensein mit ihm zu einem höchsten Genuss. Desto schöner und leistungsfähiger wird er und desto gesünder wird er auch sein.

Lass uns unseren Körper heiraten. Lass uns eine Zeremonie abhalten, um bewusst eine Verbindung mit ihm einzugehen. Lass uns unseren Körper dadurch ehren, wertschätzen und vor allem lieben. Wir werden mit ihm durch gute und schlechte Zeiten gehen, selbst wenn andere uns verlassen. Unser Begleiter wird bis zum Ende unseres Lebens an unserer Seite sein. Mit ihm haben wir immer etwas, das wir lieben können. Lasst uns ihm die gleiche Liebe entgegenbringen, die wir uns von anderen wünschen. In dieser Zeremonie möchten wir unsere Wertschätzung zum Ausdruck bringen und all die Dinge aufzählen, die wir an ihm schätzen und für die wir ihm danken. Lasst uns auch die Welt, in der wir leben, auf die gleiche Weise würdigen. Alles in dieser Welt ermöglicht uns bestimmte Erfahrungen. Es ist keine Selbstverständlichkeit. Wir hätten genauso gut auf einem lebensfeindlichen Planeten geboren werden können. Doch wir hatten das Glück, in einer Welt voller Vielfalt an Pflanzen, Lebewesen, Landschaften, Erfindungen und Nahrung aufzuwachsen. Es hätte auch anders sein können. Wir hätten in einer Welt aufwachsen können, in der die Vielfalt nur ein Bruchteil von dem wäre, was wir hier erleben können.

Lasst uns also das Beste aus der begrenzten Zeit machen, die uns hier bleibt, und sie bewusst erleben und genießen. Auch wenn die meisten Fähigkeiten unseres Körpers aktuell noch im Schlummer liegen, kann ich dir versichern, dass der menschliche Körper etwas ganz Besonderes ist.

In welchem Bewusstsein begrüßt du also den neuen Tag und deinen Körper? Wie sehr bist du dir seines Wertes bewusst und wie sehr erlaubst du dir, ihn zu lieben und dadurch Liebe zu erfahren?

Versöhnung

Wenn wir über Versöhnung sprechen, geht es darum, in Harmonie mit dem gegenwärtigen Zustand zu kommen. Es geht darum, uns mit allem, worüber wir im Konflikt stehen, zu versöhnen. Erst dann kann wahre Heilung geschehen. Gibt es etwas, mit dem du noch uneins bist? Etwas, das du am liebsten aus dieser Welt tilgen würdest? Es ist wichtig zu erkennen, dass der Konflikt und die Ablehnung dieses Teils des Lebens uns nicht dienen. Es würde nur mehr von dem erschaffen, was wir nicht wollen. Es würde nur mehr Disharmonie und das Gegenteil von Heilung erzeugen. Heilsein bedeutet Ganzsein, und wir sind ganz, wenn wir wieder eins und in Harmonie mit dem gesamten Universum sind. Dieses Gefühl der Einheit ist erhaben und wunderschön. Es ist allein schon der ganze Heilungsprozess wert. Solange wir jedoch etwas ablehnen, können wir nicht eins sein. Das, was wir ablehnen, ist nicht das eigentliche Problem. Das Problem liegt darin, dass wir es ablehnen. Der Konflikt und der Widerstand sind das Problem. Jeder Aspekt des Lebens kann als schön erfahren werden. Daher kann er nicht das Problem sein. Er ist einfach da, weder mehr noch weniger, und er ermöglicht uns eine Erfahrung, für die wir hier sind. Eine Erfahrung, die wir als Seele selbst erschaffen wollten. Daher sollten wir diesen Aspekten viel mehr Dankbarkeit entgegenbringen, anstatt sie loswerden zu wollen.

Stell dir vor, wie sich ein Leben anfühlen würde, in dem nur das geschieht, was wir uns vorher gewünscht haben. Vermutlich großartig, oder? Tatsächlich leben wir bereits ein solches Leben, doch wir können es noch nicht erkennen. Aber wir haben jederzeit die Möglichkeit, es zu erkennen. Es gibt nur ein Wesen, und alles, was existiert, ist Teil dieses einen Wesens. Wie könnte also irgendetwas geschehen, was nicht von diesem Wesen gewollt ist? Unsere Seele ist Teil dieses Wesens, und wir sind Teil unserer Seele. Wenn also etwas nicht auf bewusster Ebene von uns erschaffen wurde, dann geschah es auf unbewusster oder überbewusster Ebene, also auf der Seelenebene. Und unsere Seele hat die größte Entscheidungsgewalt, da sie über dem Bewusstsein und dem Unterbewusstsein steht. Es kann also nichts geschehen, dem unsere Seele nicht zustimmt. Alles, was uns widerfährt, ist auch von unserer Seele gewollt. Und unsere Seele ist ewig. Wenn uns also etwas widerfährt, das wir nicht sofort großartig finden, dürfen wir darauf vertrauen, dass es von unserer Seele erschaffen und angeordnet wurde. Es geschieht niemals etwas gegen uns, sondern immer nur für uns. Es wurde uns als Geschenk gegeben, auch wenn wir den Wert davon nicht sofort erkennen können. Wir nehmen an, dass es schlecht ist, durch einen Verkehrsunfall körperlich beeinträchtigt zu sein. Aber dabei bedenken wir nicht, dass dieses Ereignis auch von unserer Seele gewollt sein könnte, weil es uns ermöglicht, bestimmte Erfahrungen zu machen, die sonst nicht möglich wären. Es könnte also ein voller Erfolg für unsere Seele sein, dass dies geschehen ist.

Kannst du erkennen, dass nichts so sein muss, wie es scheint? Dass selbst das, was schlecht zu sein scheint, sehr gut sein kann? Warum also urteilen, wenn wir doch gar nicht wissen können, was die Seele dahinter damit bezwecken will? Unserer Seele stand es offen, jede Realität zu erschaffen, und sie hat sich für diese entschieden. Kann es sein, dass sie dies nicht wahllos tat, sondern weil diese Realität ihr Erfahrungen ermöglicht, die nur hier möglich sind? Dass sie die Realität genauso geschaffen hat, wie es für die gewünschte Erfahrung auch nötig ist? Und der Schöpfer, statt das Opfer dieser Realität ist?

Wenn nun alles also von unserer Seele nicht nur erschaffen, sondern auch gewollt ist, wozu dann der Streit mit einigen Aspekten der Welt und des Lebens? Das Leben, welches wir erleben, hat sehr viele Aspekte, einige erfahren wir als sehr schön und andere als eher unangenehm. Als unangenehm erfahren wir diese nicht unbedingt wegen der Aspekte selbst, sondern weil wir diese selbst unangenehm machen. Das tun wir, indem wir diese ablehnen und schlecht machen. Und darum wollen wir uns nun mit diesen versöhnen. Wir dürfen wieder damit anfangen, diese so zu sehen, wie sie sind: als Aspekte des Lebens, die bestimmte Erfahrungen ermöglichen.

Als etwas, das genauso ist, wie es auch gedacht war. Nicht als misslungenes Experiment des Göttlichen, sondern weil es genau so und nicht anders von unserer Seele gewollt ist. Schau dich um in deinem Leben und erkenne in allem, in jedem einzelnen Aspekt des Lebens etwas, was genauso ist, wie es auch sein soll und gewollt ist und damit als perfekt. Fühlt sich diese Sicht nicht gleich viel besser an?

Alles ist genauso, wie es sein soll. Wie es von uns auf Seelenebene gewollt ist. Dies wollen wir nun als unsere neue Wahrheit annehmen, nicht unbedingt, weil es so ist, sondern vor allem deswegen, weil es sich so viel leichter und schöner lebt. Weil wir so viel mehr in unsere Mitte und Harmonie kommen und bleiben. Doch lasst uns nun einige Aspekte des Lebens anschauen, mit denen wir oft nicht einverstanden sind. Sowohl die großen als auch die kleinen.

Als kleines Beispiel nehmen wir den Klebestreifen, der gerade nicht klebt oder sich verklebt. Als großes Beispiel nehmen wir den Welthunger. Wenn wir gerade eine Situation vorfinden, in der der Klebestreifen nicht so will, wie wir es gerne hätten, macht es die Situation besser, wenn wir den verklebten Klebestreifen ablehnen? Oder würde uns dies nur aus unserer Harmonie bringen und damit den Nährboden für weitere kleine und große Probleme bieten? Lohnt es sich dafür, unseren inneren Frieden zu opfern? Oder können wir diese Situationen nicht sogar nutzen, um uns in bedingungsloser Liebe zu üben? Die Situation ist, wie sie gerade ist, doch wir können entscheiden, wie wir sie sehen und damit erfahren und wie wir sie nutzen wollen. Muss diese Situation für immer verschwinden, damit wir in Harmonie sein können, oder spielt sie dabei keine Rolle? Wir entscheiden! Ich zumindest wähle, auch in solchen Situationen in Harmonie zu bleiben und auch diese bedingungslos zu lieben, weil es sich für mich viel schöner anfühlt. Ich sehe sie einfach als Prüfungen des Tages, die mir Gelegenheit bieten, meine Liebe und meine innere Harmonie unter Beweis zu stellen. So viel zu den kleinen Dingen, mit denen wir uns auf diese Weise wieder versöhnen dürfen.

Doch wie sieht es mit den großen Dingen aus, bei denen wir uns nicht einmal vorstellen können, dass jemand mit ihnen im

Frieden sein kann? Dinge wie Krieg, Folter, Vergewaltigung, Unterdrückung, Umweltzerstörung usw.? Auch sie dienen uns, um uns ganz spezielle Erfahrungen zu ermöglichen. Außerdem sind es gerade diese Dinge, bei denen Einigkeit bei uns herrscht und wir so gewillt sind, sie im Team aufzulösen. In Krisen halten wir Menschen zusammen und helfen uns einander, zumindest generell und die meisten von uns. Ja, diese Dinge erscheinen uns schrecklich, doch nur so lange, wie wir sie als etwas sehen, was nichtKannst du erkennen, dass nichts so sein muss, wie es scheint? Dass selbst das, was schlecht zu sein scheint, sehr gut sein kann? Warum also urteilen, wenn wir doch gar nicht wissen können, was die Seele dahinter damit bezwecken will? Unsere Seele hatte die Freiheit, jede Realität zu erschaffen, und sie hat sich für diese entschieden. Kann es sein, dass sie dies nicht wahllos getan hat, sondern weil diese Realität ihr Erfahrungen ermöglicht, die nur hier möglich sind? Dass sie die Realität genauso geschaffen hat, wie es für die gewünschte Erfahrung auch nötig ist? Und der Schöpfer, statt das Opfer dieser Realität zu sein?

Wenn nun alles also von unserer Seele nicht nur erschaffen, sondern auch gewollt ist, wozu dann der Streit mit einigen Aspekten der Welt und des Lebens? Das Leben, das wir erleben, hat sehr viele Aspekte, einige davon empfinden wir als sehr schön und andere als eher unangenehm. Als unangenehm empfinden wir diese nicht unbedingt wegen der Aspekte selbst, sondern weil wir sie selbst unangenehm machen. Das tun wir, indem wir sie ablehnen und schlecht machen. Und deshalb wollen wir uns nun mit ihnen versöhnen. Wir dürfen wieder damit anfangen, sie so zu sehen, wie sie sind: als Aspekte des Lebens, die bestimmte Erfahrungen ermöglichen. Als etwas, das genauso ist, wie es auch gedacht war. Nicht als misslungenes Experiment des Göttlichen, sondern weil es genau so und nicht anders von unserer Seele gewollt ist. Schau dich um in deinem Leben und erkenne in allem, in jedem einzelnen Aspekt des Lebens etwas, was genauso ist, wie es auch sein soll und gewollt ist und damit als perfekt. Fühlt sich diese Sicht nicht gleich viel besser an?

Alles ist genauso, wie es sein soll. Wie es von uns auf Seelenebene gewollt ist. Das wollen wir nun als unsere neue

Wahrheit annehmen, nicht unbedingt, weil es so ist, sondern vor allem deshalb, weil es sich so viel leichter und schöner lebt. Weil wir so viel mehr in unsere Mitte und Harmonie kommen und bleiben. Doch lassen wir uns nun einige Aspekte des Lebens anschauen, mit denen wir oft nicht einverstanden sind. Sowohl die großen als auch die kleinen.

Als kleines Beispiel nehmen wir den Klebestreifen, der gerade nicht klebt oder sich verklebt. Als großes Beispiel nehmen wir den Welthunger. Wenn wir gerade eine Situation vorfinden, in der der Klebestreifen nicht so will, wie wir es gerne hätten, macht es die Situation besser, wenn wir den verklebten Klebestreifen ablehnen? Oder würde uns dies nur aus unserer Harmonie bringen und damit den Nährboden für weitere kleine und große Probleme bieten? Lohnt es sich dafür, unseren inneren Frieden zu opfern? Oder können wir diese Situationen nicht sogar nutzen, um uns in bedingungsloser Liebe zu üben? Die Situation ist, wie sie gerade ist, doch wir können entscheiden, wie wir sie sehen und damit erfahren und wie wir sie nutzen wollen. Muss diese Situation für immer verschwinden, damit wir in Harmonie sein können, oder spielt sie dabei keine Rolle? Wir entscheiden! Ich zumindest wähle, auch in solchen Situationen in Harmonie zu bleiben und auch diese bedingungslos zu lieben, weil es sich für mich viel schöner anfühlt. Ich sehe sie einfach als Prüfungen des Tages, die mir Gelegenheit bieten, meine Liebe und meine innere Harmonie unter Beweis zu stellen. So viel zu den kleinen Dingen, mit denen wir uns auf diese Weise wieder versöhnen dürfen.

Doch wie sieht es mit den großen Dingen aus, bei denen wir uns nicht einmal vorstellen können, dass jemand mit ihnen im Frieden sein kann? Dinge wie Krieg, Folter, Vergewaltigung, Unterdrückung, Umweltzerstörung usw.? Auch sie dienen uns, um uns ganz spezielle Erfahrungen zu ermöglichen. Außerdem sind es gerade diese Dinge, bei denen Einigkeit bei uns herrscht und wir so gewillt sind, sie im Team aufzulösen. In Krisen halten wir Menschen zusammen und helfen uns einander, zumindest generell und die meisten von uns. Ja, diese Dinge erscheinen uns schrecklich, doch nur solange wir sie als etwas betrachten, das nicht sein sollte, weil es ungewollt ist. Doch wenn wir bedenken, dass wir sie selbst auf einer höheren Ebene erschaffen und gewollt haben, sieht es ganz anders aus. Was, wenn sie im Einverständnis mit allen beteiligten Seelen(-aspekten) geschehen, um etwas Besonderes zu ermöglichen, das sonst nicht möglich wäre? Auch das, was in Horrorfilmen passiert, ist schrecklich, und dennoch werden diese Szenen gedreht, weil es Menschen gibt, die daran interessiert sind, sie anzuschauen. Andernfalls würde niemand Zeit und Geld investieren, um sie zu produzieren. Wir sehen sie uns an, um eine Erfahrung zu machen. Und das Gleiche gilt für unsere Seele. Sie interessiert sich für bestimmte Erfahrungen, aus welchem Grund auch immer, und deshalb erschafft sie diese, um sie dann mit ihrem Erfahrungskörper zu erleben, mit dem sich viele von uns derzeit identifizieren. Wir sind die Seele, die Erfahrungen macht. Es gibt keine Trennung. Aber sie hat es so arrangiert, dass der Erfahrungskörper sich nicht daran erinnert, dass die Seele selbst die Erfahrung gewollt, geplant und erschaffen hat. Und das aus gutem Grund: um die Erfahrung so intensiv und authentisch wie möglich zu machen. Stell dir vor, du hast die Fähigkeit und Möglichkeit, einen Film zu erschaffen, den du mit all deinen Sinnen erleben kannst. Du überlegst dir, was du sehen möchtest, planst alles und setzt es dann um. Am Ende möchtest du dir den Film anschauen, du betrittst das Simulatorgerät und drückst vorher den Knopf, der bewirkt, dass du dich nicht mehr erinnerst, dass es nur ein Film ist und dass du ihn selbst geplant und erschaffen hast. So ähnlich kannst du dir das vorstellen, nur dass es nicht auf technischer, sondern auf traumhafter Ebene basiert und der Schleier, der das Vergessen bewirkt, meist ein ganzes Leben lang wirkt. Erst wenn wir ein tiefes Erwachen erleben oder sterben, wird der Schleier gelüftet und wir werden wissen, dass wir alles selbst erschaffen haben. Nun, da wir dies in diesem Kapitel erfahren durften, können wir uns auch jetzt dafür entscheiden, uns dessen bewusst zu bleiben. Es wäre förderlich für ein entspanntes und genussvolles Leben. Wenn wir jegliches Leiden in uns beenden wollen, kann diese Perspektive sogar ein sehr hilfreicher Weg sein. Denn wenn wir sie vollständig akzeptieren können, hören wir auf, Widerstand gegen etwas zu leisten.

Und es hilft uns, die Inhalte unseres Lebens als Geschenk zu betrachten und dadurch als besonders schön zu erfahren. Mit schön meine ich in diesem Fall, dass wir sie als Genuss empfinden. Es geht nicht darum, das Böse oder Ähnliches zu rechtfertigen, sondern darum, einen Umgang damit zu finden, der uns in Frieden lässt. Es geht darum, immer im Einklang mit allem zu bleiben und nicht das Nicht-Dienliche weiter zu fördern, ganz im Gegenteil. Wenn wir das Böse oder das, was aus unserer Sicht nicht sein sollte, ablehnen, fügen wir uns nur selbst Leid und Schmerz zu. Oft sind diese sogar die Ursache dafür, dass das, was wir ablehnen, überhaupt entsteht. Es entsteht meistens aus einer Disharmonie heraus. Wenn wir uns mit dem, was ist, versöhnen und eine Sichtweise wählen, die der Harmonie dienlicher ist, bleiben wir in unserer eigenen Harmonie und erzeugen weitere Harmonie. Harmonie fühlt sich zumindest für mich schöner und genussvoller an. Stell dir vor, da ist ein Schiff mit Löchern im Boden, die das darstellen, was aus unserer Sicht nicht sein sollte. Nun können wir diese Löcher reparieren, was symbolisch für Versöhnung und Harmonie steht. Oder wir können uns entscheiden, noch mehr Löcher zu erzeugen, was für Disharmonie steht. Ein anderes Beispiel: Aufgrund eines Ereignisses, mit dem wir nicht einverstanden sind, könnten wir in Ärger, Disharmonie und Ablehnung verfallen und diese Energie später auf andere Menschen übertragen. Und diese übertragen sie wiederum auf andere, und so entsteht mehr von dieser Energie. Oder wir betrachten es als Geschenk oder einfach neutral als das, was es ist, und tragen diese harmonische Energie weiter, wodurch mehr von dieser Energie entstehen kann. Noch einmal, es geht nicht darum, das Böse oder großes Elend nur positiv zu sehen und es sich ungehindert ausbreiten zu lassen. Es geht darum, dafür zu sorgen, dass es gebannt und aufgelöst wird, aber aus einer Haltung und Energie der Harmonie heraus. Es geht darum, mit allem in Harmonie zu sein und gleichzeitig uns mehr dem zuzuwenden, mit dem es uns am leichtesten fällt, in Harmonie zu sein. Das bedeutet, das Elend zu beseitigen, ohne selbst ins Elend zu verfallen, und uns dann dem Paradiesischen zuzuwenden und es zu fördern.

Niemand, außer du

Niemand außer dir hat die Entscheidungsgewalt darüber, wann es genug ist. Wann du dich geliebt fühlst, wann keine weiteren Fragen mehr nötig sind, wann du angekommen bist. Wann alles perfekt ist, wann du Sicherheit verspürst, wann du dich glücklich fühlen kannst und so weiter. Wenn du also derjenige bist, der diese Entscheidungen trifft und das Leben doch so viel schöner ist, wenn diese Wahl getroffen ist, warum dann nicht jetzt? Warum nicht jetzt entscheiden, dass du geliebt wirst? Ist nicht allein die Tatsache, dass du existierst, der beste Beweis dafür, dass du bereits geliebt wirst? Ist nicht jedes bisschen Aufmerksamkeit, das du erhältst, ohne dafür zu bezahlen, bereits Beweis genug? Doch Liebe erfahren wir nicht nur dann, wenn wir von anderen geliebt werden, sondern auch wenn wir uns selbst als geliebt betrachten. Denn Liebe entsteht immer nur in uns und kann auch nur von uns wahrgenommen werden. Wir können jetzt die Wahl treffen, uns geliebt zu fühlen, anstatt zu warten, bis gewisse Bedingungen erfüllt sind. Doch am Ende sind wir es selbst, die diese Wahl treffen müssen. Und wir müssen mit dieser Wahl übereinstimmen. Du fühlst dich geliebt, wenn du es dir erlaubst, es so zu sehen. Wenn du sagst: "Ich fühle mich geliebt" oder "Meine Umgebung beweist mir, dass ich geliebt werde". Es spielt keine Rolle, welche Beweise wir dafür nehmen. Wichtig ist nur, wie wir die Situation wahrnehmen. Dabei können wir uns auch einfach selbst lieben. Inwiefern unterscheidet sich diese Selbstliebe von der Liebe anderer? Ob wir uns von anderen oder von uns selbst geliebt fühlen, in beiden Fällen fühlen wir uns geliebt und haben, was wir wollen. Die Liebe findet Einzug, wenn wir die aktuelle Situation und uns selbst so annehmen können, wie sie oder wir gerade sind, ohne den Wunsch nach Veränderung. Ohne zu sagen, dass etwas anders sein müsste. Wir finden es schön und gut, so wie es ist. Wir erlauben uns, es bereits in seiner jetzigen Form als perfekt und vollkommen zu betrachten. Dies kann entweder der Fall sein, wenn bestimmte Umstände eintreten, die wir zuvor als Voraussetzung für das Sehen von Perfektion festgelegt haben. Oder es kann der Fall sein, wenn wir uns entscheiden, jetzt festzulegen, dass es bereits jetzt perfekt ist, so wie es ist. Und ich denke, du weißt bereits, welcher der beiden Wege schneller ist.

Alles in der Welt ist relativ, und ob etwas gut oder schlecht ist, entscheiden immer wir. Manchmal kann dieselbe Sache sogar gut oder schlecht sein, es liegt nicht am Ding selbst, sondern an dem, was wir daraus machen. Und auch darüber, wann wir genug wissen, entscheiden nur wir allein. Unser Leben ist viel zu kurz, um alle Fragen, die uns einfallen, zu beantworten. Jede beantwortete Frage führt nur zu weiteren Fragen. Es ist ein endloser Prozess. Wenn wir also immer Fragen haben werden, warum entscheiden wir uns nicht einfach dafür, dass wir bereits genug wissen? Wäre das nicht viel einfacher? Wir können die Antworten auf uns zukommen lassen. Und auch in Bezug auf das "angekommen sein", warum entscheiden wir nicht, dass wir bereits jetzt angekommen sind, anstatt darauf zu warten? Fühlt sich ein Leben im Zustand des "angekommen sein" nicht viel schöner an? Genauso ist es mit Zielen, Wünschen, Sicherheit und Kontrolle. Es wird niemals eine Zeit geben, in der wir keine Ziele und Wünsche mehr haben, solange wir danach streben, sie zu erreichen und zu erfüllen. Erst wenn wir nur noch das, was hier und jetzt ist, als Ziel und Wunsch haben, werden wir von ihnen befreit sein. Andernfalls wird jedes erreichte Ziel nur der Ausgangspunkt für das nächste sein. Und jeder Wunsch wird nur die Geburtsstätte eines neuen Wunsches sein. Und so viele potenzielle Gefahren es auch geben mag, gegen die wir uns schützen könnten, haben wir weder genügend Mittel noch genügend Lebenszeit, um uns vor allem zu schützen. Niemand außer dir hat die Entscheidungsgewalt darüber, wann es genug ist. Wann du dich geliebt fühlst, wann keine weiteren Fragen mehr nötig sind, wann du angekommen bist. Wann alles perfekt ist, wann du Sicherheit verspürst, wann du dich glücklich fühlen kannst und so weiter. Wenn du also derjenige bist, der diese Entscheidungen trifft und das Leben doch so viel schöner ist, wenn diese Wahl getroffen ist, warum dann nicht jetzt?

Warum nicht jetzt entscheiden, dass du geliebt wirst? Ist nicht allein die Tatsache, dass du existierst, der beste Beweis dafür, dass du bereits geliebt wirst? Ist nicht jedes bisschen Aufmerksamkeit, das du erhältst, ohne dafür zu bezahlen, bereits Beweis genug? Doch Liebe erfahren wir nicht nur dann, wenn wir von anderen geliebt werden, sondern auch wenn wir uns selbst als geliebt betrachten. Denn Liebe entsteht immer nur in uns und kann auch nur von uns wahrgenommen werden.

Wir können jetzt die Wahl treffen, uns geliebt zu fühlen, anstatt zu warten, bis gewisse Bedingungen erfüllt sind. Doch am Ende sind wir es selbst, die diese Wahl treffen müssen. Und wir müssen mit dieser Wahl übereinstimmen. Du fühlst dich geliebt, wenn du es dir erlaubst, es so zu sehen. Wenn du sagst: "Ich fühle mich geliebt" oder "Meine Umgebung beweist mir, dass ich geliebt werde". Es spielt keine Rolle, welche Beweise wir dafür nehmen. Wichtig ist nur, wie wir die Situation wahrnehmen. Dabei können wir uns auch einfach selbst lieben.

Inwiefern unterscheidet sich diese Selbstliebe von der Liebe anderer? Ob wir uns von anderen oder von uns selbst geliebt fühlen, in beiden Fällen fühlen wir uns geliebt und haben, was wir wollen. Die Liebe findet Einzug, wenn wir die aktuelle Situation und uns selbst so annehmen können, wie sie oder wir gerade sind, ohne den Wunsch nach Veränderung. Ohne zu sagen, dass etwas anders sein müsste. Wir finden es schön und gut, so wie es ist. Wir erlauben uns, es bereits in seiner jetzigen Form als perfekt und vollkommen zu betrachten.

Dies kann entweder der Fall sein, wenn bestimmte Umstände eintreten, die wir zuvor als Voraussetzung für das Sehen von Perfektion festgelegt haben. Oder es kann der Fall sein, wenn wir uns entscheiden, jetzt festzulegen, dass es bereits jetzt perfekt ist, so wie es ist. Und ich denke, du weißt bereits, welcher der beiden Wege schneller ist.

Alles in der Welt ist relativ, und ob etwas gut oder schlecht ist, entscheiden immer wir. Manchmal kann dieselbe Sache sogar gut oder schlecht sein, es liegt nicht am Ding selbst, sondern an dem, was wir daraus machen. Und auch darüber, wann wir genug wissen, entscheiden nur wir allein. Unser Leben ist viel zu kurz, um alle Fragen, die uns einfallen, zu beantworten. Jede beantwortete Frage führt nur zu weiteren Fragen. Es ist ein endloser Prozess.

Wenn wir also immer Fragen haben werden, warum entscheiden wir uns nicht einfach dafür, dass wir bereits genug wissen? Wäre das nicht viel einfacher? Wir können die Antworten auf uns zukommen lassen. Und auch in Bezug auf das "angekommen sein", warum entscheiden wir nicht, dass wir bereits jetzt angekommen sind, anstatt darauf zu warten? Fühlt sich ein Leben im Zustand des "angekommen sein" nicht viel schöner an?

Genauso ist es mit Zielen, Wünschen, Sicherheit und Kontrolle. Es wird niemals eine Zeit geben, in der wir keine Ziele und Wünsche mehr haben, solange wir danach streben, sie zu erreichen und zu erfüllen. Erst wenn wir nur noch das, was hier und jetzt ist, als Ziel und Wunsch haben, werden wir von ihnen befreit sein. Andernfalls wird jedes erreichte Ziel nur der Ausgangspunkt für das nächste sein. Und jeder Wunsch wird nur die Geburtsstätte eines neuen Wunsches sein.

Und es gibt so viele potenzielle Gefahren, die jederzeit auftreten können, aber wir haben weder die Ressourcen noch die Lebenszeit, um uns vor allem zu schützen. Es kann immer etwas passieren. Wenn die Zeit gekommen ist, wird es passieren, und wir können nichts dagegen tun. Und wenn die Zeit noch nicht gekommen ist, wird ohnehin nichts passieren. Daher sind alle Sicherheiten trügerisch. Auf dem Weg, uns abzusichern, werden wir niemals ans Ziel kommen. Wir werden nur weitere Gefahren entdecken, gegen die wir uns absichern müssen. Erst wenn wir Vertrauen haben, dass nur das passiert, was passieren soll, und dass letztendlich alles zu unserem Besten geschieht, können wir loslassen. Wir werden niemals alles kontrollieren können, nicht einmal eine Super-KI könnte das. Also wie sollen wir es dann jemals schaffen? Es wird immer Dinge geben, die sich unserer Kontrolle entziehen. Deshalb sollten wir auch hier Vertrauen haben und die Kontrolle loslassen, denn wir werden niemals alles unter Kontrolle haben. Warte nicht auf den Tag, an dem all deine Rechnungen bezahlt sind, um zu leben. Lebe heute. Lass bezahlte Rechnungen oder andere noch ausstehende Dinge niemals ein Grund sein, heute nicht zu leben. Dich heute nicht zu freuen, durch das Leben zu tanzen, dankbar zu sein und jeden Moment zu genießen. Andernfalls wartest du vergeblich, denn es besteht die Möglichkeit, dass nur weitere Rechnungen auf dich warten oder du vorher stirbst. Lebe jetzt und nicht irgendwann. Lebe hier, nicht irgendwo. Sei du selbst, nicht jemand anderes. Lass das Jetzt dein Lieblingsmoment sein. Den Ort, an dem du gerade bist, zu deinem Lieblingsort machen und dein Dasein als das Gewünschte betrachten.

Sei dir dieser Macht bewusst. Innerer Frieden, der die Grundlage für äußeren Frieden bildet, entsteht nicht, wenn alles im Außen perfekt ist. Er entsteht, wenn du alles im Außen so akzeptierst, wie es ist. Du bist niemals glücklich aufgrund äußerer Umstände, es scheint nur so. Du bist es immer nur, weil du dich dafür entscheidest. Leider treffen wir diese Entscheidung oft erst dann, wenn wir bestimmte Bedingungen im Außen erfüllt haben, sei es durch selbst aufgestellte oder von anderen übernommene Vorgaben. Selbst wenn alle Bedingungen erfüllt sind, die du glaubst, erfüllt sein müssen, damit du das bekommst, was du wirklich willst, kannst du garantieren, dass es so bleibt? Die Welt ist vergänglich und Dinge ändern sich aufgrund von Umständen, die außerhalb deiner Kontrolle liegen. Das kannst du nicht, also lass den Unsinn sein. Es ist nur eine Quelle unnötigen Leidens. Sei das, was du sein möchtest, ohne Bedingungen zu erfüllen. Liebe, um zu lieben. Sei im Frieden, um im Frieden zu sein. Sei glücklich, weil du die Fähigkeit hast, glücklich zu sein. Dann wirst du automatisch Dinge tun, die dir helfen, dein Leben schöner und einfacher zu gestalten. Dann musst du nicht mehr warten. Dann musst du niemand anderem oder irgendetwas anderem die Schuld geben, dass du dein Traumleben noch nicht lebst. Dann wirst du dein Traumleben leben, unabhängig davon, wie es im Außen aussieht. Denn dann wirst du das Außen so betrachten, als wäre es bereits optimal, und dann wirst du erkennen, dass es die ganze Zeit bereits optimal und richtig war, du es nur noch nicht erkennen konntest. Weil du es dir noch nicht erlaubt hattest. Zuerst kommt das Sein und dann folgen die richtigen Taten und dadurch das Haben. Also wisse, niemand außer dir entscheidet, wann du dein bestes Leben erleben kannst. Niemand außer dir kann es dir ermöglichen. Es liegt alles an deiner Sichtweise. Betrachte die Dinge so, wie sie sind, ohne Gedanken, Urteile oder Vorurteile, oder betrachte sie so, wie du sie gerne hättest. Wenn du sie gerne schön haben möchtest, dann entscheide dich, sie so, wie sie jetzt sind, schön zu finden, und dann werden sie für dich schön sein. Denn jedes Etikett ist eine subjektive Empfindung, die du in jedem Moment neu entscheiden kannst. Du entscheidest, wie du die Dinge findest. Findest du sie gut, schön, richtig, perfekt, vollkommen oder findest du sie schlecht, hässlich, falsch, unperfekt, unvollkommen usw.?

Niemand außer dir selbst hat die Kontrolle darüber, wie du die Dinge siehst. Es liegt allein in deiner Entscheidung, ob du dich von anderen beeinflussen lässt und ihre Sichtweise übernimmst. Doch du bist zu keiner Zeit verpflichtet, die Welt durch die Augen anderer zu betrachten. Stelle dir die Frage, ob diese Sichtweise dir tatsächlich dienlich ist. Trägt sie zu deinem Glück, Wohlbefinden, deiner Gesundheit und Harmonie bei? Wenn nicht, dann bleibe lieber bei deiner eigenen Perspektive.

Die Wahrheit ist, dass wir die Welt gar nicht so sehen können, wie sie wirklich ist. Wir können nicht einmal beweisen, dass es eine Welt außerhalb von uns überhaupt gibt. Denn unsere Wahrnehmung findet immer in unserem eigenen Inneren statt. Selbst wenn uns ein Instrument sagt, wie die Welt beschaffen ist, nehmen wir diese Information in uns auf. Ohne unsere Wahrnehmung wüssten wir nichts davon. Sobald wir etwas wissen, ist es bereits Teil unseres Bewusstseins. Wir haben nie die Welt an sich wahrgenommen, sondern immer nur unseren Geist. Es könnte sogar sein, dass es nur den Geist gibt, in dem die Welt wie ein Bild, eine Erinnerung oder ein Traum in unserem Bewusstsein existiert. Eine äußere Welt ist gar nicht nötig, wir benötigen nur die Vorstellung davon. Wenn wir uns an etwas erinnern, spielen wir die Situation in unserer Vorstellung ab. Wenn wir psychedelische Drogen nehmen, erleben wir Visionen in unserem Geist und somit auch in unserer Vorstellung. Geist, Vorstellung, Bewusstsein - es ist alles dasselbe. Unser Geist erhält Daten von irgendwoher, filtert sie, fügt etwas hinzu und formt sie um. So entsteht die Realität, die wir wahrnehmen. Durch unsere Interpretation sehen wir entweder eine Schlange oder ein Seil. Unsere Angst lässt uns das Wahrgenommene viel bedrohlicher erscheinen. Durch unsere Liebe nehmen wir es hingegen als etwas Schönes wahr. Alles, was nicht mit unseren Überzeugungen übereinstimmt, wird einfach ausgeblendet. So nehmen wir auch nur das wahr, was wir für wahr halten. Unser Glaube bestimmt, was wir wahrnehmen.

Wir sind wie Menschen, die in einem Kinosaal sitzen und noch nie etwas anderes als die Leinwand gesehen haben. Alles, was wir über die Welt zu wissen glauben, spielt sich auf dieser Leinwand ab. Was darauf zu sehen ist, wird von einer Kamera und einem Programm bestimmt. Die Kamera fokussiert immer nur das, was dem Programm (unseren Glaubenssätzen) entspricht. Alles andere wird ausgeblendet und existiert dadurch für uns nicht. Denn nur das, was wir wahrgenommen haben, existiert für uns. Das, was die Kamera sieht, wird vom Programm so umgeformt, dass es diesem entspricht. Es werden sogar Bilder hinzugefügt, die die Kamera gar nicht aufgenommen hat. Und es werden Bilder entfernt. Erst dann sehen wir es auf der Leinwand unseres Geistes. Wir können also gar nicht wissen, wie die Welt außerhalb unserer Wahrnehmung aussieht. Und wir können auch nicht wissen, was andere wahrnehmen. Wir leben alle in komplett unterschiedlichen Welten, weshalb es oft zu Meinungsverschiedenheiten kommt. Die meisten von uns wissen das noch nicht. Im Kybalion wird daher gesagt, dass das All Geist ist. Bewusstsein kann ohne die Welt existieren, aber die Welt kann nicht ohne Bewusstsein existieren. Unsere Beurteilung und Interpretation bestimmen maßgeblich, wie die Welt in uns aussieht - die einzige Welt, die wir jemals kennen werden. Frage dich also einmal, ob du von einer Welt wissen kannst, die du noch nie wahrgenommen hast. Und bedenke dabei, dass du dir diese Welt bereits vorstellst, sobald du darüber nachdenkst. Können wir also sicher sagen, dass es etwas außerhalb unserer Wahrnehmung gibt? Wo findet also unser Leben, unser Traum, unsere Gedanken, unsere Gefühle, das, was wir sehen, hören, riechen, schmecken, tasten, spüren und sogar das, was wir nach unserem körperlichen Tod wahrnehmen, statt? Findet es außerhalb unseres Geistes, unseres Gewahrseins, statt oder immer nur innerhalb von uns?

Was du einem anderen oder der Welt antust, tust du dir selbst an

Schon oft haben wir diesen Spruch in unterschiedlicher Form gehört. Doch die meisten haben ihn einfach ignoriert. Wie kann ich mir aber selbst etwas antun, wenn ich es einem anderen antue? Um das zu verstehen, sollten wir uns als einen großen Organismus betrachten. Wir, die anderen und unser Planet mit all seinen Bewohnern und der Natur. Du hast sicherlich schon vom Schmetterlingseffekt gehört. Dieser besagt, dass der Flügelschlag eines Schmetterlings auf der einen Seite der Welt einen Hurrikan auf der anderen Seite der Welt auslösen kann. Ein einfaches Lächeln oder eine Beleidigung können bereits über Krieg und Frieden entscheiden. Mit jeder unserer Einflussnahmen, sei es durch unsere Körpersprache, Sprache, Taten oder Aufmerksamkeit, nähren wir entweder die Harmonie oder die Disharmonie in uns, bei anderen und in der Welt. Wenn wir feindselige Handlungen wie Beleidigungen und die Absicht, anderen Schaden zuzufügen, ausüben, nähren wir die Disharmonie in der Welt. Diese ist jedoch der Nährboden, auf dem all das gedeiht, was wir im Leben und in der Welt weniger wollen: Gewalt, Hass, Krieg, Zerstörung, Mord, Lügen, Erpressung, Folter, Feindschaft, Zwang, Krankheit und so weiter. Hingegen, wenn wir freundliche Handlungen wie ein Lächeln und die Absicht, anderen Freude zu bereiten, ausüben, nähren wir die Harmonie in der Welt. Und diese ist der Nährboden, auf dem all das gedeiht, was wir im Leben und in der Welt mehr wollen: Unterstützung, Liebe, Vertrauen, Verständnis, Freude, Freundschaft, Gesundheit, Freiheit und so weiter. Selbst aus so kleinen Handlungen wie einem Lächeln oder einer Beleidigung können Heilung oder Verletzung entstehen. Und ein Gefühl entsteht, das zu Entscheidungen führt, die entweder dem Guten oder dem Bösen zugeordnet werden können. Himmel und Hölle existieren, aber sie sind kein Ort, den wir erst nach unserem physischen Tod erreichen. Sie sind ein Zustand in uns und um uns herum. Wir erleben sie als einen angenehmen oder schmerzhaften emotionalen Zustand in uns. Und das, was in uns ist, drücken wir durch unsere Handlungen in der Welt aus.

Tragen wir den Himmel in uns, also Liebe, Glück, Freude und Glückseligkeit, dann erschaffen wir ein wahres Paradies. Eine Welt, in der jeder Mensch auf allen Ebenen Wohlstand erfahren kann. Eine Welt, in der wir uns als enge, liebende Familie sehen, behandeln und erleben. Eine Welt, in der Vertrauen und Fürsorge füreinander selbstverständlich sind. Eine Welt, in der es uns allen gut geht und wir bekommen, was wir uns wünschen. Tragen wir hingegen die Hölle in uns, also Hass, Leid, Angst, Groll, Ärger, Missgunst und Zorn, dann erschaffen wir eine wahre Hölle. Eine Welt, in der Armut in vielen Formen herrscht. Eine Welt, in der um Ressourcen gekämpft wird, in der Kriege, Raub, Mord, Erpressung und Verletzungen stattfinden. Eine Welt, in der wir uns als verfeindete Fremde sehen, behandeln und erleben. Eine Welt, in der Misstrauen und das Erschweren des Lebens an der Tagesordnung sind. Eine Welt, in der es anderen und somit auch uns selbst möglichst schlecht geht und uns das fehlt, was wir uns als Lebenserfahrung und für unsere Welt wünschen. Wie wir die Welt sehen, spiegelt sich in unserem Gefühl wider. Was wir fühlen, drücken wir aus. Was wir ausdrücken, beeinflusst, was andere wahrnehmen. Dies wiederum beeinflusst, wie sie sich fühlen und was sie ausdrücken. Und das, was wir als Kollektiv, als Menschheit, insgesamt ausdrücken, erschafft die Welt, in der wir leben und das Leben, das wir erfahren. Also, wie wählst du aus, wie du deine Umgebung siehst, wie du dich fühlst und was du durch deine Worte und Handlungen ausdrückst? Und zu welchem Zweck bist du bereit, andere Menschen zu inspirieren? Zur Liebe oder zum Hass? Zur Freundschaft oder zur Feindschaft? Zur Erschaffung des Himmels oder der Hölle auf Erden? Die Wahl liegt bei dir! Was du dir in der Welt wünschst, darfst du in dir fühlen und im Außen leben. Damit es für andere sichtbar und real wird und somit in unsere Welt geboren werden kann. Ich lade dich ein, der Mensch zu sein, den du dir in anderen wünschst.

Das Leben ist ein Test

Was wäre, wenn ich dir sage, dass das Leben eine Prüfung für unsere Seele ist? Eine Prüfung, in der es darum geht, unsere schönste Version zum Ausdruck zu bringen. Jede Situation kann als eine Frage betrachtet werden: "Wie kann ich liebevoll auf diese Situation reagieren und mich als reine Liebe zeigen?" Es geht nicht darum, etwas Neues zu lernen, denn die Lernphase haben wir bereits vor diesem Leben absolviert. Es geht darum, das Gelernte zum Ausdruck zu bringen und uns daran zu erinnern. Und wir sind dazu in der Lage, denn wir haben bereits lichtvolle Eigenschaften gezeigt und uns als Retter in der Not, Heiler, Lehrer, Tröster, Unterstützer, Wohltäter, Engel, fürsorglichen Menschen uvm. erfahren Werte der Liebe zum Ausdruck bringen.

Der größte Wunsch unserer Seele ist es, diese Prüfung zu bestehen, für die sie sich selbst entschieden hat. Sie möchte sich als die schönste Version ihrer selbst erfahren und das Schönste, was sie überhaupt sein kann, zum Ausdruck bringen. Das ist das Projekt unserer Seele, ähnlich wie ein Bildhauer, der an seiner Statue arbeitet. Doch wie schaffen wir das? Ganz einfach, indem wir uns in jeder Situation fragen, wie der liebevollste Mensch, den wir uns vorstellen können, denken, fühlen, entscheiden, sprechen und handeln würde. Es kann hilfreich sein, sich an Vorbildern zu orientieren, sei es real existierende Menschen oder eine Fantasiegestalt, die wir in unserer Vorstellung und auf dem Papier erschaffen, falls wir noch niemanden kennen, der als Vorbild dienen kann. Und wenn wir noch kein passendes Vorbild in unserem Umfeld haben, liegt es in unserer Verantwortung, selbst ein solches Vorbild für unser Umfeld zu sein.

Unsere Seele drückt sich hier kreativ aus, wie ein Künstler auf einer Leinwand. Doch sie bedient sich nicht nur Farben und Papier, sondern unserer gesamten Ausdrucksweise, durch unseren Körper und die Welt um uns herum. Wir haben immer die Wahl, uns zu fragen, ob unsere Gedanken, Gefühle, Worte und Taten mehr von Angst oder von Liebe geprägt sind und uns dann für das entscheiden, was mehr der Liebe entspricht.

Was sich freier, weicher, leichter und wärmer anfühlt, anstatt enger, härter, schwerer und kälter. Wenn wir auf unserem Lebensweg unterwegs sind, können wir nur bis zum nächsten Horizont blicken. Wir können noch nicht erahnen, was uns auf unserem Weg noch erwartet. Wir können uns noch nicht vorstellen, wie sehr wir am Ende über uns selbst hinausgewachsen sein werden. Der Schmetterlingseffekt ist auch hier allgegenwärtig und kann durch kleinste Veränderungen Großes bewirken. Es mag uns schwerfallen, uns vorzustellen, wie viel Liebe, Verständnis, Mitgefühl, Stärke, Güte, Weisheit usw. wir überhaupt in der Lage sind zum Ausdruck zu bringen. Aber wisse, dass alles möglich ist. Wenn wir konsequent diesen Weg gehen, sind wir fähig, liebevoller zu sein als der liebevollste Mensch, der je existiert hat. Denn auch hier wirkt die Evolution, die uns zu immer höheren Ebenen führt. Und da wir alle miteinander verbunden sind und andere Menschen ebenso ein anderes Leben erfahren, haben wir Zugriff auf ihre Erkenntnisse und Werte, wenn wir uns dafür öffnen. Lasst uns daher Brüderlichkeit und Schwesterlichkeit zum Ausdruck bringen und Harmonie aus unserem Herzen in die Welt ausstrahlen. Lassen wir unsere Art zu sein die ganze Welt inspirieren. Und lasst uns unsere Art zu sein als Botschaft an alle aussenden, die unser Leben berühren.

An dieser Stelle möchte ich dir das Bild eines Rollenspiels geben. Stell dir vor, du spielst gerade ein Rollenspiel namens "Menschheit". Du hast es schon viele Male gespielt und nun entsteht in dir der Wunsch, dieses Level oder besser gesagt, dieses Leben so perfekt und gut wie möglich durchzuspielen. Diesmal willst du es besser machen als in den vorherigen Runden. Die gesamte Inkarnation dient als Probierfeld. Es geht also nicht nur darum, in einigen Momenten deine beste und schönste Version zum Ausdruck zu bringen, sondern dies in deinem ganzen Leben zu tun. Dein ganzes Leben ist die Prüfung.

Vielleicht bist du jetzt etwas frustriert, denn nicht immer hattest du die Einsicht und die Möglichkeit, dich von deiner besten Seite zu zeigen. Doch was geschehen ist, lässt sich nicht mehr ändern. Du kannst dich jedoch noch einmal in diese Situationen hineinversetzen und es diesmal besser machen.

Stelle dir diese Situation, in der du gerne besser und liebevoller gehandelt hättest, noch einmal lebendig in deiner Vorstellung vor und treffe diesmal die Wahl, dich von deiner besten Seite zu zeigen. So trainierst du dich, es beim nächsten Mal besser zu machen und erhöhst die Wahrscheinlichkeit dafür. Du kannst diese imaginäre Korrektur auch direkt nach einer solchen Situation ausführen, in der es dir nicht gelungen ist, dein wahres Wesen so zum Ausdruck zu bringen, wie du es dir gewünscht hättest. Passe deine Vorstellung immer an das Bild deiner schönsten und liebevollsten Version an. Hier in deiner Vorstellung bist du ganz allein und es gibt nichts, was dich hier hindern kann, außer du selbst.

Außerdem kannst du diese Vorstellung jederzeit umsetzen. Wenn dir zu Beginn noch die inneren Bilder fehlen, beschreibe sie einfach mit deinen Gedanken und Worten, als ob du gerade einen Vorfall erlebt hättest. Wie du von einem Film erzählen würdest, den du gerade gesehen hast. Wenn du in einer harmonischeren Welt leben möchtest, fange in dir selbst, in deiner Vorstellung damit an. Frage dich, wie eine solche Welt aussehen würde, wie die Menschen in dieser Welt wären und wie du selbst ein solcher Mensch sein könntest, ein Teil dieser neuen Welt. In meinem Buch "Die Magie des Lebens und wie du sie nutzt, um dein Leben schön und die Welt paradiesisch zu machen" habe ich dies ausführlich im Kapitel "Die Programmierung deines Selbst" beschrieben. Dort habe ich verschiedene Situationen, denen wir im Leben begegnen, in einer Tabelle aufgelistet und wie meine schönste Version in diesen Situationen handeln und agieren würde. Anschließend muss diese Situation mit der gewünschten Reaktion mehrmals imaginär durchlebt werden und sie wird Teil unserer neuen Verhaltensmuster. Jede Wiederholung ist fast so mächtig, als hätten wir tatsächlich so gehandelt. Denn mit jeder weiteren Wiederholung wird aus dem neuronalen Feldweg eine viel befahrene Autobahn.

Wenn es dir leichter fällt, stelle dir vor, dass du eine Nahtoderfahrung hattest und dich nun dazu entschieden hast, vieles besser zu machen. Stelle dir vor, wie der Teil von dir, der die fehlende Liebe, das Egoistische, Selbstsüchtige und Unheilvolle repräsentiert, sich von dir gelöst hat und gestorben ist.

Oder stelle dir vor, dass immer dann, wenn du gerade etwas reinigst, zum Beispiel beim Abwasch, dieses Objekt symbolisch für dein Herz steht, das du damit immer reiner machst und von unreinen Eigenschaften befreist. Und wie es dadurch immer weißer, heller, leichter, weicher und lichtvoller wird. Du kannst dir aber auch vorstellen, dass derjenige, der du bisher warst, nur eine von dir gespielte Rolle war und du nun wieder zu dir selbst, zur reinen Liebe, wirst. Liebe in Gestalt eines Menschen, der sich durch den menschlichen Körper selbst in Form eines menschlichen Lebens zum Ausdruck bringen kann. Erkenne, wie Angst und Hass dich nur vergiften und dir selbst schaden, und dass sie dir nicht mehr dienlich sind. Du beraubst dich dadurch nur deiner eigenen Harmonie, deines Wohlbefindens, deiner Klarheit und deiner Gesundheit. Wer einen anderen hasst, erfährt diesen Hass nur selbst. Genauso erfährt man die Liebe selbst in sich, wenn man andere liebt. Und genauso bekommen wir, wenn wir uns über andere aufregen und ärgern, nur selbst davon zu spüren. Je besser wir andere behandeln, desto besser behandeln wir uns selbst, denn all dies findet vor allem in unserer Wahrnehmung statt. Es ist wie ein Film, den wir uns anschauen, eine Erinnerung. Unser jetziges Bewusstsein ist die Summe all unserer Erinnerungen, und je liebevoller diese sind, desto mehr Liebe tragen wir in uns. Und desto wohler fühlen wir uns. Desto mehr Frieden erfahren wir. Desto besser geht es uns.

Du brauchst deine Feinde nicht aus reiner Nächstenliebe zu lieben, sondern tue es für dich selbst. Denn indem du das Böse hasst, nährst du es nur in dir. Hass bildet den Nährboden für das Böse. Daher kann nur Liebe die Antwort auf Hass und Feindseligkeit sein. Nur so können diese Gegebenheiten geheilt werden und aus der Welt verschwinden. Erst wenn niemand mehr bereit ist, sie zu leben und sich von ihnen beeinflussen zu lassen. Befreie dich von diesem Kreislauf des Schmerzes, in dem der Schmerz immer weitergegeben wird, bis er schließlich wieder bei dir selbst landet und die Runde von Neuem beginnt. Wenn du ein Leben voller Liebe, Frieden, Heilung und Harmonie möchtest, dann lass auch nur diese Gefühle in deinem Herzen Platz finden. Sag nur noch Ja zu diesen gewünschten Eigenschaften und damit automatisch Nein zu allem, was ihnen entgegensteht. Akzeptiere Liebe und ein liebevolles Universum und betrachte dich selbst als bedingungslos geliebt, versorgt, getragen, behütet und gewollt. Jedes gegenteilige Bild darf mit der Nahtoderfahrung sterben, es ist kein Bestandteil deines Lebens mehr. Denn nur du entscheidest, wem und was du in deinem Bewusstsein Raum gibst und welche Auswirkungen dies auf dich hat. Alles, was du in diesem Raum gibst, wird sich vermehren und in deinem Leben manifestieren. Dies ist das Gesetz von Ursache und Wirkung, das Gesetz des Geistes, der Entsprechung und der Resonanz. Früher oder später wirst du zu dem, was du in deinem Bewusstsein festhältst, wie du über dich selbst, die Welt, Gott und andere denkst und welches Bild du von ihnen hast. Daher lass dein Bild von ihnen immer das schönste und lichtvollste sein, das du dir vorstellen kannst. Vergiss dabei alles, was du je über sie gehört oder erlebt hast und beginne mit einem leeren Blatt Papier. Zerreiße das alte Bild von ihnen, nimm ein unbeschriebenes Blatt und entwerfe ein komplett neues Bild von ihnen. Stell dir vor, wie sie sein könnten, wenn du absolut freie Wahl hättest, und überlege, wie du selbst zu jemandem werden kannst, der diese Eigenschaften verkörpert und lebt. Sei selbst die Veränderung, die du dir in der Welt wünschst, wie es der Dalai Lama sagte, und erwarte nichts von anderen, was du nicht selbst bereit bist zu geben und zu leisten.

Warte nicht darauf, dass jemand anders den ersten Schritt macht, sondern sei selbst der Impuls, auf den andere gewartet haben, um zu beginnen. Denn wenn jeder nur darauf wartet, dass ein anderer anfängt, sind alle nur mit Warten beschäftigt und es kann keine positive Veränderung stattfinden. Meine Botschaft mit diesem Kapitel ist: Sei selbst derjenige, den du in anderen sehen möchtest. Sei ein Vorbild für die Welt und betrachte jede Situation als Gelegenheit, dies zum Ausdruck zu bringen. Sei ein Licht für die Welt und inspiriere sie mit deinem Sein. Mache dir selbst das Versprechen und sorge dafür, dass du dich täglich und in jedem Moment daran erinnerst. Wie wäre es zum Beispiel mit einem Armband, auf dem dieses Versprechen eingraviert ist? Wir haben die Fähigkeit, in eine Welt überzugehen, die unsere schönsten Vorstellungen übertrifft, indem wir selbst zu Menschen werden, die unsere höchsten Idealvorstellungen von Liebe und Mitgefühl übertref-

fen. Auf diese Weise können wir das Gesetz der Entsprechung
(wie innen, so außen, wie wir sind, so wird auch unsere Welt
sein) für uns arbeiten lassen.

Es ist deine Wahl

Es gibt nichts grundsätzlich Schlechtes daran, sich ungesund zu ernähren. Es kann uns lediglich entweder dienlich oder undienlich sein, je nachdem, was unser Ziel ist. Wenn wir beabsichtigen, bei guter Gesundheit zu bleiben, dann ist es für uns undienlich, uns ungesund zu ernähren. In unserem Fall wäre es also schlecht, sich ungesund zu ernähren. Wenn wir gesund bleiben wollen und uns dennoch ungesund ernähren, befinden wir uns in einem Konflikt. Wir ignorieren dabei, dass Krankheit oft eine Folge eines ungesunden Lebensstils ist, den wir selbst gewählt und gefördert haben. Wir können nicht nur die Samen säen, sie zum Blühen bringen und dann die daraus entstehende Pflanze ablehnen. Beides gehört zusammen. Wenn wir also eine bestimmte Ursache setzen, sollten wir auch bereit sein, die Wirkung dieser Ursache anzunehmen und zu wollen. Andernfalls wird die von uns gesetzte Ursache nur zu einer weiteren Quelle des Leidens. Und das macht unser Leben weniger lebenswert, es sei denn, wir wollen leiden und können es sogar genießen. Lasse daher immer das, was du wählst und was du damit mitwählst, das sein, was du wirklich willst. Dann wird dein Leben schön und ein Genuss. Sei nicht wie ein Wahnsinniger, der im Süßigkeitenladen steht und darauf besteht, den Zuckerbonbon ohne Zucker zu bekommen. Der Zucker ist ein wesentlicher Bestandteil dieses Bonbons und ohne ihn wäre es nicht dasselbe. Sei nicht wie jemand, der zu seinem Freund sagt: "Komm gerne vorbei, aber lass deine Leber zu Hause, die will ich hier nicht haben." Du würdest denken, dass dieser jemand verrückt geworden ist. Ja, das mag sein, aber wir wären es dann auch. Wir kennen die schädliche Wirkung von Zucker und wissen, dass er langfristig krank macht, essen ihn aber dennoch. Es ist nichts Schlechtes am Konsum an sich, aber wenn wir gesund bleiben wollen, anstatt einer Krankheit zum Opfer zu fallen und zu leiden, sollten wir den Zuckerkonsum meiden.

Es ist nicht nur in Bezug auf unsere Ernährung relevant, sondern es gilt für alles. Immer dann, wenn wir genau wissen, dass wir das Eine nicht ohne das Andere haben können und es dennoch wählen, verhalten wir uns widersprüchlich. Wir wollen das Eine, handeln jedoch auf eine Weise, die das Andere hervorbringt, und dann wundern wir uns und ärgern uns darüber. Wir müssen lernen, das Prinzip von Ursache und Wirkung besser zu verstehen und anzuwenden. Wir erhalten immer das, was unseren gesetzten Ursachen entspricht. Stell dir vor, du beobachtest jemanden, der eine Torte nach der anderen isst und sich gleichzeitig darüber beklagt, dass er übergewichtig ist. Du würdest dich sicher fragen: "Warum hörst du dann nicht auf, so viel Torte zu essen?" Wenn wir etwas tun, das uns schadet, sollten wir uns bewusst fragen, ob wir uns gerade schaden und vergiften wollen. Wenn die Antwort nein lautet, sollten wir unsere Wahl überdenken. Wenn du glücklich sein möchtest, höre auf, dich so zu verhalten, dass du unglücklich wirst. Jammern bringt nur Unglück. Dasselbe gilt auch für Menschen. Wenn wir wissen, dass eine Person bestimmte Verhaltensweisen hat und diese zu ihr gehören, sollten wir sie entweder ganz annehmen oder ablehnen, aber nicht halbherzig. Liebe den Menschen so, wie er ist und gerade, weil er so ist, anstatt nur bestimmte Aspekte an ihm zu lieben. Andernfalls würdest du nur bedingt lieben, und da Liebe nur bedingungslos sein kann, würdest du in Wirklichkeit gar nicht lieben. Liebe ganz oder gar nicht, denn wahre Liebe ist immer vollkommen. Es kann kein ständiges Hin und Her zwischen Liebe und Ablehnung geben - das nennen wir bedingte Liebe. Während wir lieben, denken wir nicht an das, was wir ablehnen, und deshalb ist das Lieben überhaupt möglich. Wenn wir einen Menschen nur unter bestimmten Umständen lieben können, dann lieben wir ihn nicht wirklich. Was macht einen Menschen aus? Was ist er, wenn nicht die Gesamtheit aller Momente mit ihm, von der Geburt bis zum Tod? Er ist das Ganze, aber wir sehen immer nur einen Teil davon, den wir als Zeit kennen. Stell dir vor, ein Mensch ist wie eine Schnur, die seine Lebensspanne symbolisiert. Du kannst nicht auf einen kleinen Teil der Schnur zeigen und dann behaupten, du liebst die ganze Schnur oder auch nicht. Entweder du liebst die Schnur oder eben nicht - sie ist ein Ganzes. Zu dieser Lebensspanne gehört alles, was dieser Mensch getan hat und noch tun wird. Wenn wir auch nur eine dieser Taten ablehnen, dann lehnen wir auch den Menschen ab, denn wenn wir an diesen Menschen denken, denken wir auch an seine Taten. Es geht nicht darum, dass wir diese Taten gutheißen sollen, sondern darum zu erkennen, wie wir durch Trennung Illusionen schaffen. Wenn der Mensch nur das ist, was er in diesem Moment ist, dann existiert er nicht wirklich, und er hat auch nie existiert, denn auch dieser Moment wird vorübergehen. Nur wenn wir ihn in seinem gesamten Verwandlungsprozess während seiner Lebensspanne erkennen, kann er existieren. Wenn wir bedingungslos lieben, brauchen wir nicht zu prüfen, ob jemand liebenswert ist oder nicht - wir lieben einfach. Jemanden nur für seine Freundlichkeit zu lieben, bedeutet, dass du nie diesen Menschen geliebt hast, sondern nur seine Freundlichkeit. Sobald die Freundlichkeit verschwindet, wirst du aufhören, ihn zu lieben. Du hast also nicht den Menschen geliebt, sondern nur die Freundlichkeit in ihm.

Viele Menschen lieben andere Menschen nur dann, wenn sie gut zu ihnen sind, doch dann haben sie die anderen Menschen nie geliebt, sie haben nur die Fürsorge geliebt. Liebst du also den Menschen, welcher die Gesamtsumme von dem ist, was er sein kann oder liebst du nur einzelne Eigenschaften? Ein Mensch ist nicht eben nur das Eine, er ist vieles gleichzeitig. Denn würdest du die einzelnen Eigenschaften, die er haben kann, entfernen, würde kein Mensch mehr übrig sein. Er kann nur durch die Gesamtsumme dieser Eigenschaften bestehen. Würdest du aus einem Schneemann nach und nach seine Eigenschaften entfernen, dann wäre er nicht mehr vorhanden. Sobald du aus ihm die Eigenschaft der Kälte entfernt hast, wäre er bereits geschmolzen und nicht mehr vorhanden. Wenn du sagst, du hasst diesen Menschen, weil er so zornig ist, dann hasst du nicht diesen Menschen, sondern nur den Zorn, der gerade in ihm präsent ist. Würde dieser Mensch ohne Zorn sein, dann würdest du ihn nicht hassen, also kann es daher nicht der Mensch sein, den du hasst, sondern nur der Zorn. Wenn du etwas hasst, dann frage dich, was hasst du wirklich? Wenn du etwas liebst, dann frage dich, was liebst du wirklich? Sind es nur Eigenschaften oder ist es wirklich die Sache? Liebst oder hasst du es auch ohne seine Eigenschaften? Liebst du die Leere in den Dingen? Lass es bleiben zu unterscheiden, das stiftet nur Verwirrung, die Dinge lassen sich nicht voneinander trennen, denn sie sind miteinander verwoben. Auch Zorn besteht aus Energie und Energie ist auch in allem Schönen enthalten. Betrachte alles als Eins, denn es ist Eins. Unterteile nicht in Mensch und in Kosmos, denn der Mensch ist im Kosmos und der Kosmos ist im Menschen. Beide können nicht unabhängig voneinander existieren. Denn das, woraus der Mensch besteht, ist dasselbe, woraus auch der Kosmos besteht. Beide sind Energie, beide sind eine Kombination aus verschiedenen Elementen. Es gibt nur das, was existiert. Alles, was existiert, ist nur eine unterschiedliche Ausdrucksform dessen, was existiert und doch ist es dasselbe. Deine Hand ist dieselbe, ob sie nun eine Faust oder eine flache Hand zeigt. Der Kosmos ist derselbe, ob er nun einen Stern oder eine Blume zeigt. Die Existenz ist der Grundstoff, aus dem alles besteht und darum auch in allen Dingen enthalten. Und diese Existenz ist Energie. Denn alles besteht aus Energie. Die Energie im Zorn, ist dieselbe Energie, aus der der Mensch besteht, welcher diesen zum Ausdruck bringt. Es ist dieselbe Energie, sie zeigt sich nur anders, sie hat nur eine andere Schwingung. Doch es ist immer noch dieselbe Energie. Und diese Energie kennen wir auch als Leben.

Hör auf, das zu sein, was du nicht willst, und akzeptiere das, was gerade ist und sich nicht ändern lässt. Unterlasse jegliche Wertung, denn sonst ziehst du nur noch mehr von dem an, was du nicht willst. Wenn du eine gewaltfreie Welt möchtest, dann schaue dir keine Filme an, die Gewalt verherrlichen und dir ein schlechtes Beispiel geben. Vermeide es, anderen Wesen, sei es direkt oder indirekt durch einen Kauf, unnötige Gewalt zuzufügen. Sei authentisch! Lass deine Wünsche und dein Handeln miteinander in Einklang stehen. Sonst belügst du nur dich selbst und wirst letztendlich enttäuscht sein. Erwarte nichts von anderen, was du selbst nicht bereit bist, für dich oder andere zu tun. Du magst andere eine Weile täuschen können, aber nicht dich selbst oder das Leben. Sage dir nicht: "Was soll das Bisschen schon schaden?" Auch wenn es nur einmal bleibt, mag es vielleicht nicht viel ausmachen, aber das wird es nicht. Dein Handeln wird dann dieser Ausrede entspringen und weitere Handlungen werden folgen. Aus einer einmaligen Handlung werden viele und das macht einen Unterschied. Warum sollten wir in der Zukunft standhaft bleiben, wenn wir es nicht einmal jetzt können? Und wenn wir es dann können, warum können wir es jetzt nicht und sind jetzt nicht standhaft? Die Antwort ist, dass wir es gerade jetzt wollen und uns einreden, dass wir später darauf verzichten können. Aber wir werden es später auch wollen und dann wird sich alles wiederholen. Wenn wir jetzt nicht gegen unseren Willen handeln, werden wir es auch später nicht tun, denn das Später lässt nicht lange auf sich warten. So wird es bald zur Gewohnheit oder zur Sucht und dann wird es noch schwerer sein, mit diesem schädlichen Verhalten aufzuhören. Damit zerstören wir uns nur selbst. Wenn du also das nächste Mal eine Wahl triffst, stelle sicher, dass du voll und ganz dahinterstehst, mit all ihren Konsequenzen. Und wenn du ein Leben ohne Leiden möchtest, höre auf, gegen das anzukämpfen, was ist, und es abzulehnen oder noch mehr davon zu produzieren, was du ablehnst. Frage dich in Zukunft, welche der Wahlmöglichkeiten deinen Wünschen am besten entspricht. Jeder Kauf ist eine Wahl. Jeder Gedanke ist eine Wahl. Jedes Wort ist eine Wahl. Jedes Gefühl ist eine Wahl. Jede Tat ist eine Wahl. Alles im Leben kann gewählt werden. Die Frage ist nur, ob wir es bewusst oder unbewusst tun. Ich lade dich herzlich dazu ein, es zukünftig bewusst zu tun.

Die Welt ist das, was du über sie denkst

Die Welt ist das, was wir über sie denken. Sie existiert ausschließlich in unseren Gedanken und in unserem Geist. Alles, was wir wahrnehmen, sind unsere eigenen Gedanken und unser Bewusstsein. Und wie wir über die Welt denken, prägt unsere Wahrnehmung. Dieses Denken ist das Fundament unserer Sichtweise, es besteht aus unserer Interpretation, unserer Bewertung und unserer Perspektive - letztendlich alles dasselbe. Es ist die Art und Weise, wie wir die Welt betrachten.

Wenn wir etwas interpretieren, fügen wir gleichzeitig Informationen hinzu und entfernen andere. Indem wir etwas als das interpretieren, was wir glauben, dass es ist, geben wir ihm diese Bedeutung und es kann für uns nichts anderes sein. Dadurch filtern wir Informationen heraus. Wenn wir zum Beispiel ein Objekt sehen, das sowohl ein Seil als auch eine Schlange sein könnte und es als Schlange interpretieren, eliminieren wir das Seil und fügen die Schlange hinzu. Unabhängig davon, was es wirklich ist. In dem Moment, in dem wir es noch nicht hundertprozentig wissen und lediglich interpretieren, erleben wir es als Schlange.

Das Gleiche gilt für die Zukunft. Wir wissen nicht, wie sie sein wird, aber wir interpretieren die Vergangenheit auf eine bestimmte Art und Weise und nehmen an, dass unsere Zukunft ähnlich sein muss. Genau dadurch machen wir es wahrscheinlich, dass unsere Erwartungen eintreffen. Denn unser Denken beeinflusst unsere Wahrnehmung, unsere Gefühle, unsere Entscheidungen, unsere Worte und Taten und letztendlich das, was wir erschaffen und somit wahrscheinlich machen. Unsere Denkweise bestimmt also maßgeblich, wie unsere Zukunft sein wird. Sie ist die Ursache, die wir zuerst setzen, und alles im Außen ist lediglich die Reaktion darauf.

Unsere Interpretation und Bewertung kann als ein Weg betrachtet werden, den wir einschlagen. Ein Weg, der uns in eine bestimmte Richtung führt und an einen bestimmten Ort bringt. Je nachdem, wie du das, was ist und was sein könnte, interpretierst und bewertest, wird auch deine Zukunft - der Ort, an dem du ankommst - und der Weg dorthin sein. Zwei Menschen, bei denen alles identisch ist, aber die unterschiedliche Interpretationen und Bewertungen vornehmen, werden daher auch unterschiedliche Erfahrungen machen und verschiedene Wege gehen. Dadurch erschaffen und erleben sie auch unterschiedliche Zukunftsszenarien.

Die Art und Weise, wie wir über die Inhalte unseres Lebens und unserer Welt denken, sollte nicht unterschätzt werden. Im Gegenteil, hier sollten wir besonders darauf achten. Wir müssen die Quelle unserer Realität erkennen und an ihr ansetzen - und diese Quelle ist unser Denken. Jemand, der über seine Nahrung denkt, dass sie ihm schadet, wird mehr Schaden erleiden als jemand, der neutral oder positiv darüber denkt. Mit jedem einzelnen Gedanken setzen wir eine Ursache, ähnlich wie ein Samen. Dieser Samen keimt und wächst durch unsere Aufmerksamkeit und trägt schließlich Früchte, die weitere ähnliche Früchte hervorbringen. Das Gesetz der Entsprechung sorgt automatisch dafür, dass uns Situationen, Erfahrungen, Menschen und "Zufälle" begegnen, die zu unseren Gedanken passen. Je häufiger, länger und intensiver wir einen Gedanken denken, insbesondere wenn er von starken Emotionen begleitet wird, desto stärker wird er auch unser Leben beeinflussen. Ja, selbst auf unseren Körper wirken sich diese Gedanken und die dadurch erzeugten Gefühle aus und hinterlassen Spuren. Sie prägen unser ganzes Sein. Wähle daher weise, wie du denkst, denn die Art deines Denkens formt dein ganzes Schicksal. Ich lade dich dazu ein, so zu denken, als ob alles in deinem Leben bereits maximal perfekt, vollkommen, schön und entsprechend deiner höchsten Wünsche wäre. Dadurch schließt du automatisch negative oder mangelnde Bewertungen aus. In einer solchen Realität würdest du nichts mehr als wertlos, hässlich, nervig, störend, leidvoll, fehlend, unvollkommen, gefährlich oder verletzend betrachten. Im Gegenteil, du würdest alles, was du wahrnimmst und erlebst, als schön, vollständig, vollkommen, Geschenk, heilend, Genuss, interessant, Grund zur Dankbarkeit und Freude, liebenswert usw. betrachten und dadurch auch immer mehr entsprechende Erfahrungen machen.

Es steht dir jederzeit frei, den jeweiligen Moment so zu sehen, wie du es möchtest. Die Art, wie du wahrnimmst und die dadurch erschaffene Erfahrung, liegen immer in deiner Entscheidung. Zugegeben, es erfordert anfangs etwas Übung, da sich unsere vorherige Art der Wahrnehmung mit der Zeit eingeprägt hat. Aber diese kann wie ein Programm überschrieben werden. Alles, was du tun musst, ist dir vor jeder Entscheidung oder jeder Stunde die Frage zu stellen, wie deine schönste Version das, was gerade ist, wahrnehmen und beurteilen würde. Oder du kannst es tun, wenn du dich gerade nicht wohlfühlst. Beobachte auch deine Gedanken und schreibe diejenigen auf, die am häufigsten auftauchen. Stelle dir dann mehrmals vor, wie du zuerst diesen Gedanken denkst und dann sofort den neuen, positiven Gedanken, mit dem du ihn ersetzen möchtest. Auf diese Weise gewährleistest du, dass der neue Gedanke auch außerhalb dieser Übung automatisch auf den alten folgen wird. Durch Wiederholung programmieren wir unser Denken, daher solltest du diese Übung so oft wie möglich machen. Wiederhole das Denken des alten Gedankens und dann des neuen Gedankens bei jeder Übung mindestens zehnmal.

Mache dasselbe auch mit deiner Art der Wahrnehmung. Schreibe deine alltäglichen Situationen auf und wie du sie normalerweise beurteilst. Schreibe dann dahinter, wie du sie beurteilen würdest, wenn sie nicht schöner sein könnten. Hier ist ein Beispiel: Wenn du gerade aufwachst, deine Zähne putzt, etwas trinkst, dein Essen zubereitest, isst, deine Tasche packst, einkaufen gehst, duschst, dich anziehst, aufräumst, dich mit anderen unterhältst, den Müll rausbringst, an einer Ampel stehst, auf die Toilette gehst, usw. Diese Situationen wiederholen sich fast täglich und bieten daher das Potenzial, dich immer wieder in höchstes Wohlbefinden zu bringen. Putze deine Zähne wie jemand, der zuvor keine Zähne hatte und nun endlich neue Zähne bekommen hat. Trinke dein Wasser wie jemand, der zuvor fast verdurstet wäre und nun Heilwasser aus einer magischen Quelle trinkt. Bereite dein Essen zu wie jemand, der zuvor nichts oder nur ungeliebtes Essen zur Auswahl hatte. Iss wie jemand, der zuvor wochenlang gefastet hat und endlich wieder den Geschmack genießen kann. Packe deine Tasche wie jemand, der zuvor nichts besessen hat. Gehe einkaufen wie jemand, der zuvor kein Geld zum Einkaufen hatte oder der sich in der Wildnis verlaufen hatte und monatelang keinen Supermarkt gesehen hat. Unterhalte dich mit anderen wie jemand, der zuvor sehr einsam war und sich nichts sehnlicher gewünscht hat, als mit jemandem zu sprechen. Bringe deinen Müll raus wie jemand, der dies schon immer tun wollte, denn danach überkommt dich ein unglaublich befreiendes Gefühl. Stehe an einer Ampel wie jemand, der zuvor nur gerannt ist und sich nun endlich kurz ausruhen kann. Und gehe auf die Toilette wie jemand, der stundenlang dringend musste und nun endlich die Gelegenheit dazu hat. Oder wie jemand, der zuvor an einer Blasenentzündung und Verstopfung gelitten hat.

Ja, mein lieber Leser, du kannst all deine wiederkehrenden Aktivitäten zu den schönsten und erfüllendsten Momenten machen, die du dir nur vorstellen kannst. Tauche vollständig und mit voller Aufmerksamkeit in diese Aktivitäten ein und genieße sie in vollen Zügen. Sei präsent im gegenwärtigen Moment und koste ihn aus, als wäre es das erste und letzte Mal, dass du diese Erfahrung machst. Denn wir wissen nie, wann ein Moment unser letzter sein wird. Wenn wir so tun, als wäre jeder Moment unser letzter, erleben wir ihn mit intensiver Lebendigkeit und können sagen, dass wir wahrhaftig gelebt haben.

Erlaube dir, alles in deinem Leben so zu sehen und zu genießen, wie du es bei den wertvollsten, genussvollsten, freudvollsten und schönsten Erfahrungen bereits tust. Betrachte jeden Moment und alles darin als noch wertvoller als das Wertvollste, was du kennst. Sieh es als noch spaßiger an als das Spaßigste, was du bisher erlebt hast. Und betrachte es als noch schöner als das Schönste, was du je wahrgenommen hast. Kurz gesagt, betrachte es so, als würde sich gerade dein größter, schönster und lang ersehnter Wunsch erfüllen.

Probiere es aus, übe es und vertraue darauf, dass es mit jeder Wiederholung leichter wird und sich automatisch in dir verankert. Irgendwann wird diese neue Art des Denkens und Wahrnehmens so selbstverständlich für dich sein, wie deine derzeitige Art des Denkens und Wahrnehmens. Dein Leben wird eine völlig neue Qualität bekommen - der größte Genuss.

Ich wünsche dir viel Spaß bei dieser Übung und hoffe, dass sie dir in jedem Moment deines Lebens größte Freude bereitet und dich zum Strahlen bringt.

Realität findet im Innen statt

Wo findet Realität statt, abgesehen von in uns? Können wir mit Sicherheit sagen, dass es eine Realität außerhalb von uns gibt? Wenn wir annehmen, dass alles nur ein Traum ist, dann findet die Realität in uns statt. Wenn wir jedoch davon ausgehen, dass es eine Realität außerhalb von uns gibt, die wir durch unsere Sinne wahrnehmen, dann findet sie ebenfalls in uns statt. Denn unsere Sinne senden Signale an unser Gehirn, welches daraus ein Bild formt - das nennen wir dann Realität. Egal ob die Realität also in unserem Geist oder in unserem Gehirn stattfindet, in beiden Fällen findet sie in uns statt. Unser Gehirn könnte genauso gut Signale von einem Computer empfangen und wir würden die gleiche Realität erleben. Wir könnten niemals herausfinden, ob es da draußen keine Welt gibt. Warum sollte es auch eine Außenwelt geben, wenn es ausreicht, dass sie in uns stattfindet? Das sollten wir uns eigentlich bewusst sein. Die meisten von uns haben schon einmal einen Traum erlebt und genau das erfahren. Eine ganze Realität findet in uns statt, während wir am selben Ort mit unserem Körper bleiben. Im Außen ist von diesem Traum nichts zu sehen und dennoch erleben wir ihn als Realität.

Wenn wir uns an einen Moment zurückerinnern, erleben wir diesen Moment noch einmal. Wir erleben den Ort, an dem wir damals waren, erneut - ohne uns physisch dorthin zu begeben. Allein die Vorstellung reicht aus. Wir könnten so vieles erfahren, indem wir uns einfach erinnern. Es wäre ausreichend, dass wir ein Geist sind, in dem alle Erinnerungen, alle Momente gespeichert sind, und wir müssten sie nur noch abrufen. Es ist, als ob jede Erfahrung und jedes Leben wie ein Film gespeichert ist und wir schauen ihn uns noch einmal an. Nur dass hier nicht nur Ton und Bild, sondern auch alle Sinneserfahrungen abgespielt werden. Aber genug von der Philosophie, warum ich das anspreche, hat einen anderen Grund. Wenn die Realität also in uns stattfindet, kann es nichts im Außen geben, was für unser Glück verantwortlich ist. Wir bestimmen nämlich, welche Realität aus den Daten, die in uns fließen, zusammengesetzt wird. Wenn wir unsere Bewertung oder Interpretation ändern, erleben wir zwei völlig unterschiedliche Realitäten.

Eine Beleidigung verletzt uns erst, wenn wir sie ernst nehmen, wenn wir Widerstand dagegen leisten und sie als verletzend beurteilen. Wenn wir sie stattdessen als Spaß betrachten und uns egal ist, was andere über uns denken, und sie einfach als das akzeptieren, was sie ist, würden wir uns nicht verletzt fühlen und somit eine andere Realität erschaffen. Da die Realität in uns und nicht im Äußeren stattfindet, können zwei Menschen, die sich am selben Ort befinden, sich in völlig unterschiedlichen Realitäten befinden. Aufgrund ihres Fokus, ihrer Bewertungen, ihres emotionalen Zustands, ihrer Filter und ihrer Interpretation könnten sie die Welt komplett anders sehen. Wenn diese beiden Menschen, die auf verschiedenen "Inseln" leben - wobei ich ihre innere Realität meine - darüber streiten, wie die Welt ist, wird das wieder zu Irrsinn. Wenn wir uns tatsächlich auf einer anderen Insel befinden und jemand von einer anderen Insel, der sie überhaupt nicht sehen kann, uns erzählt, wie unsere Insel aussieht, würden wir ihn für verrückt erklären. Wie kann er uns sagen, wie unsere Insel aussieht, wenn er sie noch nie betreten hat und wir sie ganz anders wahrnehmen? Das ist das häufigste Problem bei Streitigkeiten und Meinungsverschiedenheiten.

Wir sind wie zwei Blinde, die noch nie einen Elefanten gesehen haben. Einer von ihnen berührt nur das Ohr und ein anderer nur den Stoßzahn, und beide sind davon überzeugt, dass ihre Wahrheit die einzig richtige ist. Wir nehmen alle nur unterschiedliche Teile der einen Realität wahr und behaupten, dass nur das, was wir gerade wahrnehmen, existiert. Es wäre jedoch klüger zu bedenken, dass beide Perspektiven einen Teil der Realität beleuchten und somit wahr sind. Wenn wir alle Realitäten, die in einem wahrnehmenden Wesen stattfinden, zusammenfügen würden, hätten wir die wahre Realität. Realität findet im Bewusstsein statt, in dem, was wahrnimmt, und sonst nirgendwo. Ein Schmetterling erlebt eine andere Realität als ein Hund oder du, und dennoch scheinen sie alle in derselben Welt zu leben. Realität ist das, was wahrgenommen wird. Nur das, was wahrgenommen wird, kann auch als Realität erfahren werden. Da jeder Mensch eine andere Wahrnehmung hat und anders wahrnimmt, befinden wir uns in unterschiedlichen Realitäten. Niemand kann wirklich sagen, wie jemand anderes die Welt gerade wahrnimmt. Dazu müssten wir selbst diese Person sein.

Im Gedanken des Einsseins sind wir tatsächlich eins, nur dass wir verschiedene Realitäten wahrnehmen. Wir denken, dass wir voneinander getrennt sind, weil diese Einsicht uns momentan verschlossen bleibt. In jedem wahrnehmenden Wesen liegt ein Bewusstsein, das existiert. Es ist das, was beobachtet. Es beobachtet Gedanken, Gefühle, Geräusche, Farben, Formen, Gerüche, Geschmack usw. Wenn du dich selbst beleidigen würdest, würdest du dich wahrscheinlich nicht verärgert fühlen. Wenn uns andere beleidigen, ärgert uns das also nur, weil wir glauben, getrennt voneinander zu sein. Dass wir nicht eins sind. Die Wahrnehmung der Trennung ist auf das Gesetz der Dualität zurückzuführen. Wir können uns entweder nur als getrennt oder als eins mit anderen sehen. Entweder das eine oder das andere. In den meisten Fällen entscheiden wir uns aufgrund unserer Beurteilungen und Gewohnheiten dafür, uns und andere als voneinander getrennt zu betrachten.

Erleuchtete Menschen haben erkannt, dass alles eins ist, und richten ihren Fokus daher auf die Sicht des Einsseins anstatt auf die der Trennung. Und weil alles eins ist, fehlt es an nichts. Daher ist alles vollkommen, und sie wissen das. Daher können sie auch in allem diese Vollkommenheit erkennen. Hör also auf, anderen vorzuschreiben, wie sie die Welt wahrnehmen sollen, und akzeptiere, dass jeder seine eigene Realität wahrnimmt. In diesem Spiel der Trennung, in dem wir nicht wissen und erfahren, dass wir alle dasselbe Wesen sind, leben wir in unterschiedlichen Realitäten. Denn erinnere dich, Realität ist das, was wahrgenommen wird. Und jeder nimmt anders wahr und somit etwas anderes. In diesem Sinne hat Rechthaberei keine Bedeutung mehr. Wir können anderen erzählen, wie wir die Realität wahrnehmen, aber nie, wie sie es tun. Wir können sie einladen, die Welt ähnlich wie wir wahrzunehmen, aber es liegt immer noch an ihnen, ob sie sich dafür öffnen. Hör auf, über andere zu urteilen, denn du weißt nicht, warum sie handeln, wie sie handeln. Hättest du das Leben auf die gleiche Weise erlebt wie sie, würdest du genauso handeln, denn dann wärst du sie.

Nur eine andere Erfahrung unterscheidet uns voneinander. Der andere erlebt einen anderen Körper, eine andere Wahrnehmung, eine andere Kindheit, ein anderes Umfeld, kurz gesagt, ein anderes Leben und somit eine andere Welt. Dein Bewusstsein ist multidimensional und macht viele Erfahrungen gleichzeitig. Genauso wie du gleichzeitig Töne und Bilder wahrnimmst, macht es mehrere Leben gleichzeitig. Da Realität in uns stattfindet, kann sie auch nur in uns verändert werden. Alles, was wir im Äußeren wahrnehmen, entspringt unserem Inneren. Unsere Gedanken und Gefühle entstehen in uns und manifestieren sich dann in Worten und Taten, mit denen wir Einfluss auf unsere äußere Welt nehmen. Das, was wir im Äußeren wahrnehmen, ist das Ergebnis unserer Interpretation, unserer Perspektive und unserer Filter. Realität ist immer subjektiv, sie hängt immer vom Beobachter ab. Wo kein Beobachter ist, kann auch nichts wahrgenommen werden. Selbst wenn eine Maschine beobachtet, wird diese Beobachtung letztendlich von uns wahrgenommen, sonst würden wir nichts davon wissen.

Max Planck hat einmal gesagt: "Wenn wir die Art verändern, wie wir die Dinge betrachten, dann ändern sich die Dinge, die wir betrachten." Das bedeutet, dass wir unser inneres Denken und unsere Wahrnehmung ändern müssen, um ein schöneres Leben zu führen. Anstatt einem anderen Menschen zu sagen, dass die Welt anders ist als er sie sieht, sage ihm einfach, dass du die Welt anders wahrnimmst als er. Wenn du jemanden nicht verstehst, frage ihn, wie er die Welt sieht, wie er die Dinge, über die ihr unterschiedlicher Meinung seid, wahrnimmt und warum er sie anders wahrnimmt als du. Dieser Ansatz kann viele Streitigkeiten vermeiden. Du und der andere seid in Wahrheit dasselbe Wesen, auch wenn es gerade anders erscheint und ihr beide eine andere Realität wahrnehmt. Deshalb besteht kein Grund, jemand anderen zu verletzen oder dich durch ihn verletzt zu fühlen. Denn du weißt, dass er einfach nur die Welt und auch dich gerade anders wahrnimmt und deshalb zu seiner eigenen Sichtweise kommt. Wenn er dich beleidigt, liegt es an seiner Wahrnehmung, denn wenn er dich anders wahrnehmen würde, käme es nicht zu dieser Beleidigung. Natürlich tragen wir auch immer eine gewisse Mitverantwortung. Aber wenn wir nicht verstehen können, warum jemand so handelt, wie er handelt, hilft uns dieses Verständnis weiter. Es ist, weil er eine andere Realität wahrnimmt als wir. Und das sollten wir akzeptieren.

Wenn uns jemand ablehnt, gibt es tausend Gründe dafür, die nichts mit uns zu tun haben. Warum sollten wir es also persönlich nehmen? Wie können wir etwas persönlich nehmen, wenn der andere uns gar nicht wirklich kennt? Es ergibt keinen Sinn, etwas persönlich zu nehmen, in einer Welt, in der jeder in seiner eigenen Realität lebt. Und wenn du nichts mehr persönlich nimmst, weil du das weißt, wirst du dir viel Ärger im Leben ersparen können.

Der Fokus auf garantierte Früchte, statt auf erhoffte

Oftmals widmen wir uns einer Tätigkeit nur aufgrund der erwarteten Früchte in der Zukunft. Doch diese Vorgehensweise führt oft zu viel Leid, denn nicht immer erhalten wir das, was wir erhofft haben. Und selbst wenn wir es bekommen, entspricht es möglicherweise nicht unseren tiefsten Wünschen. In solchen Fällen denken wir, dass etwas Besseres hätte geschehen können und sind unzufrieden. Doch die Unzufriedenheit entsteht nicht durch das Erhaltene, sondern durch unsere Sichtweise und das Gefühl der inneren Leere. Diese Leere kann nicht durch äußere Objekte gefüllt werden, sie hängt von unserem Inneren ab. Von unserer Fähigkeit, die Schönheit in dem zu erkennen, was ist, unabhängig von den Umständen. Von unserer Fähigkeit, grundlos zufrieden, glücklich und voller Liebe zu sein. Wenn wir wahre Zufriedenheit erlangen möchten, ist es erfolgversprechender, entweder unseren Fokus auf das zu richten, womit wir bereits zufrieden sind, oder das, was ist, als den besten Zustand anzuerkennen, den wir erreichen können. Es ist besser, unser Gefühl der Zufriedenheit an das anzupassen, was ist, anstatt das, was ist, an unsere Vorstellungen anzupassen, um zufrieden zu sein. Andernfalls werden wir möglicherweise immer einen Grund finden, warum wir noch nicht zufrieden sein können. Wir werden weiterhin dem Perfektionieren von Umständen, Dingen und sogar Menschen nachjagen, denen wir die Schuld für unsere Unzufriedenheit geben, und dabei die Glückseligkeit des Augenblicks verpassen. Doch letztendlich bist nur du selbst für deine Sichtweise und dein Gefühl verantwortlich, nicht das Objekt. Das ist eine gute Nachricht, denn so hast du die Möglichkeit, schnell Veränderungen herbeizuführen und grundlos zufrieden und erfüllt zu sein. Das ist wahre Freiheit - wenn du erkennst, dass nichts mehr geändert werden muss, damit du dich erfüllt und zufrieden fühlst. Du wirst auch erkennen, dass all deine Bemühungen um diesen Zustand, den du wirklich suchst, überflüssig waren. Dieser Zustand hängt nur von deiner Entscheidung ab, was vorhanden sein muss, damit du zufrieden bist.

Jage also nicht den Objekten und Früchten in der Zukunft nach und tue etwas nur wegen ihnen, denn dann könntest du enttäuscht werden. Sei stattdessen wie ein Kind, das grundlos Spaß hat und sich freut. Tue etwas, weil du gerade Lust darauf hast und Spaß daran hast. So ersparst du dir viel unnötiges Leiden. Es ist weiser, eine Tätigkeit nur aufgrund ihrer unmittelbaren Früchte auszuführen. Wenn wir mit Freude handeln und es lieben zu tun, was wir tun, kann die Handlung selbst bereits die Frucht sein. Oder wenn wir gerade von dieser Handlung inspiriert sind und Lust darauf haben. Auch die körperliche Bewegung kann als eine solche Frucht betrachtet werden, genauso wie die Erfahrungen, die wir dabei sammeln. Oder wir können die Tätigkeit als spirituelle Praxis des Loslassens betrachten, ohne Erwartungen an zukünftige Belohnungen. Wenn ich zum Beispiel im Garten arbeite und ein Feld für Gemüse vorbereite, tue ich es für die unmittelbaren Früchte. Ich befreie mich von jeglichen Erwartungen, Hoffnungen und Sorgen. Ich tue es, um meinen Körper zu benutzen, um an der frischen Luft zu sein, um Erfahrungen zu sammeln und weil ich gerade Lust darauf habe. Ich bringe die Samen in die Erde, um meine Ideen umzusetzen und so weiter. Sollte später Gemüse geerntet werden, betrachte ich dies als zusätzlichen Bonus.

Wenn ich das Feld nur bearbeite, in der Hoffnung auf eine zukünftige Ernte, gerate ich in einen Konflikt. Wenn keine Pflanzen wachsen, mache ich mir Sorgen und meine Gedanken kreisen um die Zukunft. Dabei verpasse ich die Gegenwart und die Schönheit, die in ihr liegt. Ich verpasse den Genuss des Augenblicks, der so schnell vorübergeht. Und wenn dann tatsächlich Gemüse geerntet werden kann, könnte ich unzufrieden sein, weil es nicht so aussieht oder die Maße hat, die ich erwartet hatte. Das passiert oft mit vielen Zielen, die wir erreichen - sie erfüllen nicht unsere Erwartungen. Wer Erwartungen an die Zukunft hat, macht sein Leben leidvoll und hässlich. Es ist besser, nichts zu erwarten, sondern das zu genießen, was ist, und offen für schöne Überraschungen zu bleiben. Es ist viel angenehmer, positiv überrascht zu werden, als negativ enttäuscht zu werden. Ich bevorzuge es, nichts zu erwarten und entweder viel oder gar nichts zu bekommen, anstatt etwas zu erwarten und nichts zu bekommen. Deshalb rate ich dir, dich von jeglichen Erwartungen zu befreien und das, was du tust, nur für das zu tun, was du unmittelbar und sicher bekommst. Es ist ein unglaublicher Genuss, auf diese Weise zu leben und ein großes Stück Freiheit zu erfahren. Natürlich ist dies nur meine Sicht der Dinge, du kannst selbst überprüfen, ob sie auch für dich gilt.

Eine Sache der Perspektive

Wie viel Bedeutung hat ein winziges Staubkorn in der hintersten Ecke des Lebens für dich? Lass mich dich dazu einladen, die Relativität aller Dinge zu erkennen und zu bewundern. Wahrscheinlich würdest du sagen, dass es keine Bedeutung hat. Aber wenn ich dich fragen würde, welche Bedeutung die anderen Dinge in deinem Leben haben, würdest du wahrscheinlich antworten, dass sie sehr wichtig sind. Besonders die Dinge, die dir am Herzen liegen. Nun, dann müsste unser ganzes Universum eine noch viel größere Bedeutung haben, oder nicht? Was wäre, wenn unser Universum nur ein winziges Atom in einem noch viel größeren Universum wäre? Das würde bedeuten, dass es Teil jedes beliebigen Objekts sein könnte. Und da sind wir wieder beim Staubkorn, das in der hintersten Ecke unserer Welt liegt und aus mehr als nur einem Atom besteht. Wenn die These wahr ist, dass unser Universum ein Atom in einem noch viel größeren Universum ist, dann bedeutet das, dass das scheinbar unbedeutende Staubkorn ein Multiversum ist und aus mehreren Universen besteht.

Und plötzlich hat es eine viel größere Bedeutung, denn wir könnten selbst in einem Universum leben, das nur eines von vielen Atomen ist, die das Staubkorn in der hintersten Ecke einer noch viel größeren Welt bilden. Und wir können es nicht ausschließen, oder? Worüber möchte ich mit diesem Text sprechen? Kurz gesagt, erkenne die Bedeutung eines ganzen Universums selbst in den scheinbar bedeutungslosen Dingen deines Lebens. Betrachte sie mit dem Staunen eines Wunders. Unterscheide nicht. Durchdringe sie mit deinem Blick. Und gleichzeitig erkenne, dass selbst in den scheinbar bedeutungsvollsten Objekten deines Lebens ihre Bedeutungslosigkeit existiert. Es ist beides gleichzeitig vorhanden. Bedeutung und Bedeutungslosigkeit. Es ist auch hier nur eine Frage deiner Perspektive und deines Fokus. So ist es mit allen Objekten in deinem Leben. Sie sind weder nur das Eine noch nur das Andere, sondern beides. Sie sind das Eine und das Andere, sie sind sowohl als auch. Und was du in ihnen erkennst, hängt nur von deiner Perspektive ab. Alle Objekte sind relativ. Erkenne das Wunder des Lebens in allem, öffne dich dafür und du wirst staunen. Erkenne die Schönheit des Lebens in allem und öffne dich dafür und du wirst von Schönheit umgeben sein. Erkenne die Liebe in allen Dingen. Beobachte sie, bis du die Liebe in ihnen erkennst und du wirst dich im Himmel auf Erden wiederfinden.

Alles macht Spaß

Alles kann Spaß machen, wenn du es willst und dir erlaubst, es so zu sehen. Deine innere Einstellung zu dem, was gerade geschieht, ist entscheidend. Wie möchtest du es sehen? Wie wäre es, es so zu sehen, wie du es gerne hättest? Wenn du Spaß haben möchtest, dann betrachte es als spaßig und genieße es. Warum sollte es dir keinen Spaß machen können? Es handelt sich lediglich um einen Gefühlszustand, der sich immer in dir abspielt. Das Äußere ist zweitrangig. Die Dinge sind einfach so, wie sie sind, und du gibst ihnen erst ihre Bedeutung für dich. Da es sich um einen Gefühlszustand in dir handelt, kannst du ihn überall hin mitnehmen und auf alles projizieren. Du kannst es auf bestimmte Objekte beschränken und dir das gewünschte Gefühl nur erlauben, wenn diese Objekte vorhanden sind. Oder du kannst es auf alles projizieren, wenn du möchtest. Die Entscheidung liegt ganz bei dir. Möchtest du dein Leben als ein spaßiges Spiel erleben? Dann erlaube es dir einfach. Betrachte alles als Gelegenheit, Spaß zu haben, und so wird es sein.

Möchtest du dein Leben als schön erfahren? Dann betrachte es einfach so. Lasse das, was gerade ist, dein Maßstab für Schönheit und Spaß sein, und du wirst dein Ziel erreichen. Öffne dich für die Schönheit in den Dingen und den Details des Lebens, und du wirst immer wieder staunen. Das Leben steckt voller Schönheit und Geschenke, dass es ein Wunder ist, dass einige Menschen, einschließlich meines früheren Ichs, sie so leicht übersehen können. Wir schwimmen förmlich darin und verkörpern sie sogar. Unser Körper ist ein Geschenk und das Ergebnis unserer Schöpfung. Er spiegelt wider, wie wir ihn zuvor gestaltet haben und wie wir ihn weiterhin gestalten. Er ist das Abbild unserer Vorstellung von ihm, auch wenn er sich allmählich diesem geistigen Bild anpasst. In ihm können wir unsere Vergangenheit erkennen oder zumindest unsere vergangenen Vorstellungen von ihm. Wenn er dir nicht gefällt, dann denke ihn neu, indem du eine neue Vorstellung von ihm in deinem Geist formst und nur noch diese im Bewusstsein behältst. Aber zurück zum Punkt. Dein Leben ist das, was du dir vorstellst, dass es ist, und alles, was darin enthalten ist. Es ist alles, was du wahrnehmen und erleben kannst. Du bist der Magier deiner Realität, die sich ständig in dir abspielt und nur scheinbar im Äußeren. Nichts muss so bleiben, wie es jetzt ist. Schau zurück auf deinen bisherigen Lebensverlauf. Nichts hatte wirklich Bestand, und auch wenn es eine Zeit lang schlimm war, ging es vorbei und verwandelte sich in etwas Neues.

Alles, was du wahrnimmst, sind lediglich deine Gedanken über die Welt, in der du glaubst zu leben. Alles, was du wahrnimmst, ist ein Gedanke. Und dieser Gedanke kann jederzeit verwandelt werden, je nachdem, wie du das, was gerade ist, betrachten möchtest. Wenn dir dein Leben gerade nicht gefällt, frage dich, wie du es sehen müsstest, damit es dir gefällt. Ich betone, es geht nicht darum, was sich an deinen Umständen verändern müsste, sondern nur um deine Art, sie zu sehen und zu beurteilen. Stell dir vor, dass alles, was sich in deinem Leben befindet, genau das ist, was du schon immer haben wolltest. Und dass es genau so ist, wie es ist, ist das größte Geschenk und der größte Genuss für dich. Wie würde sich das anfühlen? Oder stell dir vor, es gibt ein neues Computerspiel, das alles bisher Dagewesene übertrifft. Du hast keine Mühen gescheut, um dieses Spiel spielen zu können. Es ist nicht nur lebensecht, sondern bietet auch eine nie dagewesene Vielfalt an Möglichkeiten. Und nun darfst du es endlich spielen und dieses Spielerlebnis genießen. Dieses Spiel heißt dein Leben und du bist mittendrin! Erlaube dir, dein Leben auf diese Weise zu betrachten, und so wird es für dich sein. Denn dein gesamtes Leben hängt nur von deiner Perspektive ab. Ändere deine Sichtweise auf die Welt und du änderst dein Leben oder besser gesagt, die Art und Weise, wie du es erlebst. Und sei dir sicher, dass es sich mit der Zeit diesem Bild anpassen wird. Denn das Äußere ist nur ein Spiegelbild deiner eigenen Ansichten über das Leben. Du allein entscheidest, was für dich ein großer Genuss ist und was nicht. Sei dir dessen immer bewusst. Alles im Leben hat das Potenzial, genossen und geliebt zu werden.

Der Tanz des Lebens

Was sich bewegt, tanzt im Rhythmus des Lebens. Dieser Rhythmus gibt den Takt vor und lenkt die Bewegungen. Pflanzen folgen dem Rhythmus des Windes, der Sonne und anderer Faktoren, die ihr Wachstum beeinflussen. Tiere folgen dem Rhythmus ihrer Bedürfnisse und ihrer Umgebung. Menschen hingegen folgen verschiedenen Rhythmen, abhängig von ihren Programmierungen, Interessen, Bedürfnissen, Abhängigkeiten und Gefühlen. Somit ist alles steuerbar, indem der Rhythmus durch diese Einflussfaktoren gelenkt wird. Welchem Rhythmus folgst du und welchem möchtest du folgen? Willst du dem Rhythmus der Harmonie deines Herzens und deiner Umgebung folgen oder dem der Konditionierung, der Angst und der Disharmonie? Je nachdem, für welchen Rhythmus du dich entscheidest, gestaltet sich dein Leben und erschafft eine einzigartige Aufführung deines Selbst.

Wir kennen es vom Tanzen: Manchmal fühlt sich der Tanz gar nicht stimmig an, die Bewegungen wirken unnatürlich und fühlen sich auch so an. Was können wir in solchen Momenten tun? Was ist, wenn uns die Lust am Tanzen fehlt? Der Tanz des Lebens endet nie, er verlangsamt sich nur von Zeit zu Zeit. Doch wir können ihn nicht vollständig zum Stillstand bringen. Das ist allerdings auch gar nicht notwendig, wenn wir die Kunst des Tanzens verstehen und Freude daran finden. Besonders viel Freude und Spaß bringt er, wenn wir ihn als Tanz erkennen und annehmen. Wir lernen, welche Bewegungen, also welche Handlungen und Reaktionen, zum aktuellen Beat, zur Situation, passen. So können wir den vollen Genuss unseres individuellen Lebenstanzes erleben. Doch wie ist das möglich? Ganz einfach: durch aufmerksame Beobachtung und das Lauschen auf unsere innere Weisheit. Wir richten unser Augenmerk auf das, was uns gerade inspiriert und stimmig erscheint. Wir lernen wieder, unserem Herzen, unserer Intuition, unserer inneren Stimme, unserer Freude und unserem Interesse zu folgen.

Diese Worte kommen dir sicherlich bekannt vor, denn ihre Kernaussage haben wir in verschiedenen Varianten bereits oft gehört. Und das aus gutem Grund, denn das Verinnerlichen und Leben nach diesen Worten ist wie ein Tor zum inneren und äußeren Himmel, zu unserem ganz persönlichen Paradies. Manchmal fühlen wir uns allein gelassen mit den Herausforderungen des Lebens, aber das sind wir nicht. Wir verschließen uns nur manchmal der inneren Hilfe, die jederzeit für uns da ist, wenn wir uns ihr zuwenden. Es ist wie ein Bild in unserem Zimmer, das die ganze Zeit über da ist, aber dem wir nicht immer Beachtung schenken. Dieses Kapitel soll dir als erneuter Aufruf dienen, dich nach innen zu wenden, wenn du einmal aus dem Takt geraten bist und wieder in den harmonischen Rhythmus deines Lebens einsteigen möchtest. So kannst du nicht nur die schönste Version deines Lebens zum Ausdruck bringen, sondern auch erleben.

Immer bei uns

Das Problem, über das wir gerade nachdenken, wird nicht gelöst, indem wir den Ort wechseln. Es bleibt bestehen, denn es existiert nur in unseren Gedanken. Das eigentliche Problem liegt also im Denken selbst. Ohne unser Denken gäbe es auch kein Problem. Deshalb begleiten uns die Probleme überallhin, denn wir nehmen unser Denken überallhin mit. Es bleibt solange bestehen, bis wir lernen, es zu lenken oder noch besser, abzuschalten. Wer es nicht schafft, sein Denken hier und jetzt zu ändern, wird es auch an einem anderen Ort nicht besser können. In jedem Moment haben wir die Möglichkeit, unser Denken zu ändern oder abzuschalten, wenn wir wissen, wie. Es ist also eine Illusion zu glauben, dass ein Ortswechsel das Problem langfristig lösen kann. Solange sich unsere Denkweise nicht verändert, werden uns die Probleme in verschiedenen Verkleidungen weiterhin begleiten. Du kannst gerne versuchen, anderswo dein Glück zu finden, aber früher oder später wirst du dich nur unter neuen und vielleicht sogar anderen Problemen wiederfinden. Probleme werden ein Teil unseres Lebens bleiben, solange wir uns dafür interessieren oder solange wir in dem, was gerade ist, ein Problem sehen.

Ja, du hast richtig gelesen. Ein Problem ist lediglich eine bestimmte Art und Weise, wie wir das, was gerade ist, wahrnehmen. Das, was gerade ist, ist einfach nur da, und alles Weitere fügen wir hinzu. Wir fügen hinzu, dass es ein Geschenk oder ein Problem ist. Sobald wir Worte verwenden, um das, was gerade ist, zu beschreiben, fügen wir bereits etwas hinzu und verfälschen es dadurch. Erst wenn wir das, was ist, wieder rein betrachten, ohne Gedanken oder Wertung, sehen wir, wie es wirklich ist. Erst wenn wir dem, was ist, im Sein begegnen, indem wir selbst ins Sein eintreten, erfahren wir seine wahre Schönheit. Wir gesellen uns einfach zu dem, was gerade ist. Das, was ist, existiert bereits im Sein, wir müssen uns nur anschließen, indem wir selbst ganz still werden und einfach nur sind. Mühelos, ohne Bewegung im Denken oder im Äußeren. Was immer kommt, lassen wir vorüberziehen und geschehen, während wir ruhig verweilen und einfach nur lauschen und beobachten, was gerade ist.

Wir brauchen nirgendwo anders mehr hin, denn wir sind bereits da und brauchen nun nur noch auch mit unserem Bewusstsein anzukommen. Nur was jetzt ist, ist gerade wichtig und von Interesse. Nur dafür sind wir gerade hier. Nur das wollen wir gerade erfahren. Wir lassen uns in diesen Moment fallen, indem wir jegliche Anstrengung, die nicht von allein geschieht, loslassen. Und wir werden bemerken, dass es dann wie von selbst geht. Wir kommen vollkommen im einfachen Dasein an. Mehr ist gerade nicht notwendig. Lausche einfach nur dem Frieden, der bereits da ist. Lausche dem Glück, welches bereits subtil vorhanden ist. Vertraue, dass du vollkommen loslassen kannst und automatisch für dich gesorgt sein wird, in diesem Augenblick der Ruhe. Spüre in die Geborgenheit hinein, die bereits präsent ist. Lausche der Stille, die bereits vorhanden ist und sei sie noch so kurz. Sie ist omnipräsent und bloß zeitweilig wie die Sonne von Wolken, von Tönen überdeckt. Entspanne dich voll in diesen Moment hinein und du wirst merken, das einzige Problem, dass jemals vorhanden war, bestand darin, dass du dies noch nicht erkannt hattest. Dass alles bereits in diesem Moment vorhanden ist und das Problem einzig in unserer Sichtweise auf diesen Moment bestand. Einzig und allein im Denken. Das Problem ist nicht das Problem, sondern wie wir das Problem (das, was gerade ist), sehen, ist das Problem. Erkenne, was außerhalb deines Denkens vorhanden ist und das Problem wird sich auflösen.

Als Problem betrachten wir üblicherweise das, was wir ablehnen und vermeiden wollen. Sei es nun ein Mensch, ein Ereignis, ein Resultat oder eine Aufgabe. Fangen wir an, darin etwas anderes oder nur das, was so ist, zu erkennen, löst sich das Problem auf. Wir können uns sogar dazu entscheiden, das, was gerade ist, zu genießen und als, gut, richtig und perfekt zu betrachten. Ein Problem ist nur eine Art, auf die Dinge zu schauen. Es ist nur eine Sichtweise. Die Sichtweise auf das, was ist, kannst du jederzeit ändern und auch an jedem Ort. Nichts im Außen braucht sich dazu zu ändern, nur im Innen. Nur die Entscheidung, wie du die Dinge sehen willst.

Du brauchst dich lediglich dafür zu öffnen, die Dinge anders zu sehen. Mehr ist nicht notwendig. Nicht die Welt ist blau, sondern nur unsere Brille lässt sie uns durch ihr Glas so sehen. Solange wir diese Brille aufbehalten, werden wir die Welt auch an jedem anderen Ort blau sehen. Die Brille steht hier für unsere Sichtweisen. Die Welt ändert sich nicht durch das, was wir tun können, im Außen, sondern durch die Art, wie wir auf sie blicken. Andernfalls können wir uns noch so viel abstrampeln und uns bemühen, das Außen zu verändern und doch stets die gleichen Fehler und Probleme darin erkennen. Probleme befinden sich nicht im Außen, sondern im Innen. Das, was wir wirklich suchen und durch das Lösen der Probleme, die wir uns selbst erdenken, befindet sich bereits in uns und wir brauchen es nur noch zu erkennen. Liebe, Friede, Glück, Geborgenheit, Ankommen, Heilung, Freiheit, Einssein, Verbundenheit, Erfüllung, Schönheit usw. ist bereits vorhanden. Wir sehen es bloß nicht, weil sich unser Denken, das uns etwas anderes suggeriert, davorschiebt. Wenn du erkennen würdest, dass nichts sich ändern bräuchte, damit du erfahren kannst, was du schon immer erfahren wolltest und überhaupt jegliche Bemühungen in deinem Leben aufnimmst, wo wäre dann noch irgendein Problem?

Wenn du erkennst, dass du genau an dem Ort bist, an dem du sein sollst, und nichts in der Lage ist, deinen inneren Frieden, deine Freiheit, dein Glück oder deine Liebe zu bedrohen, dann gibt es keinen Raum mehr für Probleme. Probleme entstehen, weil wir glauben, dass wir noch etwas tun, besitzen oder lernen müssen, um vollkommenen Frieden, bedingungslose Liebe und wahres Glück zu erfahren. Doch sobald wir diese Illusion durchschauen, verschwinden auch die Probleme. Wir erfahren all das, unabhängig davon, wo wir uns befinden, was wir besitzen oder wer wir sind. Wir erfahren es einfach, weil wir sind, weil wir existieren. Das ist die einzige Voraussetzung und sie ist zu jeder Zeit erfüllt, für immer und ewig. Doch manchmal vergessen wir das und glauben, dass es anders ist, was dazu führt, dass wir es nicht mehr so intensiv erleben. Höre auf, Probleme in jedem Aspekt des Lebens zu sehen, und fange an zu erkennen, dass es nie wirklich ein Problem gab und alles bereits vollkommen und perfekt ist, so wie es ist. Werde dir bewusst, was du dir wirklich von den Dingen wünschst, nach denen du strebst, und dass dies zu jeder Zeit verfügbar und erlebbar ist. Also, warum den Ort wechseln, um etwas zu vermeiden, was sich letztendlich in deinem Denken und deiner Perspektive befindet und dich somit überallhin begleiten wird, bis du das Problem dort auflöst, wo es wirklich liegt – in dir selbst? Erkenne, dass das Problem nicht im Außen liegt. Es sind nicht die äußeren Umstände, die dich unzufrieden machen, sondern allein deine Sichtweise darauf. Du entscheidest, wie du die Dinge betrachtest, ob sie ein Problem darstellen, wie schwerwiegend sie sind und wie du sie dadurch erlebst. Du allein triffst diese Entscheidung, niemand sonst. Deine Perspektive bestimmt, ob du den gegenwärtigen Moment als höchste Freude oder tiefstes Leid empfindest. Also, wie wählst du diesen Moment hier und jetzt und jeden weiteren Moment zu sehen?

Von Freunden umgeben

Ein wahrer Freund ist jemand, der immer für uns da ist und unser Wohl im Blick hat. Wenn wir um Hilfe bitten, wird er sein Bestes geben, um uns zu unterstützen. Wenn wir eine bestimmte Erfahrung machen möchten, wird er, sofern möglich, uns dabei helfen. Aus meiner Sicht sind wir ständig von Freunden umgeben. Manchmal mögen sie sich als Feinde verkleiden, um uns eine bestimmte Erfahrung zu ermöglichen. Denn selbst Feinde tun etwas für uns. Sie sind also nicht völlig gleichgültig uns gegenüber, sonst wären sie nicht Teil unseres Lebens. Stell dir vor, du bist ein geistiges Wesen, das noch nie Vergebung erfahren hat. Du hast es noch nie erlebt. Um diese Erfahrung zu machen, brauchst du jemanden, der dir etwas antut, damit du ihm anschließend vergeben kannst. Auf der geistigen Ebene herrscht absolute Harmonie. Es gibt keine Entweder-oder-Situationen, sondern nur das Eine. Hier gibt es nichts anderes als Liebe.

Um eine Erfahrung machen zu können, benötigen wir etwas, das anders ist als das, was wir erfahren möchten. Deshalb brauchen wir die Relativität und betreten das Reich der Relativität. Dieses Reich nennen wir auch die physische Welt, in der wir uns gerade befinden. Hier können Dinge sowohl das Eine als auch das Andere sein, je nach ihrem Kontext und im Vergleich zu anderen Dingen. Wir brauchen auch eine Rolle, um Vergebung erleben zu können. Also erschaffen wir ein neues Leben für uns. Wir bitten andere geistige Wesen, die ebenfalls wir selbst sind, uns bestimmte Handlungen anzutun. Auch sie wollen bestimmte Erfahrungen machen, die ihnen durch die Interaktion mit uns ermöglicht werden. Mit jeder Erfahrung bekommen wir also das, was wir uns gewünscht haben, und geben einem anderen das, was er sich gewünscht hat. Manchmal bedeutet dies auch, dass jemand eine negative Rolle spielen muss. Er tut dies aus Liebe zu uns. Er gibt vor, böse zu sein, um uns etwas zu geben. Ist das nicht ein wahrer Freund? Als inkarniertes Wesen handelt er nicht gemein, um uns zu schaden, sondern um uns zu dienen. Auch wenn er sich dessen nicht mehr bewusst ist.

Vor unserer Geburt wurde alles besprochen, jede Rolle wurde festgelegt, und jetzt spielen wir sie automatisch. Zum Beispiel haben wir uns ein Elternhaus ausgesucht, das uns in die Rolle bringt, die wir in diesem Leben verkörpern möchten. Jeder Mensch in unserem Leben trägt zu unserer Erfahrung bei und ist daher ein solcher Freund. Wie fühlt es sich an, die Menschen um uns herum als Freunde oder Familie zu betrachten? Fühlt es sich nicht viel besser an, als sie als Fremde oder Feinde zu betrachten? Spüre einmal kurz hinein. Wenn diese Perspektive sich besser anfühlt und unser Leben schöner macht, warum sollten wir uns nicht dafür entscheiden? Ob es wahr ist oder nicht, können wir von unserer jetzigen Ebene aus nicht zu hundert Prozent wissen, aber es ist möglich. Es ist genauso möglich wie das Gegenteil. Das Leben auf der Erde könnte ein großes Seelentheater sein, in dem jeder seine Rolle spielt, um ein Stück zu ermöglichen, das jeder Schauspieler erleben möchte. Und das, während er es spielt. Wie ein riesiges Puzzle, bei dem jeder seinen Platz einnimmt und damit das Gesamtbild ermöglicht.

So wie ein Film aus vielen einzelnen Pixeln besteht, die zusammenkommen, um die Bilder zu formen und den gesamten Film zu ermöglichen, nimmt auch im Leben jedes einzelne Teil seinen Platz ein, egal wie klein es sein mag. Jeder Grashalm, jede Milbe und jede Zelle hat seine Funktion und trägt dazu bei, das Leben in seiner aktuellen Form zu ermöglichen. Genauso wie jedes Atom. Alles folgt einem großen Plan. Eine höhere Intelligenz lenkt alles. Denn alles, was existiert, braucht einen Plan, nach dem es erschaffen wurde. Wie wissen die Zellen, wie sie sich zusammenfügen müssen, um den Körper zu formen, den sie aktuell bilden? Wie können so viele unglaubliche Zufälle auftreten, wie zum Beispiel Synchronizität? Wir beschäftigen uns mit einem bestimmten Thema und genau dann schickt uns ein Freund etwas, das genau dazu passt. Und das, obwohl er nicht einmal wusste, dass wir uns mit diesem Thema auseinandersetzen. Nie zuvor hat er uns etwas zu diesem Thema geschickt, ausgerechnet jetzt. Wie kann das sein? Es muss also etwas geben, das das Leben lenkt. So wie wenn wir an jemanden denken und genau in diesem Moment ruft er an.

Wenn also alles seinen Platz einnimmt, um uns eine gewünschte Erfahrung zu ermöglichen, dann sind auch alle anderen Bestandteile des Lebens unsere Freunde. Der Wind ist unser Freund, weil er uns bestimmte Erfahrungen ermöglicht. Genauso wie die Sonne und das Wasser. Jede Pflanze ist unser Freund, genauso wie jedes Insekt. Alles, was wir wahrnehmen können, ist unser Freund, denn es schenkt uns etwas. Es schenkt uns eine Erfahrung, die nur durch seine Existenz möglich ist. Selbst wenn diese Dinge unangenehm sein können, wie zum Beispiel Mücken, so schenken sie uns dennoch eine Erfahrung. Sie tragen auch zum großen Ganzen bei, indem sie Einfluss auf die Welt nehmen. Denke nur an den Schmetterlingseffekt. Ein einziger Flügelschlag eines Schmetterlings auf der anderen Seite der Welt kann verheerende Auswirkungen auf unserer Seite der Welt haben. Die kleinsten Dominosteine können einen immer größeren Stein zum Umfallen bringen. Ein Kaugummi-großer Stein stößt einen größeren Stein um, der wiederum einen noch größeren Stein umwirft und so weiter, bis schließlich ein Stein in der Größe eines Berges umgestoßen wird. Und das alles ausgelöst durch einen winzigen Stein in der Größe eines Kaugummis. Wir nennen das eine Kettenreaktion. Du kannst auch deine Perspektive darauf ändern. Du kannst Bienen und Mücken als Akupunkteure der Natur betrachten, deren Stiche heilende Wirkung auf deinen Körper haben oder die Giftstoffe aus deinem Körper entfernen und heilende Stoffe injizieren.

Betrachte die kleinen Dinge in deinem Leben nicht als unbedeutend. Sie machen einen riesigen Unterschied. Wenn auch nur ein Teil davon anders wäre, könnte dein Leben und deine Welt völlig anders aussehen. Also, wenn du das nächste Mal deine Welt betrachtest, denke daran, dass alles seinen Platz hat und eine Rolle in deiner Lebenserfahrung spielt. Genauso wie du deinen Platz einnimmst und deine Rolle spielst, um dem Rest des Lebens zu dienen und ein Freund zu sein. Es ist ein Zusammenspiel. Es ist wie ein Kartenhaus, in dem jede Karte eine andere Karte stützt und somit das Kartenhaus erst ermöglicht. Wenn du von einer feindseligen zu einer freundlichen Umgebung wechselst, verschwindet die Angst. Denn hast du Angst vor einem Monster, wenn du weißt, dass darunter ein Freund ist? Wohl kaum. Du bist ein ewiges Wesen, das eine zeitweilige menschliche Erfahrung macht. Alles, was wir hier erleben, gehört zu dieser menschlichen Erfahrung dazu. Es ermöglicht die Vielfalt des Lebens. Kannst du dich in einem Umfeld von Freunden nicht viel besser entspannen als in einem Umfeld von Fremden oder Feinden? Wenn diese Perspektive dir hilft, dein Leben schöner zu gestalten und dir dient, warum entscheidest du dich dann nicht dafür? Welchen Grund gibt es, dein Leben weiterhin weniger schön zu erleben, als es durch diese Sichtweise möglich ist?

Wenn du diese Perspektive ausprobieren möchtest, gehe nun jeden einzelnen Bestandteil deines Lebens durch und sage dir: "Auch das ist mein Freund", bis dir nichts mehr einfällt. Mache die Übung einfach, ohne groß darüber nachzudenken. Wenn es dir bei einem Bestandteil deines Lebens schwerfällt, hilft es, den Grund mit anzugeben. Sage zum Beispiel: "Auch das ist ein Freund, weil es mir eine Erfahrung ermöglicht." Oder: "Auch das ist ein Freund, denn es trägt zur Vielfalt in meinem Leben bei." Du siehst, es muss nicht immer gut zu dir sein, um dein Freund zu sein. Selbst wenn es nicht gut zu dir ist, ermöglicht es dir etwas. In diesem Fall eine Erfahrung und Vielfalt. Auch das ist ein Geschenk, denn es gibt dir etwas. Es macht das Leben bunt und spannend. Wir sind hier, um genau das zu erleben. Wenn wir es nicht erleben wollten oder wenn es uns nichts ermöglichen würde, was wir wollen, dann wären wir nicht hier. Wir hätten uns für jeden anderen Ort entscheiden können. Es gibt nicht nur diese Erde, es gibt sie in allen Variationen, und wir hätten uns für jede einzelne entscheiden können. Und dennoch haben wir uns für diese Version entschieden. Warum? Weil sie uns etwas ermöglicht, was uns die anderen Versionen nicht bieten können.

Verabschiede dich von dem Glauben, dass du hier sein musst. Du hast dich bewusst dafür entschieden. Du hast dich sogar darauf gefreut, diese Welt und dieses Leben zu erleben. Ja, es mag momentan anders erscheinen, aber das gehört auch zu der Erfahrung, die du dir gewünscht hast. Stell dir vor, du hättest von Anfang an gewusst, dass du hier sein und all das, was du bisher erlebt hast, auch erleben wolltest. Vieles davon wäre dann nicht möglich gewesen. Ärger, Trauer, Frustration usw. wären gar nicht aufgetreten, wenn du gewusst hättest, dass dies genau das ist, was du dir gewünscht hast. Verstehst du? Manchmal scheint es düster, um dir eine Erfahrung zu schenken, die sonst nicht möglich gewesen wäre. Um dir als Erfahrung zu dienen und den Verlauf deines Lebens zu erfahren. Du hast dich entschieden, zu vergessen, dass du hier sein und genau dies erleben wolltest. Aber jetzt, nachdem du das liest, kannst du eine neue Wahl treffen. Du kannst dich dafür entscheiden zu wissen, dass alles, was du erlebst, du auch erleben möchtest. Mach jedes Erlebnis zu etwas, das du willst. Und dadurch wird dein Leben schöner als je zuvor sein.

Betrachte deinen Lebensweg als eine Reise, für die du dich entschieden hast. Eine Reise, auf die du lange gewartet hast und sie immer schon einmal erleben wolltest. Das verändert alles. Diese Perspektive hat meine Angst vor einer Seilbahnfahrt von Berg zu Berg einfach weggeblasen und durch Freude und Lust ersetzt. Nichts hat sich geändert, außer meiner Sichtweise auf die Dinge, und das hat alles verändert. Es sah nun lustig und harmlos aus, anstatt steil und gefährlich. Und diese neue Perspektive kann auch dir helfen. Wenn du ein Leben ohne Ärger, Trauer, emotionalen Schmerz, Leid, Hass, Groll usw. wünschst, dann entscheide dich dazu, das, was du erlebst, auch zu wollen und im besten Fall sogar dankbar dafür zu sein. Wie würde sich dein Leben anfühlen, wenn alles, was darin passiert, auch von dir gewollt wäre? Du würdest jede Ablehnung beenden und dafür viel Liebe erfahren können. Du würdest bekommen, wonach du so lange gesucht hast. Du hast es in vielen Dingen gesucht, aber es war überall, nur einen Perspektivwechsel entfernt. In einem Film passieren viele Dinge, mit denen wir nicht einverstanden sind, und dennoch schauen wir ihn uns an. Warum? Weil gerade diese Dinge den Film so spannend machen. Was wäre ein Film ohne Probleme, die gelöst werden müssen? Und was wäre ein Leben ohne Probleme, die gelöst werden müssen? Es wäre ziemlich langweilig, denn dann gäbe es nichts mehr zu tun.

Gerade die Tatsache, dass unsere Welt noch nicht vollkommen ist und wir daran arbeiten können, sie zu verbessern, macht sie so wundervoll. Stell dir vor, du spielst ein Videospiel, in dem du das Ziel bereits erreicht hast und es nichts mehr zu tun gibt. Würde das Spiel noch Spaß machen? Wahrscheinlich nicht, denn die Herausforderungen und Aufgaben sind es, die das Spiel spannend und interessant machen. Genauso verhält es sich mit unserem Leben. Wenn alles perfekt und abgeschlossen wäre, würden wir uns schnell langweilen. Es gibt eine Geschichte, die das verdeutlicht: *„Ein Mann ist gestorben und findet sich in einer wunderschönen Umgebung wieder. Ein anderer Mann in edler Kleidung bietet ihm an, alles zu haben, was er sich wünscht. Der Mann genießt die besten Speisen und bewundert seinen neuen Besitz, aber nach einer Weile wird es ihm langweilig. Er ruft den Mann in der edlen Kleidung zu sich und sagt: "Ich möchte nichts Neues besitzen und nichts mehr essen. Ich brauche eine Aufgabe." Doch der andere Mann bedauert und sagt: "Es tut mir leid, aber ich kann dir keine Aufgabe geben. Hier gibt es keine Arbeit für dich." Daraufhin ruft der Mann aus: "Dann könnte ich genauso gut in der Hölle schmoren!" Und der andere Mann erwidert: "Was glauben Sie, wo Sie hier gerade sind?"“*

Die Tatsache, dass es immer etwas zu tun gibt, ist ein Segen. Etwas, wofür wir dankbar sein können. Und Dankbarkeit kann unser Leben bereichern. Stell dir vor, du könntest nicht mehr wütend auf jemanden sein, wenn er das getan hat, was du wolltest und du darauf vertraust, dass es zu deinem Wohl geschieht. Bist du wütend auf den Arzt, der dir Blut abnimmt, wenn du ihn darum gebeten hast und darauf vertraust, dass es dir gut tut? Trotz des Schmerzes bist du nicht wütend, oder? Wir können das Gleiche mit den Dingen in unserem Leben tun, die uns verletzen. Mit Dankbarkeit und Vertrauen können wir Groll loslassen und uns von den Lasten der Vergangenheit befreien, die wir immer noch mit uns herumtragen. Wenn wir wollen, dass unser Leben schön wird und wir uns gut fühlen, sollten wir auch so mit den Dingen in unserem Leben umgehen, die uns widerfahren.

Eine Verletzung ist nur deshalb eine Verletzung, weil wir sie als solche betrachten. Körperlicher Schmerz wird viel erträglicher, wenn wir aufhören, ihn als etwas Schlechtes oder Unerwünschtes zu betrachten. Probiere es aus, du wirst erstaunt sein. Dein Körper wird schneller heilen, besonders wenn du dafür sorgst, dass du dich wohl fühlst anstatt gestresst. Die körperlichen Verletzungen sind nicht das eigentliche Problem, sondern die emotionalen Wunden, die auch nach der körperlichen Heilung bleiben. Doch das muss nicht so sein, wenn wir die Art und Weise, wie wir darauf blicken, ändern. Betrachte sie als Geschenk, denn sie haben dich zu dem Menschen gemacht, der du heute bist. Und schon sind sie kein Problem mehr. Wir müssen lediglich von unserer einst negativen Sichtweise loslassen. Von der Geschichte, die wir uns damals erzählt haben. Die Geschichte, in der wir Opfer waren und uns etwas Schreckliches angetan wurde.

Und stattdessen können wir eine neue Geschichte wählen. Eine Geschichte, in der uns eine wertvolle Erfahrung als Geschenk gemacht wurde, die wir immer machen wollten. Wir können vertrauen, dass auch diese Erfahrung für etwas gut war und gebraucht wird. Denk an den Schmetterlingseffekt - auch diese einzelne Erfahrung ist wichtiger als gedacht, denn sie verändert alles. Ohne sie hätte dein Leben und die Welt komplett anders aussehen können. Vertraue darauf, dass die Intelligenz, die alles erschaffen hat und steuert, weiß, was sie tut und dass jede Veränderung zum Besseren führt. Warum sollte sie etwas zum Schlechteren verändern? So werden wir von einem Opfer zu einem Beschenkten. Das kann eine große Heilung bewirken. Heilung bedeutet Ganzwerdung und wir werden ganz, wenn wir uns wieder eins mit allem fühlen. Das gelingt uns, wenn wir aufhören, uns von etwas abzutrennen, indem wir es als ungewollt beurteilen und ablehnen. Wenn wir aufhören, Widerstand gegen etwas zu leisten, fangen wir an zu lieben, anstatt zu leiden. Liebe ist eine der heilsamsten Kräfte, die es gibt. Sichtweisen, die uns mit dem, was uns umgibt, versöhnen lassen, helfen uns, wieder in die Liebe zu kommen und eine liebevolle Welt zu erschaffen. In der Liebe sind wir uns der Verbundenheit mit allem bewusst. Und Liebe ist das, was wir wirklich wollen und uns so sehr wünschen, weil sie einfach wunderschön ist.

Wenn wir jedoch weiterhin an einer negativen Sichtweise festhalten und dadurch leiden, obwohl wir wollen, dass das Leiden ein Ende hat, dann sind wir wie jemand, der am Tor zum Paradies steht, sich über seinen Hunger beschwert und die mit Früchten bepackten Bäume sieht. Er sieht sie, will aber nicht durch das Tor gehen. Er beschwert sich über sein Leid, aber tut nichts dagegen. Das Tor steht offen und er muss nur hindurchgehen. Doch er tut es nicht, obwohl er die Früchte so gerne hätte. Er ist wie jemand, der einen Baum umklammert und behauptet, er könne nicht loslassen, obwohl er es nur tun müsste. Oder er ist wie ein Affe, der seine Hand durch ein Loch steckt, um etwas zu ergreifen, aber dann nicht mehr herauskommt, weil seine Faust zu dick geworden ist. Der Affe müsste nur seine Beute loslassen und wäre wieder frei, aber er hält zu sehr daran fest. Genau so werden heutzutage Affen gefangen. Sei also nicht wie dieser Affe und halte an etwas fest, das dich unfrei macht und dir das nimmt, was du gerne haben möchtest.

Wenn du nicht mehr leiden möchtest, dann lass los von dem, was dich leiden lässt. Lass los von der Sichtweise, die dich etwas ablehnen und Widerstand leisten lässt. Um das zu bekommen, was du wirklich willst, musst du nur das loslassen, was dich daran hindert. Wie immer liegt es an dir, was du mit diesen Informationen anstellst. Du kannst sie ausprobieren und überprüfen, ob sie dir dabei helfen, das zu bekommen, was du möchtest. Oder du kannst sie beiseite legen. Du kannst sie auch ausprobieren, feststellen, dass sie dein Leben schöner machen, und sie dann nie wieder loslassen. Du bist frei in deiner Entscheidung. Der Ausweg aus dem Leiden wurde dir gegeben. Das Tor zum Paradies steht offen. Bist du bereit, hindurchzugehen?

Die Schönheit des Lebens

Die Schönheit des Lebens ist in allem verborgen, doch oft erkennen wir sie erst, wenn wir uns dafür entscheiden. Etwas wird nicht von Natur aus schön, sondern wir machen es schön durch unsere Bewertung. Ohne diese Bewertung ist es neutral, weder schön noch hässlich. Doch genauso wie wir Dinge schön machen können, können wir sie auch hässlich machen. Wir sehen Dinge so, wie wir uns entscheiden, sie zu sehen. Unsere Bewertung bringt die Schönheit oder Hässlichkeit erst in die Dinge. Wir haben also die Möglichkeit, ein Leben voller Schönheit zu führen, in dem es keine Hässlichkeit mehr gibt, einfach indem wir uns dafür entscheiden. Diese Wahl treffen wir in jedem Moment. Wir können entscheiden, ob wir etwas als schön oder hässlich betrachten. Wertvoll oder wertlos. Das gilt auch für alle anderen Bewertungen und Eigenschaften, die wir den Dingen zuschreiben. Unterschiedliche Menschen können unterschiedliche Meinungen über dieselbe Sache haben. Es hängt also nicht von den Dingen selbst ab, sondern nur von uns, wie die Dinge sind. Wie entscheidest du dich, die Dinge zu sehen und wie hast du dich bisher entschieden? Wenn du deinen Blick über die Bestandteile deines Lebens schweifen lässt - die Pflanzen, Tiere, Phänomene, Menschen, Gegenstände, Gefühle usw. - was siehst du? Siehst du sie so, wie sie sind, oder wie du denkst, dass sie sind? Wie man dir erzählt hat, wie sie sind? Oder wie sie wirklich sind? Siehst du eine Blume oder siehst du eine schöne/hässliche Blume? Kannst du die Dinge also völlig wertungsfrei betrachten? Solange du unterschiedliche Bewertungen vornimmst, trennst du die Dinge voneinander. Du machst aus dem, was du als schön und dem, was du als hässlich beurteilst, zwei verschiedene Dinge. Wenn du beide als schön oder als hässlich bewertest oder jegliche Wertung unterlässt, dann vereinst du sie.

Darum schlage ich vor, dass wir das gesamte Leben, das ganze Leben, als schön betrachten. Denn das Leben ist ein Ganzes. Entweder ist es schön oder es ist hässlich. Sobald du auch nur einen Teil des Lebens als hässlich empfindest, wird das gesamte Leben hässlich. Denn du kannst dich immer nur auf eine Bewertung fokussieren. Während du etwas als hässlich empfindest, kannst du nicht gleichzeitig etwas als schön empfinden. Vielleicht scheint es so, wenn du sehr schnell zwischen den Bewertungen wechselst, aber für einen kurzen Moment ist es nur das Eine und dann das Andere. Wenn du etwas als schön bewertest, erlebst du positive Gefühle, die sich gut anfühlen und von denen du mehr haben möchtest. Wenn du etwas als hässlich bewertest, fehlen dir diese Gefühle und du erlebst unangenehme Gefühle, von denen du weniger haben möchtest. Diese Gefühle könnten wir auch als die Abwesenheit von Liebe bezeichnen. Wenn Liebe fehlt, fühlst du dich nicht gut. Und je nachdem, ob du dich gut oder schlecht fühlst, wirst du unterschiedlich darauf reagieren und eine unterschiedliche Leistung erbringen. Du wirst entweder dazu beitragen, dass sich die Umstände verschlechtern oder dass sie sich verbessern. Die Bewertung ist wie ein Samen, der sich überall verteilt und dich noch mehr von deinen Bewertungen erfahren lässt. Wenn du einen Moment als hässlich bezeichnest, bleibt die Hässlichkeit nicht nur dort, wo du sie platziert hast. Sie multipliziert sich und wandert. Sie kann sich wie ein Virus verbreiten. Genauso kann es die Schönheit tun. Alles im Leben kann das, könnten wir sagen, denn alles vermehrt sich im Leben. Die Frage ist nur, wovon möchtest du mehr haben und wovon möchtest du eher weniger haben? Passe deine Bewertung entsprechend an. Und ich weiß, dass ich mit gut und schlecht ebenfalls bewerte. Aber anders könntest du nicht verstehen, was ich meine. Selbst unangenehme Gefühle können gut sein, wenn wir sie dazu machen. Doch nur deshalb, weil sie sich dann in schöne Gefühle verwandeln würden. Weil wir sie dann lieben würden und sich lieben so schön anfühlt. Wenn wir etwas lieben, bleibt oft nur noch Liebe übrig.

Die Vielfalt des Lebens ist wahrlich ein Geschenk. Sie bietet uns unzählige Möglichkeiten, uns auszudrücken und unser Leben nach unseren Vorstellungen zu gestalten. Ob wir gut oder böse sein wollen, liegt ganz bei uns. Diese Vielfalt macht das Leben bunt und aufregend. Sie zeigt sich in allem, was uns umgibt. Wenn wir die Vielfalt lieben können, fällt es uns auch leichter, selbst die Dinge zu lieben, die auf den ersten Blick schrecklich erscheinen mögen. Denn sie erlauben uns, eine Wahl zu treffen und zu entscheiden, wer wir sein wollen.

Ich liebe auch die verschiedenen Formen, Farben und Töne des Lebens. Sie sind Ausdruck dieser Vielfalt. Durch das Zusammenspiel all dieser Elemente entsteht erst die wunderbare Vielfalt, die wir erleben dürfen. Ich bin zutiefst dankbar dafür, dass uns diese Erfahrungen ermöglicht werden.

In meinem Buch "Die Magie des Lebens - und wie du sie nutzt, um dein Leben schön und die Welt paradiesisch zu machen" habe ich erklärt, warum nichts von Grund auf schlecht ist. Es kommt immer auf die Kombination der Dinge an und darauf, wie wir sie bewerten. Geld zum Beispiel ist an sich nicht schlecht. Es kann viel Gutes bewirken, wenn es für positive Zwecke eingesetzt wird. Erst wenn es für negative Zwecke missbraucht wird, wird es unschön.

Auch ein Messer kann sowohl für Gutes als auch für Schlechtes verwendet werden. Es kommt darauf an, wie es genutzt wird und was die Absicht dahinter ist. Die Dinge sind neutral und bekommen erst durch unseren Kontext eine Bedeutung.

Lasst uns also die Dinge neutral betrachten oder das Gute darin erkennen, das durch sie möglich ist. Ein Krieg, in dem mit Blumen und Konfetti statt mit tödlicher Munition geschossen wird, wäre doch nicht schlecht, oder? Stellt euch vor, es handelt sich lediglich um Wasserpistolen oder ein Paintballspiel. Erst die Kombination mit scharfer Munition macht es zu etwas Schlechtem. Aber ist deswegen die Munition an sich schlecht? Nein, denn wenn sie beispielsweise nur im Schützenverein verwendet wird oder um einem Wesen, das viel Leid erfahren hat, weiteres Leid zu ersparen, dann wäre sie wieder gut.

Das ist die Dualität der Dinge - sie sind weder gut noch schlecht, sondern tragen beide Seiten in sich. Auch kein Mensch ist von Natur aus schlecht; erst durch seine Taten werden wir ihn als schlecht beurteilen. Wenn ein Feind sich anders verhalten würde, könnte er sogar zu einem guten

Freund werden. Es ist nie der Mensch selbst, sondern immer sein Verhalten, das über Gut und Schlecht entscheidet. Doch selbst das ist nicht immer der Fall, denn in einem Theaterstück kann schlechtes Verhalten durchaus erwünscht und vorteilhaft sein. Alle Dinge bestehen aus demselben Grundstoff und auf einer noch grundlegenderen Ebene aus denselben Elementen. Sind also die fünf Elemente, aus denen alles besteht, schlecht? Dann müssten auch alle Dinge, die wir als gut bezeichnen und die aus diesen Elementen bestehen, schlecht sein. Ist die Energie, aus der alle diese Elemente entstehen, schlecht? Dann müsste alles schlecht sein, denn alles besteht aus Energie. Wenn es dir also schwerfällt, einen Teil des Lebens mit Liebe anzunehmen, erinnere dich daran, dass er im Kern aus derselben Energie besteht wie alles andere, was du bereits lieben kannst. Liebe dann die Energie, anstatt ihren Ausdruck zu verurteilen. Liebe das, was die Form ermöglicht, anstatt die Form selbst. Oder erinnere dich daran, dass das, was du ablehnst, auch zu etwas Gutem verwendet werden könnte und daher nicht grundsätzlich schlecht ist. Es ist weder nur das Eine noch nur das Andere. Es ist beides und keines von beiden. Das Leben ist erst durch seine Vielfalt vollkommen. Wenn auch nur ein Teil dieser Vielfalt fehlen würde, wäre es nicht mehr vollkommen, denn dann würde etwas Wesentliches fehlen. Bist du schlecht, weil du auch die Möglichkeit hast, böse Taten zu begehen? Weil diese Möglichkeit besteht? Oder sind diese Möglichkeiten einfach nur vorhanden und es hängt von den Entscheidungen ab, die du triffst, ob du gut oder schlecht bist - und von der Bewertung derjenigen, die dies beurteilen? Kannst du jetzt die Schönheit des Lebens erkennen? Kannst du es dir erlauben, die Schönheit in allen Dingen zu sehen? Kannst du dir erlauben, bedingungslos und grenzenlos zu lieben? Bedingungslos bedeutet, dass die Dinge nicht bestimmte Bedingungen erfüllen müssen, damit du sie liebst. Du liebst einfach, ohne diese Frage überhaupt zu stellen. Du liebst, weil du liebst, und nicht, weil die Dinge so oder so sind. Und genau dadurch machst du sie schön. Das Lieben lässt dich automatisch die Dinge als schön und vollkommen erkennen. Wenn du möchtest, dass dein Leben schön ist, entscheide dich dafür, es so zu sehen. Sei wie ein Kunstliebhaber, der in allem wunderschöne Kunst entdeckt.

Die Schönheit des Selbst

Oh, du gegenwärtiger Moment, lass mich dein Schüler sein und lehre mich, dich in deiner wahren Natur zu sehen. Lass mich dich betrachten, ohne die Filter meiner Gedanken und Verstandeswolken. Lehre mich, jeden einzelnen Teil von dir zu lieben und zu genießen, bis hinunter zu den winzigsten Atomen. Ich möchte mich dir voll und ganz hingeben, dich in all deiner Schönheit kosten und ohne Verlangen in deiner Gegenwart verweilen. Ich möchte mich vollständig mit dir verschmelzen, sodass es nur noch uns beide gibt. Und ich möchte die Unvergänglichkeit, die in dir liegt, erkennen.

Hier bin ich, bereit, mich dir mit voller Intensität zuzuwenden und dich zu erforschen. Was möchtest du mir durch die Formen und Farben, Gerüche und Geräusche, Berührungen und Geschmäcker, Gedanken und Gefühle in dir sagen? Was darf ich durch dich erfahren und was möchte ich durch dich erfahren? Warum sind wir gerade jetzt einander begegnet? Was ist mir bisher durch die Begegnung mit dir entgangen, während du mich umhüllt hast? Ich möchte dich vollständig in mich aufnehmen und dich in mir erkennen. Lass dieses Verlangen zu einer Handlung werden, die sich in mir ausdrückt.

Deinen kostbaren Schatz durfte ich bereits in verschiedenen Verpackungen kosten, die du stets neu arrangierst. Doch nur wenige erkennen seine köstliche Natur, da sie sich von deinem äußeren Erscheinungsbild blenden lassen. Sie wissen nicht, welcher Schatz in dir verborgen liegt und dass du trotz unterschiedlicher Verkleidungen immer gleich bist. Dein Inhalt mag variieren, aber du, der ihn trägt, bist immer derselbe. Auch du bist Sein. Auch du bist auf so viele Arten erfahrbar, durch jeden meiner Sinne. Ich kann dich sehen und hören, schmecken und riechen, dich berühren. Doch deinen wahren Schatz kann ich auf diese Weise nicht berühren. Diesen kann ich nur erfahren, wenn ich dich mit meinem innersten Herzen berühre, wenn ich dich liebe. Doch lieben kann ich dich nur, wenn ich mich für deine Schönheit öffne und dich so annehme, wie du dich gerade offenbarst. Deine Schönheit kann ich nur erfassen, wenn ich mich dir vollkommen hingebe, sodass es nur noch uns beide und die Liebe zu dir gibt. Wenn ich mich dir vollkommen öffne, dir meine ganze Aufmerksamkeit schenke anstatt meinen Gedanken. Wenn ich dich tief in mir aufnehme und eins werde mit dir. Ich in dir und du in mir.

Du präsentierst dich mir in immer neuen Gewändern, um meinen Blick zu fesseln. Doch ich betrachte dich nur mit halb geöffneten Augen, denn ständig suche ich nach neuen Gewändern für dich. Doch wenn du diese trägst, sind es wieder andere Gewänder, nach denen ich suche. Nie scheine ich mit dir zufrieden zu sein, egal wie schön du auch sein magst. Denn ich denke immer, dass es noch schöner geht. So verpasse ich die einzige Schönheit, die ich in diesem Moment kosten kann, die, die du mir gerade anbietest und schenken willst. Ich sehe dich dein Aussehen verändern und spüre die Leere in mir, die entsteht, wenn ich dich anders haben will anstatt dich in dem Moment zu genießen, wie du bist und deine Veränderung geduldig geschehen zu lassen. Du bist so wunderschön, und doch erkenne ich es nicht, weil ich mich dir noch nicht vollständig geöffnet habe. Wie lange ist es her, dass ich mich in dein Aussehen einer blühenden Wiese mit einem wolkenlosen Himmel versenkt habe, um den Teil deines Gewandes zu bewundern, der sich in Form einer Blume präsentiert? Du bist alles, was für mich wahrnehmbar ist, und doch erscheinst du mir in verschiedenen Farben, Formen und Sinneseindrücken aufgeteilt zu sein. Doch deinen wahren Schatz kann ich nur als Ganzes erfahren, wenn ich dich als Ganzes und uns beide als Ganzes erkenne. Sodass es nur noch Sein gibt und wir ein Teil dieses Seins sind. Wenn es nur noch uns im Sein gibt. Doch das kann ich nur erreichen, wenn ich mit dir im Einklang bin und der Strom meiner Gedanken mich nicht von diesem Seinszustand fortreißt. Wenn ich nur noch dich will und dich fühle. Wenn ich ganz still werde und lausche, allem lausche, was du mir mitteilen möchtest. Seien es nun Geräusche oder etwas ganz anderes.

Wie ein trockener Schwamm, der Wasser aufsaugt, möchte ich dich und diese Liebe in mir aufnehmen und in reine Liebe verwandeln. Dein äußeres Erscheinungsbild zu verändern ist schwierig und langsam, aber ich kann die Erfahrung, dich zu sein, viel schneller und einfacher verändern. Manchmal sogar sofort. Mit dir verschmolzen kann ich Freude und Genuss erleben, aber auch Ärger. Dein Aussehen bleibt unverändert, es zeigt eine Landschaft, aber meine Sicht auf dich kann die Erfahrung verändern. Ich kann dich als eine Landschaft voller Genuss oder Freude sehen, aber auch als eine Landschaft voller Ärger. Es liegt an mir, welche Art von Landschaft ich in dir sehen möchte. Du bist für das Äußere zuständig, und ich kümmere mich um die Gefühle und die Erfahrung, die durch meine Sicht auf dich entstehen. Dein Äußeres ist deine Verantwortung, meine Gefühle sind meine Verantwortung.

Du bist die Leinwand des Lebens und zeigst mir so viel. Es erscheint mir, als ob ich mich in dir befinde, aber in Wahrheit befindest du dich in mir. Ich habe es oft anders betrachtet, aber jetzt ist es Zeit, es auf diese Weise zu sehen. Und doch bin ich auch weiterhin in dir. Wer ist in wem? Bin ich in dir als die Welt, die du darstellst, oder bist du in mir als das Bewusstsein, das ich wirklich bin? Oder sind wir beide in mir? Oder bist du in mir und ich bin in dir? Lasst uns sagen, wir sind eins. Wenn mich jemand fragt, wer ich bin, kann ich antworten: "Ich bin dieser Moment". Dieser Moment ist alles, was gerade existiert. Ich bin dieser Moment. Es gibt nichts anderes als diesen Moment. Dieser Moment ist und ich bin. Das Wort "Ist" bedeutet nichts anderes als Sein. Im Sein sind wir mit allem anderen vereint. Alles ist Sein. Sein bedeutet Existenz. Wir sind und alles ist Existenz. Wir sind nicht viele, sondern nur eine Existenz in verschiedenen Formen.

Mein Körper, den ich wahrnehme, ist ein Teil dieser Form, dieses Moments. Alles, was wahrnehmbar ist, einschließlich meines Körpers, ist dieser Moment. Der Moment ist alles, was ist. Und wenn ich ganz still und in deiner Nähe bin, erfahre ich dies auf einer tiefen Ebene. Ich bin du, sich ständig verändernd. Manchmal glaube ich, dass ich nur ein kleiner Teil von dir bin, den ich als meinen Körper kenne. Aber in der Stille, wenn ich einfach nur bin mit dem Aussehen dessen, was gerade ist, finde ich Frieden. Ich bin reines Sein mit dem Aussehen dessen, was gerade ist. Es war schon immer so. Das Sein war schon immer da. Dein wahres Wesen ist nicht das, was du zu sein scheinst, sondern das Sein selbst. Es gibt nur das Sein, das in verschiedenen Formen erscheint. Und in diesem Sein liegt der Schatz verborgen. Das Sein kann als Einssein, als Glückseligkeit, als höchster Genuss, als Liebe und Freude und als tiefster Frieden erlebt werden. Wenn ich nur noch dieses Sein wünsche und es in allem entdecke, wie kann meine Seele dann nicht vor Freude tanzen und vor Glück jauchzen? Wenn ich von dem umgeben bin, was ich als das Schönste bezeichne und was ich mir wünsche. Einssein in allem und mit allem. Das Versteckspiel hat ein Ende. Du bist nicht in einem Versteck. Nein, du bist überall, weil du alles bist. Du bist die Sterne, du bist die schönen Blumen, du bist alle Menschen. Du bist alles, was ist. Und ich darf deine vielfältige Schönheit bewundern. Du bist das Zuhause, das Glück, der kostbare Schatz, der überall ist, weil du alles bist. Und in allem, was ich suche, finde ich dich. Weil du alles bist, konnte ich dich nicht finden, obwohl du so groß bist. Weil ich dich nur in Begrenztem vermutet habe. Du bist überall, du bist alles. Und ich erkenne und erfahre nun die Schönheit des Selbst. Das Selbst in allen Dingen und als alle Dinge. So will ich fortan nicht mehr getrennt von dir sein, sondern mich in allen Dingen und als alle Dinge erkennen. Sodass es nur noch das Einssein für mich gibt.

Ich sehne mich danach, die Illusion der Trennung zu durchbrechen und mich in jedem Moment als eins mit dir zu fühlen. Ich möchte nicht länger in der Vorstellung leben, dass du und ich getrennt sind, sondern ich will erkennen, dass wir in Wahrheit nur verschiedene Ausdrucksformen des gleichen Seins sind.

Wenn ich einen Baum betrachte, möchte ich nicht nur seine äußere Form wahrnehmen, sondern auch das Bewusstsein erkennen, das in ihm lebt - das gleiche Bewusstsein, das auch in mir existiert. Wenn ich den Wind spüre, möchte ich mich nicht länger als getrennt von ihm fühlen, sondern als Teil dieser kraftvollen Energie, die alles durchdringt.

Indem ich mich als eins mit dir erkenne, öffne ich mein Herz für die Schönheit und die Fülle, die du mir zeigst. Ich erkenne, dass du nicht nur ein äußerer Rahmen bist, sondern dass deine Essenz das Leben selbst ist. Du bist die Quelle unendlicher Möglichkeiten und ich bin privilegiert, ein Teil von dir zu sein.

Es ist an der Zeit, dass ich aufhöre, dich als etwas Getrenntes zu betrachten und stattdessen in jedem Moment die Einheit mit dir zu erfahren. Denn in diesem Einssein liegt die wahre Erfüllung und das tiefste Glück. Ich möchte mich nicht länger von dir abgrenzen, sondern mich mit dir vereinen, in jedem Atemzug, in jedem Schritt, in jedem Augenblick.

So lasst uns eins sein, in allen Dingen und als alle Dinge. Möge dieses Einssein mein ständiger Begleiter sein und mich zu einem Leben der Harmonie und des Friedens führen. In dieser Einheit finde ich das wahre Selbst, das alles umfasst und alles ist.

Das Geschenk eines weiteren Tages und Momentes

Jeden Tag erhalten wir ein Geschenk, das sich "neuer Tag" nennt. Jeder Tag birgt neue Chancen, neue Wahlmöglichkeiten. Ein Tag besteht aus vielen kleinen Augenblicken, auch Momente genannt. Unser Leben setzt sich aus der Summe dieser Tage und damit aus der Summe der einzelnen Momente zusammen, aus denen diese Tage bestehen. Wenn wir aufwachen, sollten wir dankbar sein, denn es gibt viele Menschen, die im Schlaf gegangen sind. Doch wir sind noch hier. Wir dürfen noch einen weiteren Tag erleben. Wir wissen nie, wann es der letzte Tag sein wird. An jedem Tag kann unsere Heimreise stattfinden, ganz unerwartet durch einen Unfall oder ein anderes Ereignis. Daher sollten wir jeden einzelnen Moment, den wir noch hier sein dürfen, genießen, solange wir noch hier sind. Jeder Moment geht schneller vorbei, als vielen bewusst ist, und eines Tages könnten wir uns nach ihm zurücksehnen. Jeder einzelne Moment bietet großes Glück, wenn wir uns dafür entscheiden. Jeder darauffolgende Moment hängt von den Entscheidungen ab, die wir in diesem Augenblick treffen. Wir können also sagen, dass das Leben ein Entscheidungsprozess ist.

Die Richtung, die wir wählen, bestimmt unseren weiteren Weg und damit auch unsere Erfahrungen auf diesem Weg. Entscheidest du dich für eine Wahl, die dein Wohlbefinden fördert oder eher behindert? Betrachtest du den gegenwärtigen Moment mit Liebe oder fällt es dir schwer, ihn zu lieben? Wie triffst du also deine Entscheidungen?

Bereits zu Beginn des Tages kannst du eine Wahl treffen, die deinem Wohlbefinden dient und es dir ermöglicht, den nächsten Moment noch schöner zu gestalten. Diese Wahl besteht darin, deinen Tag mit Dankbarkeit zu beginnen. Dankbarkeit dafür, dass du noch am Leben bist. Dankbarkeit dafür, dass du aufstehen und sehen kannst. Dankbarkeit dafür, dass du noch einen weiteren Tag erleben darfst. Dankbarkeit dafür, dass die Welt noch voller Leben und Schönheit ist, anstatt untergegangen und verwüstet zu sein. Dankbarkeit für einen neuen Tag, an dem du neue Entscheidungen treffen kannst.

Dieser Tag kann für dich alles Mögliche bereithalten. Du allein entscheidest. Du entscheidest, ob du ihn wie jeden anderen Tag verbringst oder ob du dich für einen neuen Weg entscheidest. Du bist vollkommen frei in deinen Entscheidungen. Jeden Tag kannst du ein Abenteuer beginnen. Jeden Tag kannst du neue Menschen kennenlernen, neue Wunder des Lebens entdecken, ein neues Lieblingsgericht oder einen neuen Lieblingssong finden. Jeder Tag hält so viel für dich bereit. Jeden Tag kann etwas geschehen, das dein Leben für immer verändert. Freue dich auf diese Veränderungen, denn sie bringen so viel Neues mit sich.

Genieße jeden einzelnen Moment, solange du noch auf deine bisherige Weise durch das Leben gehen kannst. Denn es kann sich jeden Tag ändern. Du bist ein geistiges Wesen, das derzeit diesen Planeten besucht, indem es in deinen Körper inkarniert ist. Dein Körper ist wie ein Raumanzug, der es dir ermöglicht, dich auszudrücken und auf die Weise zu kommunizieren, wie du es derzeit kannst. Ohne deinen Körper könntest du nicht die Erfahrungen machen, die dir jetzt möglich sind. Betrachte ihn als Geschenk, das du dir schon immer gewünscht hast und auf das du lange gewartet hast.

Wir sind von so vielen Geschenken umgeben, wenn wir uns erlauben, sie als solche zu betrachten. Alles in unserem Leben ist ein solches Geschenk. Alle unsere Fähigkeiten sind es ebenfalls.

Was wäre, wenn wir einen unserer Sinne verlieren würden? Wenn wir beispielsweise nicht mehr sprechen, lesen oder schreiben könnten? Unser Leben wäre völlig anders. Wie sehr schätzt du bereits diese Geschenke? Denn auch sie werden eines Tages verschwinden. Nichts außer unserem ewigen Sein bleibt für immer bestehen. Kannst du wirklich sagen, dass du all diese Gaben genießt? Genießt du sie so, als ob du wüsstest, dass du sie schon immer erleben wolltest und dass sie dir jeden Moment wieder genommen werden könnten? Begrüßt du den Tag bereits wie ein Wunder, das auf dich wartet? Wie ein kostbares Geschenk, das du gerade auspacken und dessen Inhalt du erfahren darfst? Bedankst du dich bereits am Ende eines Tages für diesen Tag und freust dich nun auf deinen Schlaf? Ich zögere oft meinen Schlaf hinaus, um noch ein wenig von diesem Tag zu erleben und zu nutzen. Und gleichzeitig freue ich mich auf meine Träume, in denen ich so viel Neues und Anderes erleben darf. Ich genieße das, was ist, und freue mich auf alles Weitere, das noch kommen wird. Je achtsamer wir durch unser Leben schreiten und jeden Moment bewusst erleben, desto mehr können wir es auch genießen.

Indem wir zum Beispiel jeden einzelnen Schritt bewusst wahrnehmen und genießen, indem wir fühlen, wie unser Fuß den Boden berührt und von ihm massiert wird. Jeder Mensch, der jetzt nicht mehr in der Lage ist, diesen Schritt zu machen und den Boden unter seinen Füßen zu spüren, würde uns darum beneiden und in den meisten Fällen gerne mit uns tauschen. Doch oft erkennen wir erst den Wert eines Geschenks, wenn es uns wieder genommen wird. Warum also nicht schon heute, bevor es uns genommen wird, erkennen und dadurch viel intensiver genießen? Denn wenn es uns genommen wurde, werden wir uns genau das wünschen. Erst dann werden wir den Wert erkennen. Lasst uns also nichts als selbstverständlich betrachten, sondern als Gnade, die uns gewährt wurde. Nichts in unserem Leben ist selbstverständlich. Das können wir besonders daran erkennen, dass es Menschen oder Wesen gibt, denen diese Gaben verwehrt sind. Was für ein wertvolles Geschenk ist unsere Hand, besonders wenn sie funktioniert. Wie wunderbar ist es, schmecken zu können? Durch den Geschmackssinn eröffnet sich uns eine ganze Welt des Genusses. Eine Welt, für die wir sonst blind wären. Genau wie wir jetzt blind sind für all das Licht, das unsere Augen noch nicht wahrnehmen können.

Wir erfahren nur einen Bruchteil dessen, was existiert und erlebt werden kann, und dennoch ist die Vielfalt beeindruckend. Ähnlich wie ein Radiogerät, das Radiowellen empfängt, können wir die Welt nur wahrnehmen, wenn wir über die entsprechenden Sinne verfügen. Dein Körper ist ein solches Empfangsgerät, das dir ermöglicht, die Welt um dich herum zu erfassen. Genauso wie ein Radio die Radiowellen für deinen Körper hörbar macht. Erkennst du nun die unglaubliche Fülle des Lebens, die dir dadurch ermöglicht wird? Uns umgeben Wunder, und alles in deinem Leben kann als solches betrachtet werden. Schau dich doch nur einmal um. Was würdest du alles vermissen, wenn etwas davon plötzlich verschwinden würde? Wenn du durch deinen Tag gehst, kannst du dich von diesen Wundern und Geschenken umgeben fühlen und sie bewundern. Du kannst dich fragen, was gerade in diesem Moment geschieht und bewusst wahrnehmen, was um dich herum erfahrbar ist. Du kannst bewusst entscheiden, wie dein nächster Moment sein soll und was dafür notwendig ist. Wenn du ihn schön haben möchtest, dann gestalte ihn schön, indem du ihn als schön betrachtest und dich mit Dingen umgibst, die du als schön empfindest. Du kannst dir bewusst machen, wie viele unglaublich schöne Dinge noch auf dich warten. So viele Lieblingsmenschen, Lieblingssachen, Lieblingsmomente, so viel Glück und Liebe, die noch auf dich warten und auf die du dich bereits heute freuen darfst.

Aber Vorsicht, pass auf, dass du vor Glück nicht platzt und von Schönheit und Magie überwältigt wirst. Ein nützliches Werkzeug, um das Leben in vollen Zügen zu genießen, ist eine Löffelliste. Das ist eine Liste mit Dingen, die wir erleben möchten, bevor wir von dieser Welt gehen. So können wir uns bewusst machen, wie viel es noch zu erleben gibt und worauf wir uns noch freuen dürfen. Du könntest sogar eine solche Liste für den heutigen Tag erstellen, wenn du möchtest. Was möchtest du heute Schönes erleben? Wenn du dir den heutigen Tag aussuchen könntest, was würdest du gerne erleben? Stell dir vor, wie du es erlebst, und du wirst bereits jetzt die damit verbundenen, schönen Gefühle spüren. Wie wäre es, heute etwas Wunderschönes zu sehen und dich dann überraschen zu lassen, was es ist? Es könnte ein wunderschöner Schmetterling sein oder eine Blume. Es könnte ein atemberaubendes Gemälde am Himmel sein oder ein Sonnenuntergang. Oder wie wäre es, eine liebevolle und lange Umarmung zu bekommen? Oder ein Gericht zu kochen, das dir unglaublich gut schmeckt? Wie ein Kind, das gespannt ist, was sich in einem

Überraschungsei verbirgt, kannst du dem neuen Tag begegnen. Wie dieses Kind kannst du dir ausmalen, was dich erwartet.

Es gibt unzählige Abzweigungen in deinem Leben, die du nehmen kannst. Alle stehen sie dir in gewisser Weise offen. Die Abzweigungen, die du wählst, formen dich und dein Leben zu dem, was ihr aktuell seid. Und in jedem Moment kannst du dich für andere Abzweigungen entscheiden und dadurch zu etwas anderem werden und dein Leben in eine andere Richtung lenken. Du bist ständig im Wandel, indem du diese Entscheidungen triffst. Du veränderst dich kontinuierlich. Und es wird noch schöner, wenn du bewusst wählst. Wenn du dir deiner Lebensabsicht bewusst bist und entsprechend danach handelst. Meine Lebensabsicht ist es, mein Leben als schön zu erfahren und meine schönste Version zum Ausdruck zu bringen (Ich erinnere mich täglich daran durch ein Armband mit dieser Gravur, das ich stets am Handgelenk trage). Und ich habe erkannt, dass dies am besten gelingt, indem ich mein Sein zum einzigen Wunsch mache. Dadurch erlebe ich mein Leben als schön und fühle mich gut. Und dieses schöne Gefühl bildet die Grundlage für Harmonie, die sich manifestiert. Wenn ich mich selbst bereits als meine schönste Version betrachte, dann fühle ich mich auch entsprechend und bringe automatisch immer mehr meine schönste Version zum Ausdruck.

Ich ändere einfach meine Perspektive so, dass ich bereits sein kann, was ich mir wünsche zu sein. Dadurch handle ich entsprechend diesem Seinszustand. Und dadurch erlange ich alles, was diesem Sein, dieser Rolle entspricht. So funktioniert Manifestation. Sei das, was am wahrscheinlichsten ist, um das zu haben, was du dir wünschst. Am wahrscheinlichsten erhalte ich Liebe von außen, wenn ich selbst zur Liebe werde und anderen die Möglichkeit gebe, diese Liebe zu erfahren. Ich bin Liebe, handle daher wie Liebe handeln würde und erhalte dadurch Liebe. Ich ernte, was ich säe. Doch ehrlich gesagt wird es mir dann egal sein, dass ich dadurch erhalte, was diesem Sein entspricht, denn allein das Erleben dieses Seinszustands, also das Fühlen, ist bereits Belohnung genug für mich. Ich genüge mir schon, einfach nur zu sein, und alles Weitere, was dadurch in mein Leben kommt, ist wie ein zusätzlicher

Bonus. Das erlaubt mir, frei von diesem Bonus zu sein. Ich klammere mich nicht daran und leide daher auch nicht darunter. Ich lasse es einfach sein, genieße seine Anwesenheit und kann es, ohne dass es mein Glück beeinträchtigt, auch wieder loslassen. Für mich ist das die Kunst des Lebens. Das Genießen dessen, was da ist und kommt, und ohne Leiden wieder loslassen, wenn die Zeit dafür gekommen ist. Auf diese Weise lässt sich das Glück in jedem Augenblick wirklich erfahren. Indem wir aufhören, uns an etwas zu klammern, das wieder gehen wird, und von dem unser Glück in Wirklichkeit gar nicht abhängt. Es hängt nämlich nur von unserer Sichtweise auf das, was gerade ist, ab. Für mich funktioniert dieser Lebensstil viel besser, und ich lade dich herzlich ein, ihn auszuprobieren. Vielleicht lässt er dich dasselbe Glück erfahren wie mich. Und allein die Möglichkeit, dies zu erleben, wäre es schon wert!

Tausend Gründe dankbar zu sein

Hast du jemals darüber nachgedacht, wie viele Gründe es gibt, dankbar zu sein? Wenn wir uns bewusst werden, wie vergänglich alles ist, finden wir mühelos tausend Gründe, voller Dankbarkeit zu sein. Nichts bleibt so, wie es ist, alles verändert sich ständig. Mit zunehmendem Alter wird uns dies umso deutlicher bewusst. Denn je älter wir werden, desto mehr wird uns genommen, was wir bisher als selbstverständlich angesehen haben. Zum Beispiel die Leichtigkeit, weite Strecken zu laufen, ohne außer Atem zu geraten. Im Laufe der Zeit verlieren wir viele Menschen und mit ihnen gehen auch unsere Sehkraft, unser Gehör, unsere Haarfarbe und unsere Jugend. Alles, was wir im Moment haben, all der Fortschritt, den wir genießen dürfen, ist nicht von Dauer. Es kann jederzeit durch eine Krise wieder genommen werden. Unsere Freiheit kann durch politische Veränderungen eingeschränkt werden. Wir leben in einer Zeit, in der es unserem Planeten von Tag zu Tag schlechter geht. Die Natur schwindet zugunsten von Profit, Wohnraum, Geschäften und Industrie. Die Ressourcen werden knapper und die Umweltverschmutzung nimmt täglich zu. Wie lange werden wir noch saubere Luft einatmen können, wenn wir nichts an unserem Umgang mit der Welt ändern? Wie lange werden unsere Zähne noch gesund bleiben, wenn wir unseren Zuckerkonsum nicht reduzieren?

Wie lange wird unsere Gesundheit uns noch erlauben zu reisen und zu arbeiten, wenn wir nichts an unserem Lebensstil ändern und Stress unseren stetigen Begleiter sein lassen? Der momentane Wohlstand, den wir genießen dürfen, kann jederzeit wieder verschwinden. Nichts ist von Dauer. Nach jedem Hoch kommt irgendwann ein Tief, und glücklicherweise folgt auf ein Tief auch irgendwann wieder ein Hoch. Wollen wir all diese Geschenke, die uns umgeben, solange genießen oder erst zu schätzen wissen, wenn es zu spät ist?

Wir sind wie ein Kind, das viele Spielzeuge geschenkt bekommen hat, aber mit einigen davon noch nie gespielt hat. Erst wenn sie uns wieder genommen werden, wollen wir mit ihnen spielen und erkennen ihren Wert und ihre Möglichkeiten. Am besten nutzen wir das Vergängliche, indem wir uns seiner Vergänglichkeit bewusst sind und es genießen, solange es noch da ist. Auch unsere Jahreszeiten und die Wärme oder Kälte unserer Heimat sind nicht von Dauer. Auch sie werden vergehen. Wie lange dürfen wir noch den Schnee genießen? Und wie lange noch den Sommer? Wie lange dürfen wir noch das Tageslicht genießen? Wie lange werden wir noch die Sterne und den Mond am Himmel bewundern können? In einigen Ländern sind sie bereits aufgrund der Luftverschmutzung nicht mehr sichtbar. Wie lange dürfen wir noch den Regen, den wir oft verflucht haben, genießen? Oder die Möglichkeit, unser eigenes Gemüse und Obst anzubauen? Wie lange wird uns unsere Privatsphäre im eigenen Garten und Zuhause noch erhalten bleiben? Alles kann sich jederzeit zum Schlechteren, aber auch zum Besseren verändern.

Wir können nicht in die Zukunft schauen, wir können nur sagen, welche Version anhand unserer Bemühungen und Lebensweise am wahrscheinlichsten eintreten wird. Wie lange werden wir noch glücklich sein und Grund zum Lachen haben? Wie lange werden wir noch fähig sein zu weinen? Ja, wie lange werden wir noch das, was wir bisher als schlecht bezeichnen, selbst erleben dürfen? Denn auch in den schlechten Dingen gibt es immer etwas Gutes. Zum Beispiel die Fürsorge anderer Menschen uns gegenüber und die Reinigung unseres Körpers, wenn wir krank sind. Betrachte dein Leben einmal genau und vergleiche es mit einem komplett leeren Raum, in dem es noch nicht einmal Farbe gibt. Und erkenne dann all die Geschenke in deinem Leben. Jedes einzelne. Frage dich, was wäre, wenn es von jetzt auf gleich nicht mehr vorhanden wäre. Was, wenn es keine Wiesen und Erde mehr gäbe, sondern nur noch Betonflächen? Was, wenn die Steckdosen nicht mehr funktionieren würden? Was, wenn uns die Fähigkeit zu schmecken genommen würde? Oder wenn es keine Insekten mehr gäbe? Keine Vögel, kein Plastik, keine Fenster, keine Wohnungen und so weiter. Gehe alles durch, sowohl das Gute als auch das Schlechte. Es geht nicht darum, ob uns jemand etwas nimmt, sondern einfach darum, zu erkennen, was wir durch diese Dinge bekommen und haben, solange sie noch nutzbar und vorhanden sind.

Selbst das Unsichtbare wie Gefühle, der Wind, Freiraum, Erinnerungen, Wärme und Möglichkeiten sind Grund zur Dankbarkeit. Dankbarkeit macht uns glücklich und gibt uns noch mehr Gründe, dankbar zu sein. Wenn wir dankbar sind, vermehrt sich dieses Gefühl in unserem Leben. Wir können wieder zu Kindern werden, die an jeder Ecke ein Wunder entdecken. Selbst die kleinste Blüte oder ein Blatt im Wind sind ein Wunder. Ein Schmetterling ist ein Wunder. Die Wolken und die Sonne sind ein Wunder. Wir sind von Wundern umgeben. Und genauso sind wir von Geschenken und Gründen umgeben, dankbar zu sein. Wir können dankbar sein, so viele Gründe zu haben, dankbar zu sein.

Gehst du bereits jeden Schritt in Dankbarkeit, weil du noch dazu fähig bist? Atmest du jeden Atemzug in Dankbarkeit, weil du noch frische Luft atmen kannst? Betrachtest du alles, was du siehst, bereits mit Dankbarkeit, weil es noch da ist und du es noch sehen kannst? Isst du jeden Bissen in Dankbarkeit, weil du noch etwas zu essen hast und weil dein Körper dir das Essen noch ermöglicht? Lebst du bereits voll und ganz in Dankbarkeit? Dankbarkeit für all die Möglichkeiten des Lebens, die du noch nutzen darfst? Bist du bereits voller Vorfreude auf all die Geschenke, die du noch erhalten wirst? Und mit Geschenken meine ich nicht nur materielle Dinge, sondern alles, was wir als schön und nützlich empfinden können. Hast du dir schon einmal bewusst gemacht, dass du in einer Zukunft lebst, auf die sich die Menschen früher sehnsüchtig gewartet haben? Ja, die Welt könnte noch besser sein, aber sie hätte auch viel schlechter sein können. Lassen wir uns also lieber von dem Guten in Vergleich zu einer schlechteren Version begeistern und schätzen. Denn es gibt immer etwas Schlechteres. Anstatt unzufrieden zu sein, weil es noch besser sein könnte, sollten wir zufrieden sein. Denn es gibt auch immer etwas Besseres. Aber Zufriedenheit und

Dankbarkeit fühlen sich viel schöner an und machen unser Leben ebenso schöner.

Wir haben die Wahl, wie wir die Welt sehen und worauf wir uns konzentrieren. Undankbarkeit macht uns krank, während Dankbarkeit heilsam ist. Was möchten wir eher? Ich wähle Dankbarkeit und den Fokus auf das Gute, und die Perspektive, die es mir ermöglicht, das Gute in allem zu sehen. Denn ich möchte, dass es mir gut geht und mein Leben schön wird. Ich möchte nicht länger warten, wenn ich es doch schon jetzt erleben kann. Allein durch meine Sichtweise und meine Bewertung. Durch den Vergleich mit einer schlechteren Version der Welt oder mit dem Nichts.

Sehnsucht nach Schönheit
Gedicht

Wie sehr sehne ich mich danach, deine volle Schönheit können erfahren, doch aktuell kann ich sie nur erahnen. Ich liebe dich und weiß um deinen Genuss, doch aktuell ist es für mich nur wie ein verpasster Bus. Es ist für mich eine harte Nuss, endlich in deinen wahren süßen Genuss zu kommen, doch habe ich die Hürden auf dem Weg dahin noch nicht erklommen. Das Leben als höchster Genuss inklusive jeden Aspekt darin ist zum Greifen nah, doch trennt mich noch ein Schlot aus Lava von da. Diese Hürden, diese Lava, sie sind die Konditionierung dieses Lebens, doch haben sie mir auch geholfen, mich bis hierher zu bewegen und somit sind sie auch ein Segen.

Jede Erfahrung bis hierher wäre anders, möglicherweise nicht erfahrbar. So durfte sie mir dienen, auch wenn ich es noch nicht immer schaffe sie auch zu lieben, doch nun bin ich am anderen Ufer und darf das Boot der Konditionierung verlassen, um meinen weiteren Weg zu schaffen. Sie besteht aus all den vielen Wünschen und Hoffnungen im Anderswo, doch machen diese mich nicht wirklich froh. Zu warten auf einen Ort und eine Zeit außerhalb von hier und jetzt schürt nur Erwartungen und das verletzt. Bis ich angekommen bin, fühle ich mich leer und unzufrieden, bin ich angekommen fühle ich mich erst recht leer und unzufrieden. Wie soll dies mich bringen zu mehr lieben? Ankommen kann ich nur, wenn kein Wunsch mehr besteht - und ich erfüllt im Augenblick verweile, anstatt diesen verpeile. Was ich wirklich will, kann ich nur erfahren jetzt und hier, - doch was mich dem gegenüber verblendet, nennt sich meine Gier.

Das Verlangen nach immer mehr und besser, was sich schneidet in mein Glück wie ein Messer. Auf diesem Weg gibt es nie ein genug und so gleicht es nur einem miesen Betrug.

Es braucht nicht noch mehr, auch das wird nichts ändern und das darf ich lernen. Einzig ändern kann etwas meine Sicht und darauf will ich hinaus auch in diesem Gedicht. Was sich ändern muss, ist diese, damit ich mir mein Glück nicht auch diesmal vermiese.

Alles, was ich brauche, ist bereits vorhanden, doch darf ich noch ganz im Hier und Jetzt bei mir selbst landen. Ich darf annehmen, was ist und dazu gehöre vor allem auch ich, oder etwa nicht? Solange ich jedoch glaube, dass etwas noch fehlt und nicht ganz richtig ist, bin ich noch am Suchen und das Annehmen bleibt höchstens ein Versuchen. Was, wenn du, so wie du jetzt bist, genau der bist, der du sein willst und schon immer sein wolltest? Statt der Person, die du aus deiner Sicht niemals sein solltest? Wie erfüllt würde sich dies anfühlen und was würde es machen mit deinen Gefühlen? Genauso betrachtet dieser Moment, der in der Summe bildet, des Lebens Fundament.

Dies ist der kürzeste Weg zum Ziel, mach das, was ist, zu deinem schönsten und einzigen Wunsch und so änderst du deine Sicht und all die Schranken zu deinem wahren Wunsch bricht. Was du willst, ist in dir verborgen und nicht im Außen, was dir nur bereitet Sorgen. Ist dein Glück abhängig vom Außen, dann bleibt deine Freiheit und dauerhaftes Glück garantiert draußen. Es bleiben stets Sorgen, die sich drehen, um ein mögliches Morgen. Was, wenn das, was du glaubst, im Außen zu brauchen, um Glück zu können erfahren verschwindet und so noch mehr Leid an dir bindet? Alles im Außen kann dir weggenommen werden und bist du dann nicht damit einverstanden, wird es dich verderben. Dann wirst du Widerstand und Leid erben und dein Leben wird zur Hölle, wie ein in den Ohren schmerzendes Gebelle. Erkenne, dass dein Einfluss und deine Ressourcen gar nicht ausreichen, um all deine Maßstäbe im Außen zu verwirklichen. Doch ein einziger Augenblick reicht bereits aus, um deine Maßstäbe dem anzupassen, was gerade ist und sei es auch nur ein einfaches Gericht. Oder lasse alle fallen und tauche ein im Sein. Sei einfach nur da ohne das ganze Blabla in deinem Kopfe, was deine Sicht nur verstopfe.

Werde eins mit dem, was du siehst, indem du es ganz einfach als du genießt. Lasse nur noch sein, was gerade ist und werde zu dem, was du siehst, statt dass du es jetzt nur liest. Sei vollkommen allein und damit mit allem all ein. Denn dann ist Glück und Friede endlich dein. Allein heißt reine Präsenz ohne Gedanken, ohne Verlangen, ohne Kommentar, denn das ist hier elementar. Nimm einmal nur wahr, bis du als Beobachter verschwindest und dadurch nichts mehr dich an ein Gestern oder Morgen bindet. Bis nur noch da ist, dessen du dir gerade gewahr bist. Bis es nur noch dich allein gibt, weil du dich erkennst als das, was gerade ist.

Die Schönheit des Lebens kleines Gedicht

Oh Leben, ich könnte wegen dir beben vor Freude und Beglücken, selbst bei deinen scheinbaren Tücken. Jeder Aspekt von dir ist so wunderbar und doch ist er wahr. Wie konnte ich nur so lange blind für deine Schönheit und das Geschenk, das du bist, sein und meinem Glück damit stellen ein Bein?

Du bist alles, was ich erfahre, ob gut, ob schlecht, es ist, wie es ist, denn du bist. Wegen jeden deiner Aspekte bin ich hier, wie ein Tourist, der bewundert das seltene Tier. Um alle Möglichkeiten, die du bietest, zu erleben, ohne mich dabei über deine Perfektion zu erheben. Indem ich mit dir streite und damit in die innere Hölle und ins Leid gleite.

Jede Erfahrung, jeder Moment kann genossen werden, wenn wir es erkennen. Und wenn wir uns dafür öffnen. Oh Leben bist du vielfältig, so viel kann ich durch dich erfahren. So viele Farben in ihren unterschiedlichen Kombinationen, so viele Gerüche in ihren Variationen, so viele Klänge, die manchmal klingen wie Engel. So viele verschiedene Formen und so viele Situationen und Emotionen. So viel, was ich in seiner Vielfalt kann berühren und so viel, was ich kann erleben. So viele Lebensformen wie Tiere, Pflanzen, Insekten, verschiedene Menschen. Die Elemente Wasser, Feuer, Erde, Luft und Äther. So zum Beispiel das Wasser als Meer. So viel, dass ich kann essen und schmecken oder auch einfach nur schlecken. So viel, dass ich kann, tun und kann wählen und zu nutzen, wenn ich will, kann ich putzen.

Mein Leben würde gar nicht ausreichen, um dich in deiner Vielfalt zu erfahren. Endlich kann ich es erahnen. Darum komme ich immer wieder, um das Wunder, das du bist, zu bewundern, endlich zu genießen und es mir diesmal nicht zu vermiesen.

Ich kann erkennen, es geht darum, jeden Moment zu lieben und mich so in dich voll und ganz zu verlieben. Dich anzunehmen, wie du bist, ohne zu sagen, "dies und das an dir ist nur Mist". Den Himmel auf Erden zu sehen, zu leben und nun dadurch endlich zu erleben. Und es anschließend anderen als Erkenntnis und Geschenk zu geben.

Es steht mir frei, dich zu sehen, wie ich will, als gut, als schlecht, als Glück, als Pech, als wertlos, als wertvoll, als Strafe, als Geschenk, als Wunder, als schön, als hässlich oder doch als unermesslich? Als Schule oder Spiel, diese mal als Beispiel.

Durch Liebe in mir erschaffe ich Harmonie und du wirst dann für mich zu einer wahren Symphonie. Ich danke für meinen Körper und die Erfahrungen, die er mir ermöglicht. Ich danke für jeden einzelnen Menschen, auch für die zu denen ich wahre Grenzen. Für jeden Fehler und Mangel, wegen den manchen Menschen wird ganz bange.

Ich kann nur noch dich als vollkommen sehen, selbst im scheinbaren unvollkommenen. So machst du mir viel Spaß und das, selbst wenn ich nur laufe übers Gras. Du steckst voller Wunder und ich will gerade sein ihr Verkünder. Doch sobald ich leugne deine Perfektion, gib ich mich hin einer Fiktion. Diese lässt mich leiden und mich dich nicht ganz leiden und das will ich gerne meiden. Doch was ich will vermeiden, erschafft nur noch mehr Leiden. Denn dann widersetze ich mich dem Leiden und erschaffe so noch mehr Leiden.

Wenn ich es jedoch schaffe, Ja zum Leiden zu sagen, Ja zu allem, was du bist, alles als richtig, schön und gut sehe, dann wirst du zum Genuss wie ein lieblicher Kuss. Jedes Leid ist dann beendet und ich bin dann nicht mehr von diesem so geblendet. Jeder Moment, in welchem ich dich noch nicht lieben kann, kann ich verschönern, indem ich ändere meine Sicht, damit es endlich wieder werden kann Licht. Auf dass ich auch deine Schönheit kann in ihm genießen, sodass du als Glück kannst durch mich fließen.

Oh, bist du doch schön, wenn durch mich fließt pure Liebe und ich mich wieder in dich verliebe. Du bist die größte Liebe, die es gibt, doch ist es nicht immer das, was sich von allein ergibt. Es liegt nur an mir, dich in all deiner Vielfalt zu lieben, so wie du bist, ohne dich abzulehnen, doch kann ich jederzeit einen anderen Aspekt von dir wählen. Nichts von dir ist schlecht, nichts muss sich ändern, doch entscheide ich mich dazu, einen anderen Teil von dir zu erfahren. So integriere ich meine Schatten, damit sich glätten kann alle Kanten.

Ich bin das Leben und damit alles, was ist, doch aus meiner aktuellen Sicht, aus der du gerade sprichst, bin ich nur ein sehr kleines Licht. Und das ist das Ende dieses Gedichts.

Das Geschenk der Erfahrung
Gedicht

Wir sind in der Erfahrungswelt, und ich erinnere dich daran, damit es dein Erkennen erhellt. Mit all unseren Sinnen atmen wir Erfahrung ein, auf dass diese werde als Erinnerung dein. Alles im Leben dient der Erfahrung, und jeder darin spielt seine Rolle, um diese möglich zu machen. Selbst die scheinbar belanglosen Sachen. Jedes Problem macht dein Leben spannend und lebendig und ist weit wertvoller als so mancher Pfennig. Es spricht mit dir und sendet dir eine Botschaft, selbst sollte es für dich sein wie eine Haft. Es erinnert dich an die Geschenke, die du hast, indem es sie dir kurz wieder nimmt und dein Glück so wieder von Neuem beginnt. Hinterher, nachdem das Problem wieder verschwunden ist, geht es dir besser als zuvor, denn du erkennst nun, wie gut du es doch zuvor hattest, selbst wenn du manchmal anders darüber dachtest.

Oh Leid, bist du doch so wundervoll, kaum kann ich dich ertragen, doch den Verlust dessen, was du mir brachtest, mag ich ebenso kaum wagen. Du machst mein Leben erst so wundervoll, denn du lässt mich erkennen, die Vorzüge all des Guten und lässt mir nur, was ich kann ertragen, zumuten. Du machst mich stärker, härter und manchmal auch zu einem Gärtner. Einen Gärtner meiner selbst und meines Lebens, der hegt und pflegt die Blumen darin, auf dass sie erblühen durch all meine Mühen. Auch dich kann ich genießen und wertschätzen, auch wenn ich es nicht immer kann, ermessen. Alles im Leben ist potenziell genießbar und liebbar, denn beides ist durch die entsprechende Sicht erlebbar. Erinnere dich daran, dass auch diese Situation vergeht und dass sie will dir dienen und dann kannst du leicht entscheiden, ob du willst sie lieben.

Erkenne in ihr das vorübergehende Geschenk, auch wenn sie darin besteht, dass dir gerade schmerzt dein Gelenk. Auch dies ist Erfahrung, die dich mit Erinnerung, Erkenntnis und Weisheit nährt, indem du es erfährst. Probiere es aus und begrüße deinen Schmerz als Geschenk und willkommen und du wirst staunen, was passieren wird mit dem Schmerz etwa in deinem Daumen. Er wird schneller vergehen und jegliches Leid und Anhaftung daran wird dadurch ganz schnell verwehen.

Das, was es wirklich schlimm und unerträglich macht, ist unsere Unkenntnis über die Erkenntnis, dass auch dies weder gut noch schlecht ist, sondern einfach ist. Um dir zu dienen und dir zu schenken, Reife, Weisheit, Stärke und die höchste Kenntnis. In allem kannst du jederzeit Schönheit, Erfüllung, Perfektion, Vollkommenheit, ein Geschenk, einen Engel, etwas Gutes und etwas Wertvolles erkennen, wenn du es nicht verpasst und es dadurch wird zu einer Last. Deine wahre Berufung besteht darin, der zu sein, der und wie du gerade bist und damit anderen zu dienen, am besten, mit deinem bedingungslosen Lieben. Zu jedem Zeitpunkt und an jedem Ort, an dem du gerade bist, bist du richtig und damit für dein Umfeld sehr wichtig. Wie in einem Theaterstück ist jeder von uns für die gewünschte Erfahrung unentbehrlich, seien wir doch mal ehrlich. Wer, wenn nicht du würde deine Rolle dann spielen und so die Erfahrungen ermöglichen, die nur durch dein Mitspielen möglich sind? Betrachte das ganze Leben mal als Spiel und Schauspiel und dann geht es mit dem Spaß und Glück auch ganz geschwind. Erkenne die Welt als Bühne, in der jeder vorführt, wie er gerade sein will, auch wenn wir manchmal denken, der ist doch Müll. Jede Situation gibt dir Gelegenheit zu wählen, wie du willst agieren und wie du willst sein und das sage ich nun nicht nur wegen des Reims, du kannst wählen, ob du willst, deine höchste oder deine tiefste Version. Du kannst auf sie antworten, mit Verständnis und damit gemäß der höchsten Erkenntnis.

Du kannst antworten mit Liebe oder aber mit Fausthieben. Du kannst antworten mit Geduld oder mit Stress, mit Dankbarkeit oder mit Unzufriedenheit. Gelassen, mit Freude oder mit Hass, mit Humor oder dich verletzt fühlen. Mit Vertrauen oder mit Angst, mit Verantwortung oder mit Opferhaltung. Wie auch immer – es ist deine Entscheidung. Welche Botschaft willst du

also mit deinem So-Sein in Bezug auf die Situation senden?
Denk daran, sie wird die Welt um dich herum verändern.
Willst du mit dieser nähren den Schmerz oder die Freude, die
Angst oder die Liebe, deine göttliche Version oder nur deine
Egotriebe? Es ist dein Leben und damit deine Schöpfung. Es
ist wie ein Spiel, das darin besteht, mit deiner schönsten Version zu antworten. Das Leben macht einen Zug und präsentiert dir eine Situation und dann bist du dran zu reagieren darauf, mit deiner göttlichsten und höchsten Version.

Du bekommst einen Punkt, wenn du im Vertrauen und in der
Liebe bleibst und das Leben bekommt einen Punkt, wenn es
dich dazu bringen konnte, diese zu verlassen. Nimm es mit
diesem Spiel doch mal ganz gelassen. Es ist nur ein Spiel, in
dem du das Gute und den Nutzen im scheinbar Schlechten
finden darfst. Das Schlechte ist auch gut und das Gute ist
auch schlecht, doch entscheidet dein Fokus, als was du dies
siehst und erlebst. Ganz besonders, wenn du dich durch deine
Wahl über jegliche Opferhaltung erhebst.

Was wir als schlecht bezeichnen, ignorieren wir das Gute darin und was wir als gut bezeichnen, ignorieren wir das Schlechte darin. Schau doch mal genauer hin. In jedem Moment findest du Gründe, dich über ihn zu ärgern oder ihn zu lieben, ihn
zu sehen als schön oder als hässlich, als Geschenk oder als
Bestrafung, als Abenteuer oder als Ungeheuer.

Und nun neigen wir uns dem Ende der Botschaft dieses Gedichts, um zu ändern deine Sicht.

Bestärkung

Es war 20 Uhr, als Gerd (Name geändert) mir schrieb, dass er kaum Luft bekam und von schrecklicher Angst ergriffen war, zu sterben. Ich erinnerte mich daran, dass Gerd in der Vergangenheit schon öfter Panikattacken hatte, also schrieb ich ihm zunächst ein paar aufbauende Zeilen. Ich ermutigte ihn dazu, langsamer und tiefer zu atmen, denn in Angstsituationen neigen wir dazu, flach zu atmen und dadurch nur einen kleinen Teil unserer Lunge zu nutzen, was wiederum zu weniger Sauerstoffzufuhr führt und die Angst noch verstärkt.

Dann entschied ich mich, ihn anzurufen, denn ich wusste, dass er jetzt Ablenkung und Beruhigung brauchte. Wir sprachen eine ganze Stunde miteinander und es ging ihm bereits deutlich besser. Nach über drei Stunden, gegen halb elf abends, beendeten wir das Telefonat. Gerd sagte mir, dass ich ihm mit diesem Gespräch besser geholfen hatte als jeder andere Mensch in seinem Leben.

Kennst du das nicht auch? Du oder ein anderer Mensch befindet sich in einer schwierigen Situation und du suchst nach Mitteln, um eine Besserung herbeizuführen. Doch wie kann man das erreichen? Ich möchte gerne meine Erfahrungen mit dir teilen, die mir in solchen Momenten geholfen haben und mit denen ich auch anderen zu einer Verbesserung verhelfen konnte.

Es geht hierbei wieder darum, dass das, was eine Situation so schlimm macht, letztendlich in uns selbst stattfindet und durch unsere Art des Denkens hervorgerufen wird. Es mag manchmal so erscheinen, als ob das Problem im Außen liegt, aber letztendlich liegt es in unserer Art und Weise, wie wir das, was im Außen ist, beurteilen, betrachten und dadurch erleben.

Wenn wir leiden, geschieht dies in erster Linie, weil wir Widerstand gegen das empfinden, was gerade geschieht. Ich habe selbst erlebt, wie ich das Erbrechen als Genuss empfinden konnte, indem ich mich der Situation annahm und dankbar war, obwohl ich es normalerweise als sehr unangenehm empfand. Ebenso habe ich oft erlebt, wie die Angst verschwand, als ich meine Perspektive geändert habe. Und ich habe erfahren, wie ich durch Annahme ein sehr unangenehmes Gefühl in ein Gefühl höchsten Genusses transformieren konnte. Ich habe tiefen Frieden in einem Kriegsgebiet erfahren und vieles mehr. Für mich sind all diese Erfahrungen Beweise dafür, dass es entscheidend ist, wie wir die Welt sehen. Unsere Wahrnehmung beeinflusst unser Gefühl, unseren Atem, unseren Stresslevel, unser Schmerzempfinden, unsere Heilungsgeschwindigkeit, unseren Gesundheitszustand, unsere Sprache, unsere Handlungen, die Qualität unserer Entscheidungen und vor allem die Welt, die wir wahrnehmen. Es beginnt mit einem Gedanken, geht weiter mit einem Gefühl, dann unseren Entscheidungen und schließlich manifestiert es sich in unseren Worten, Taten und unserem Körper.

Und die Tatsache, dass ich bereits vielen Menschen helfen konnte, scheint mir recht zu geben. Wenn es dir schlecht geht, ist der erste Schritt, den du tun kannst, deinen Fokus zu ändern. Gerd denkt viel darüber nach, was er nicht will und spricht auch darüber (unsere Worte sind oft der Spiegel unserer Gedanken). Kein Wunder also, dass es ihm schlecht geht und sich alles immer mehr zum Schlechteren entwickelt. Diese negativen Gedanken lassen ihn sich immer schlechter fühlen und dadurch auch immer mehr leiden. Dadurch verschlechtert sich sein Gesundheitszustand immer weiter, wir haben immer mehr zu beklagen und werden dadurch zu unangenehmen Zeitgenossen. Immer mehr Menschen wenden sich von uns ab und das verstärkt unser Leiden nur noch weiter. Alles, dem wir Aufmerksamkeit schenken, vermehrt sich - sowohl das Leid als auch das Negative.

Wenn Gerd etwas Positives sagte, drückte er es oft durch Negationen aus, was den Fokus weiterhin auf die Dinge legte, die er nicht will. Anstatt zu sagen, dass er lebt oder froh ist zu leben, sagte er dann, dass er noch nicht gestorben ist oder froh darüber ist, noch nicht gestorben zu sein. Daher wies ich ihn darauf hin, seine Aussagen positiv zu formulieren, damit sie ohne Negation das ausdrücken, was er sich wünscht.

Gerd sprach darüber, wie schlimm sein Leben ist und wie sehr
er leidet. Am Anfang des Telefonats war er ständig am Weinen. Ich kann das verstehen, in seiner Situation wäre ich mit
Sicherheit auch verzweifelt. Doch anstatt ihn darin zu bestär-
ken und ihm recht zu geben, erinnerte ich ihn an all das Gute
in seinem Leben.

Denn selbst in Gerds Fall hätte es noch schlimmer sein können, und es gibt sicherlich Menschen, die sein Leben gerne
hätten, weil sie noch Schlimmeres durchmachen müssen. Das
habe ich ihm gesagt. Außerdem sind seine grundlegenden
Bedürfnisse zumindest erfüllt, und auch die Nutzung des Ge-
sundheitssystems wird zumindest bezahlt. Allein durch das
Privileg, in Deutschland zu leben, hat er es weit besser als
viele andere Menschen auf der Welt. Darüber hinaus hält die
Welt noch so viel Schönes bereit. Natürlich fällt es einem
schwer, all das Schöne zu erkennen, wenn man gerade in
einem tiefen Loch steckt, aber es ist dennoch vorhanden. Da
ich fest daran glaube, dass alles irgendwo auch gut ist und
einen Sinn hat, glaube ich auch daran, dass das, was er gerade durchmacht, ein Geschenk ist.

Erst durch all das, was Gerd durchlebt hat, kann er andere
Menschen verstehen, die Ähnliches durchmachen, und weiß,
was sie brauchen. Sogar noch mehr, erst dadurch kann er
Menschen davor bewahren, in eine solche Lebenssituation
abzurutschen. Gepaart mit seiner großen Empathiefähigkeit
und seinem Mitgefühl ist er perfekt dafür ausgestattet, anderen
zu helfen. Für mich zieht sich da ein roter Faden durch. All die
Menschen, die ihm nicht helfen konnten, konnten dies doch
deshalb nicht, weil sie nicht selbst durchlebt haben, was er
durchgemacht hat. Sie wissen nicht, wie es ihm geht und was
er wirklich braucht. Was also, wenn diese schwere Zeit keine
Bestrafung, sondern eine Art Ausbildung ist? Nach allem, was
er schon durchgemacht hat, müsste er längst tot sein, aber
dem ist nicht so. Es scheint also einen Grund zu geben, warum er noch hier ist. Das Leben hat offensichtlich noch etwas
mit ihm vor. Das habe ich ihm auch mitgeteilt. Oft hört man,
dass das, was uns nicht umbringt, uns stärker macht. Wie
stark muss jemand sein, der trotz der schweren Zeiten immer

noch hier ist? Der Körper mag vielleicht schwach sein, aber der Geist ist stark.

Einen unglaublichen Erfahrungsschatz, Reife und Weisheit durfte Gerd dadurch schon aufbauen. Das ist das Geschenk des leidvollen Weges. Wir reifen schneller, durchleben mehr, als so mancher in mehreren Inkarnationen zusammen. Wir lernen, worauf es im Leben wirklich ankommt. Wir lernen Mitgefühl für andere Wesen zu entwickeln und sie liebevoller zu behandeln. Für mich ist das Leid ein großer, aber auch harter Lehrmeister. Ich sagte ihm, dass er bestimmt anderen dieses Leid ersparen will, und genau durch das, was er gerade durchlebt, kann er für andere der sein, den er sich in seinem eigenen Leben gewünscht hätte. Er kann zu jemandem werden, der Trost, Verständnis, Mitgefühl, Hoffnung und vieles mehr schenkt. Ich ließ ihn das sogar aufschreiben, und selbst erkannte ich für mich, dass es sich lohnt weiterzuleben, solange wir das Leben anderer angenehmer machen können. Wir selbst können für andere der Mensch sein, den wir uns schon immer gewünscht haben. Und immer mehr wird mir klar, dass es im Leben mehr um andere geht als um uns selbst. Es geht darum, was wir für andere tun und sie erfahren lassen können, mehr als darum, was wir für uns selbst tun können.

Ich hörte einmal, dass wir uns nur um andere sorgen brauchen, denn das Leben sorgt bereits für uns. Wenn jeder in diesem Verständnis leben würde, wäre die Welt ein schönerer Ort, in dem sich alle umeinander kümmern. Außerdem erinnerte ich Gerd daran, worauf er sich bereits freuen kann. Auf die Zeit, wenn das Unangenehme vorbei ist, denn auch das ist vergänglich und bleibt nicht ewig. Auf die Orte, die er noch bereisen möchte, und die Fähigkeiten, die er durch diese schwere Zeit erlangt und dann anderen dienen kann. Wir unterhielten uns über die schönen Erfahrungen, die er bereits gemacht hat und die ihn wieder glücklich machen konnten. Äußerlich hat sich nichts verändert, nur sein Fokus. Trotzdem konnte er glücklich sein und sich selbst beweisen, dass es möglich ist. Entscheidend ist nur, wem und was wir unsere Aufmerksamkeit schenken. Er konnte sogar wieder lachen, und auch Humor oder Herumalbern können sehr hilfreich sein. Anders als andere erlaube ich es mir, selbst in der Freude zu sein, auch wenn es einem anderen gerade schlecht geht. Denn Freude ist ansteckend, und wenn ich mich in seine niedrige Schwingung des Leidens oder der Angst begebe, verstärke ich sie nur. Indem ich mir erlaube, glücklich zu sein, erlaube ich es auch ihm, selbst wenn er es sich selbst nicht erlaubt. Ich glaube daran, dass es einem Menschen in einer solchen Lage mehr dient, glückliche Menschen um sich zu haben, als Menschen, die sich sorgen. Selbst wenn es momentan nichts zum Lachen gibt, kann ich empfehlen, einfach zu lachen. Lache grundlos, das wird dir guttun, oder lächle einfach mal. Alber herum und betrachte das Leben wie eine Comedyshow, und du wirst viel zu lachen haben.

Andere Menschen gehen oft auf das Elend ein und sprechen dann noch über ihr eigenes, wodurch der Glaube verstärkt wird, dass die Welt oder das Leben voller Elend sei. Ich jedoch mache das nicht. Dadurch ging es Gerd immer besser. Denn anders als die anderen sprach ich ihm Mut zu, verstärkte nicht seine Angst, indem ich mich darauf einließ. Ich zeigte Verständnis, nutzte seine Sprache teilweise und blieb selbst in einem gelassenen Zustand, als würden wir uns über etwas vollkommen Harmloses unterhalten. Er teilte mir mit, dass er am liebsten sterben würde, weil sein Leben derzeit nur aus Leiden besteht. Doch er hat Angst vor dem Tod und auch davor, was danach kommt. Ich gab ihm Gründe, für die es sich lohnt, weiterzuleben. Ich empfahl ihm Ashwagandha, da es beruhigend wirkt, und machte ihm dadurch auch Hoffnung auf Besserung. Denn es gab noch Mittel, die er noch nicht ausprobiert hat und die ihm helfen könnten.

Außerdem empfahl ich Gerd, ein Mantra zu nutzen, um Ruhe von seinen zwanghaften Gedanken zu bekommen. Im Idealfall wählen wir etwas aus, was das ausdrückt, was wir lieben. Wie wäre es hier mit: "Ich bin dankbar und voller Freude"? Natürlich können wir auch ein Mantra wählen, das wir nicht verstehen. Der Trick besteht darin, dass wir dadurch keinen Raum mehr für andere Gedanken haben, außer für das Mantra. Es sei denn, wir machen eine kurze Pause. Auch das Lied "Jede Zelle meines Körpers ist glücklich..." könnte hier als Mantra genutzt werden oder das Lied "Warum bin ich so fröhlich, so fröhlich, so fröhlich...". Singe, tanze, schaue dir Kinderfilme an oder Inhalte von glücklichen Menschen, begib dich in die Natur, verwöhne dich selbst, und so weiter. All dies kann helfen, unseren Zustand zu verbessern. Je besser wir uns fühlen, desto schneller wird auch unsere körperliche Genesung sein. Für unser seelisches Wohlbefinden zu sorgen, ist das Beste, was wir tun können, um auf allen Ebenen zu heilen.

Zusammenfassend kann gesagt werden, dass ich Gerd durch das Gespräch und meine ruhige Art abgelenkt habe. Ich lenkte seinen Fokus auf positive Gedanken und Erinnerungen und hielt mich selbst in einem Zustand, der ihm helfen konnte. Ich gab ihm starke Gründe, weiterzumachen, und schenkte ihm Hoffnung. Ich zeigte Verständnis für seine unangenehme Situation und nahm ihn ernst. Humor spielte ebenfalls eine Rolle, und ich zeigte ihm, worauf er sich bereits freuen konnte. Durch all das konnte ich seine Angst und sein psychisches Leiden nehmen.

Mir selbst hat es in schwierigen Situationen geholfen, mit anderen darüber zu sprechen oder über etwas anderes zu reden. Einfach nur das Gefühl ohne Wertung wahrzunehmen, meinen Atem zu verlangsamen und zu vertiefen, Sport zu treiben oder zu tanzen, zu singen, freudvolle Musik zu hören und mich in die Natur zu begeben. Ich zählte auf, wofür ich dankbar bin, liebte meine Ist-Situation, indem ich sie akzeptierte, und vertraute darauf, dass darin ein Geschenk verborgen war, auch wenn ich es noch nicht erkennen konnte. Ich bat die geistige Welt um Unterstützung und schrieb auf, was in mir vorging. Ich begab mich nach draußen, machte Sport und bewegte mich, wiederholte ein positives Mantra und verwöhnte mich mit meinem Lieblingsessen. Ich konzentrierte mich auch darauf, auf das, was noch kommen würde, und worauf ich mich bereits freuen konnte.

Es gibt so vieles, was in einer solchen Situation helfen kann. Das Zauberwort lautet, den Fokus auf das zu lenken, was man sich wünscht und liebt, anstatt auf das, was man vermeiden will und ablehnt. Selbst das Riechen an Zimt kann hier helfen und Wunder wirken. Und sei dir stets bewusst, auch dies geht einmal vorbei. Genieße es im Wissen, dass du es vielleicht nie wieder sehen wirst. Bemühe dich, das Gute darin zu finden und zu erkennen, und helfe anderen, denen es noch schlechter geht als dir. Doch je mehr Zeit du für dich hast und dem Ungewünschten deine Aufmerksamkeit schenkst, desto schlechter wird es dir gehen.

Dies sind meine Empfehlungen, und weitere findest du in meiner "Glück tanken Löffelliste" unter dem nachfolgenden Link → https://www.markusdirksen.de/_downloads/e98da62d5a407a660889c1056ebe0c31?_locale=de_DE Ich hoffe, dieses Kapitel wird dir oder jemand anderem einmal sehr nützlich sein, denn genau dafür wurde es geschrieben. Behalte es also in Erinnerung und nutze es, wenn die Zeit dafür gekommen ist.

Die Macht der Liebe

Diese Worte richten sich an all jene, die eine innere Sehnsucht verspüren, Menschen, die tief in sich wissen, dass sie in all ihren Zielen und Wünschen etwas suchen, das sie dort niemals finden können. Manch einer nennt es Glück, Frieden, Harmonie, Vollkommenheit, Ankommen, Zufriedenheit oder Freiheit – ich nenne es einfach Liebe.

Wenn die Liebe da ist, fühlen wir uns erfüllt. Doch wenn sie fehlt, empfinden wir eine innere Leere, die oft in unserem Herzen spürbar ist. Wir versuchen, diese Leere mit Nahrung, Konsum, Sex, Arbeit, einem Partner, Drogen, Prestige oder Ablenkung zu füllen. Doch leider ist es vergebens, die innere Leere bleibt bestehen. Und so hoffen wir, dass ein anderes Objekt uns Erlösung schenken kann.

Auch ich habe überall danach gesucht und gespürt, dass mir etwas fehlt. Doch durch die Suche im Außen konnte ich es nicht finden. Im Laufe unseres Lebens haben wir gelernt, dass alles einen Preis hat, sogar die Liebe. Nur wenn bestimmte Bedingungen erfüllt sind, glauben wir, können wir Glück oder Liebe erfahren.

Aber ich habe herausgefunden, dass dies nur deshalb zutrifft, weil wir es so glauben. Wir erlauben uns nur dann, Glück und Liebe zu erfahren, wenn die von uns oder anderen festgelegten Bedingungen erfüllt sind. Doch was wäre, wenn wir uns jederzeit erlauben würden, Glück und Liebe zu erfahren? Was wäre, wenn das, was gerade ist, der einzige Maßstab wäre, der erfüllt sein müsste?

Betrete den Zustand der Wunschlosigkeit, indem du dir fortan wünschst, dass das, was gerade ist, geschieht. Öffne dich für die Schönheit und die Liebe, selbst in den alltäglichen Dingen. Sie ist überall zu finden, wenn wir uns dafür öffnen und uns erlauben, sie zu sehen.

Wir alle lieben es, uns geliebt zu fühlen. Liebevolle Zuneigung oder Zuwendung zu empfangen und wenn jemand für uns da ist. Wir alle lieben es, verwöhnt zu werden oder jemanden zu haben, dem wir vertrauen können.

Was hält uns davon ab, uns diesen Wunsch einander zu erfüllen? Indem wir den ersten Schritt tun und es anderen als Erfahrung schenken, ohne dafür etwas zurückzuerwarten. Lasst uns anderen Momente schenken, durch die sie sich von uns geliebt fühlen. Liebe andere, entdecke das Schöne in ihnen, erkenne die Vollkommenheit selbst in ihren scheinbaren Unvollkommenheiten und du wirst selbst mehr Liebe empfangen, als du je erfassen kannst.

Liebe ist überall und sie ist die schönste Erfahrung. Wir empfangen sie, indem wir sie zum Ausdruck bringen und indem wir das, was gerade ist, schön finden. Oder anders gesagt, indem wir aufhören, mit dem, was gerade ist, zu streiten. Es zu hassen, verdammen zu wollen oder zu verurteilen.

Wer einmal die Liebe zum Leben erfahren durfte, von dem fallen alle vorherigen Wünsche und Ziele ab, denn sie durften empfangen, was sie sich durch das Erfüllen der Wünsche oder das Erreichen der Ziele erhofften.

Tu, was du tust, im Bewusstsein dir und anderen damit etwas Gutes, eine Freude, ein Geschenk zu machen. Und sei es nur ein freundliches Lächeln. Schenke ihnen die Erfahrung, die du dir selbst wünschst, zu erfahren.

Vertraue darauf, dass die Liebe in dir und die Liebe, die du durch deine Worte und Taten zum Ausdruck bringst, die Welt in einen noch schöneren und paradiesischeren Ort verwandeln kann.

Was wir brauchen, um die Schatten unserer Welt zu überwinden, ist nicht noch mehr Hass, noch mehr Spaltung untereinander, noch mehr Gier nach Materiellem, noch mehr Gewalt, noch mehr Konflikte, noch mehr Angst oder noch mehr Feindseligkeit.

Was wir brauchen, ist die Liebe zu allem, selbst zu unseren Feinden. Denke einmal darüber nach, ist es eher die Liebe oder der Hass, der Menschen zu Feinden macht und die Feindschaft weiterhin aufrechterhält und nährt?

Wie kann das Böse weniger werden, wenn wir das Böse hassen und dadurch das Böse zum Ausdruck bringen?

Zeige dich also allem gegenüber von deiner besten Seite, selbst gegenüber den Menschen, die du für böse hältst. Appelliere auch in ihnen an das Gute und es wird zum Vorschein kommen. Andere behandeln dich so, wie du sie behandelst. Und du behandelst sie so, wie du glaubst, wie sie sind.

Doch genug der Worte. Wende dich der Liebe in dir zu und du wirst endlich zur Ruhe kommen und genussvoll wissen, dass du gefunden hast, was du so lange in den vielen Objekten deiner Begierde gesucht hast.

Lasse Liebe dein Ratgeber und Liebe deine Superkraft sein.

Kein Erlöser

Niemand wird dich je erlösen können, solange er dir nicht zeigt, wie du dir selbst helfen kannst. Solange du diesen Jemand noch brauchst und er etwas tun muss, was du selbst nicht tun kannst, wird nur eine Abhängigkeit bestehen. Solange du einen Heiler brauchst, um gesund zu werden, wirst du gefangen bleiben. Erst wenn du gelernt hast, selbst dafür zu sorgen, gesund zu bleiben, wirst du Heilung erfahren können. Andernfalls wirst du nur weiterhin Krankheiten erschaffen und der Heiler wird dich heilen müssen.

Würde ich dir beispielsweise helfen, glücklicher zu sein, indem ich dir Antworten gebe, dann wirst du immer weitere Antworten benötigen, um das Glück zu erhalten. Wenn ich dir jedoch verdeutliche, dass du bereits alles bekommen hast, um glücklich sein zu können, und dir zeige, wie du dich selbst glücklich machen kannst, dann bist du erst unabhängig von mir. Vergiss Aufstellungsarbeit oder andere Methoden. Wenn du daran glaubst, dass sie dir helfen können, begibst du dich nur wieder auf eine endlose Reise, denn das wahre Problem wurde damit nicht gelöst. Bald darauf würden nur weitere Themen kommen, für die eine Aufstellung und eine Methode Anwendung findet.

Solange deine innere Unzufriedenheit nicht aufgelöst wurde, wirst du nur weitere Objekte finden, weswegen du unzufrieden bist. Es bringt auch nichts, einige wenige Dinge positiv zu beurteilen. So wirst du nicht ankommen. Mach es ganz oder gar nicht. Betrachte alles im Leben, was je war und je sein wird, als richtig, gut, schön, vollkommen usw. Andernfalls wirst du eine Aufgabe immer wieder erledigen dürfen, die du auch mit einem Rutsch hättest erledigen können. Entscheide dich dafür, ab sofort alles so zu sehen, statt erst dann, wenn es da ist.

Sonst bist du wie jemand, bei dem es ständig regnet und der seinen Eimer leer haben will. Doch statt ihn zu leeren und wegzustellen, leert er ihn und lässt ihn weiterhin im Regen stehen, nur um ihn immer wieder von Neuem zu leeren.

Jede Methode, die immer wieder angewandt werden muss, ist nutzlos. Erst wenn du sie dauerhaft anwendest oder nur einmal anwenden musst, macht sie Sinn. Der Glaube, dass dein Glück von der Methode abhängt, macht dich nur abhängig. Du brauchst nichts, um zu bekommen, was du willst. Es geht ums Loslassen, nicht ums Hinzufügen.

Lass los vom Glauben, noch etwas zu brauchen. Lass los vom Glauben, es jetzt noch nicht haben zu können. Lass los vom Glauben, dass sich etwas ändern muss, bevor du es haben kannst. Wenn du davon loslässt, lässt du auch von allen Hindernissen los, die dich davon abhalten, das zu erreichen, was du wirklich willst.

Ruh dich im Gewahrsein aus, dass alles, was du je haben wolltest, jetzt bereits erlebt werden kann. Du musst nirgendwo anders hingehen. Es muss sich nichts mehr ändern. Es ist bereits alles vorhanden und bereit, damit du es erleben kannst. Nur du fehlst noch, indem du dies erkennst.

Bildlich gesprochen ist es so, als ob der Raum bereits vorbereitet ist und alles, was du willst, darin ist. Jemand fordert dich auf, den Raum zu betreten, doch du lehnst ab, weil du unbedingt das erreichen musst, was sich im Raum befindet. Bisher hat dir noch niemand gesagt, dass du all das bereits im Raum findest. Oder es wurde dir schon erzählt, doch du hast dem noch keinen Glauben geschenkt oder keine Aufmerksamkeit darauf gerichtet.

Dieser Raum ist der gegenwärtige Moment. Er beinhaltet bereits alles, was du wirklich willst, du musst es nur erkennen. Sei nicht wie jemand, der sich beschwert, dass er nichts sehen kann, weil er seine Augen noch verschlossen hält. Öffne sie einfach und du wirst sehen können.

Erkenne, dass alles, was du je wolltest, bereits jetzt und hier erfahren werden kann. Es bedarf keiner anderen Person, sei es ein Liebhaber oder ein Guru, um dies zu erreichen. Du brauchst nur dich selbst und du bist immer bei dir. Du musst nicht an einen anderen Ort gehen, du brauchst nur das Hier, denn du bist immer im Hier. Du bist bereits am richtigen Ort.

Und du brauchst nur das Jetzt, denn das Jetzt ist bereits da. Du musst nicht in die Zukunft oder Vergangenheit reisen. Was du suchst, findest du nur in dir und nicht außerhalb von dir. Es kann jederzeit gefunden werden, denn dein Inneres ist immer bei dir. Du brauchst also nur das, was ohnehin immer bei dir ist.

Unabhängig davon, wie der Moment auch gerade aussieht, kannst du darin finden, wonach du wirklich suchst. Wenn also in jedem Moment gefunden werden kann, was du suchst, warum strebst du dann nach einem anderen Moment? Warum suchst du anderswo, wenn du es bereits hier finden kannst? Erkenne einfach den jetzigen Moment als das und als Auslöser für das, was du schon immer erfahren wolltest, und du wirst es erfahren. Willst du dein Leben als schön erfahren, dann empfinde den Moment als schön. Willst du zufrieden sein, dann sei mit diesem Moment zufrieden. Willst du Liebe haben, dann liebe diesen Moment so, wie er ist. Willst du angekommen sein, dann mache diesen Moment zu deinem einzigen Ziel. Willst du Frieden, dann sei im Frieden mit diesem Moment. Willst du Freude, dann freue dich darüber, dass dieser Moment so ist, wie er ist. Willst du Spaß, dann habe Spaß daran, in diesem Moment zu sein und zu handeln. Willst du Entspannung, dann sei nur in diesem Moment und lasse alles Weitere von dir abfallen. Willst du Freiheit, dann erkenne die Freiheit, die du bereits in diesem Moment hast.

Wir wollen Gefühle haben, und diese können wir jederzeit haben. Du brauchst nicht erst deine ganze Vergangenheit aufzuarbeiten. Du brauchst nur das, was gerade ist, anders zu beurteilen oder jegliche Beurteilung sein zu lassen. Mehr ist nicht notwendig. Hör auf, deine Vergangenheit anders haben zu wollen oder sie negativ zu sehen, und schon wird sie kein Problem mehr darstellen. Die Beurteilung und Ablehnung deiner Vergangenheit waren das wahre Problem, nicht die Vergangenheit selbst. Oder sind deine schönen Erinnerungen gerade ein Problem? Vermutlich nicht, weil du sie nicht ablehnst und somit nicht zum Problem machst. Somit ist nicht die Vergangenheit das, was sich ändern muss, sondern die Art und Weise, wie du sie betrachtest und bewertest. Würdest du ab sofort eine schöne Erinnerung negativ bewerten, ablehnen und anders haben wollen, dann würde sie plötzlich zu einer negativen Erinnerung werden. Würdest du hingegen eine negative Erinnerung positiv bewerten, annehmen und so akzeptieren, wie sie ist, dann würde sie plötzlich zu einer positiven Erinnerung werden. Du siehst also, der entscheidende Faktor für deine negative Vergangenheit ist nicht das, was dir passiert ist, sondern wie du es betrachtest und bewertest. Gleiches gilt für deine positiven Erfahrungen. Es ist nicht die Vergangenheit, die sich ändern muss, damit sie kein Problem mehr ist, sondern lediglich deine Sichtweise darauf.

Ihr braucht mich nicht

Wenn du wirklich das erreichen möchtest, was du dir wünschst, dann möchte ich dich darauf hinweisen, dass meine Worte möglicherweise nicht immer hilfreich sein können. Es besteht die Möglichkeit, dass du dich zu sehr mit meinen Worten beschäftigst und dadurch von deinem eigentlichen Ziel abgelenkt wirst. Meine Worte können sicherlich dazu beitragen, dass du eine Erkenntnis erlangst, aber solange du darüber nachdenkst, wirst du keinen Schritt näher zu deinem Ziel kommen. Du würdest nur das, was dich zuvor davon abgehalten hat, durch etwas Neues ersetzen, das dich ebenfalls zurückhält. Es wäre, als würdest du lediglich die Farbe deines Gefängnisses ändern, während du weiterhin gefangen bist.

Meine Absicht ist es nicht, deinen Verstand noch mehr zu beschäftigen und damit zu unterstützen, sondern im Gegenteil, dir bewusst zu machen, dass es dein Verstand ist, der dich daran hindert, das zu erreichen, was du wirklich möchtest. Es sind deine Gedanken, die dich davon abhalten, das Gewünschte zu erfahren. Meine Worte sollen dich darauf aufmerksam machen. Sie sollen dir zeigen, wie dein Verstand funktioniert, was ihn nährt, was ihn am Laufen hält, und wie du ihn zur Ruhe bringen kannst. Sie sollen dir verdeutlichen, dass weitere Gedanken keine lohnenswerte Beschäftigung sind.

Ich möchte dir nichts zu trinken geben, sondern nur sicherstellen, dass dein Durst gestillt ist. Es ist nicht meine Absicht, dass du darüber nachdenkst, wie du einen Gegenstand loslässt. Ich möchte einfach nur, dass du ihn loslässt. Erkenne einfach, dass du loslassen musst und tue es dann. Es ist nicht nötig, meine Worte ausführlich zu analysieren. Verstehe sie einfach und setze sie um. Stelle dir nicht die Frage, was ich damit meinen könnte, sondern fühle es einfach! Wenn ich dir rate, deine Fragen loszulassen, um das zu erfahren, was dir wirklich wichtig ist, dann frage dich nicht, wie das funktioniert. Tu es einfach und erkenne selbst, warum es dir dient und wie es dir hilft. Wenn ich dir den Fundort des Schatzes verrate, dann grüble nicht darüber nach, wie du ihn bekommen kannst. Gehe einfach dort hin und finde ihn. Jeder Moment, in dem du nur darüber nachdenkst, wird dich weiterhin davon abhalten, ihn zu finden. Ich verwende Worte hier, um dir etwas erkennen zu lassen, damit die Worte letztendlich überflüssig werden. Meine Absicht ist es, dir Antworten zu geben, damit du in Zukunft keine weiteren Antworten mehr brauchst. Ich möchte, dass du erkennst, dass es nicht darum geht, noch etwas hinzuzufügen, sondern darum, etwas zu entfernen. Und das, was es zu entfernen gilt, ist das ständige Arbeiten deines Verstandes. Denn nur er hält dich von dem fern, was dir wirklich wichtig ist. Wenn ich dir rate, das Verlangen loszulassen, dann soll das nicht zu einem neuen Verlangen führen. Es soll nicht dazu führen, dass du nun das Verlangen hast, ohne Verlangen zu sein. Denn das wäre selbst schon wieder ein Verlangen und würde dich daran hindern, wirklich frei zu sein. Es soll dich vielmehr dazu führen, nur das zu wünschen, was bereits vorhanden ist, und dadurch wird jegliches Verlangen gestillt sein. Es soll Wunschlosigkeit schaffen und nicht das Verlangen nach Wunschlosigkeit.

Bist du dir bewusst, wie sehr unser Verstand uns auf Abwege führen kann, wenn wir versuchen, ein Problem mit demselben Problem zu lösen? Wenn wir versuchen, Verlangen durch noch mehr Verlangen zu eliminieren? Gedanken mit Gedanken zu bekämpfen? Wenn ich darauf hinweise, dass Ablehnung uns leiden lässt, dann soll das nicht dazu führen, dass du nun die Ablehnung selbst ablehnst. Sie als etwas Schlechtes betrachtest. Nein, es soll bedeuten, dass die Akzeptanz dessen, was gerade ist, uns aus dem Leid herausführt. Ablehnung darf sein, sie ist weder gut noch schlecht. Sie ist einfach da, weder mehr noch weniger. Wenn wir leiden wollen, kann sie sogar sehr nützlich sein. Betrachte sie einfach wie ein Werkzeug, das du zurzeit nicht benötigst und deshalb beiseitelegst. Für Frieden und Glück brauchst du gerade ein anderes Werkzeug. Wenn du wieder leiden möchtest, kannst du die Ablehnung als Werkzeug wieder zur Hand nehmen. Doch bis dahin lass sie in deinem Werkzeugkasten ruhen. Ein Werkzeug ist doch nicht schlecht, nur weil du es gerade nicht brauchst und deshalb nicht benutzt, oder? Du lässt es einfach sein, ohne es zu bewerten. Ich hoffe, du verstehst den Sinn hinter diesen Worten. Sie sollen dir helfen, das Feuer zu löschen anstatt es weiter anzufachen. Sei achtsam, dass du nicht auf das, was dir nicht dient, mit dem reagierst, was dir nicht dient. Verstehe Akzeptanz als etwas Absolutes. Nicht als Akzeptanz plus Ablehnung. Wahres Glück liegt jenseits des Verstandes und du wirst es erst erfahren, wenn du dich vom Denken löst. Wenn du Ruhe möchtest, dann höre auf zu rennen und bleib stehen. Wenn du Stille möchtest, schalte das Radio aus anstatt es noch lauter zu drehen. Verlasse das Denken und tauche ein ins Sein, indem du dem Denken erlaubst, einfach zu sein.

Teil der Lösung, anstatt Teil des Problems

Jede Schöpfung beginnt mit einer Wahl, und auch in diesem Kapitel möchte ich dich zu einer Wahl einladen. Doch lass mich zuvor noch etwas weiter ausholen. Alles, was wir aus der Welt oder zumindest aus unserem Leben entfernen möchten, bezeichnen wir oft als Problem. Und alles, was wir stattdessen wollen, betrachten wir als Lösung. Unser Ziel ist es also, das, was wir als Problem betrachten oder verbessern möchten, zu lösen und somit loszulassen. Loslassen gelingt uns am besten, indem wir selbst aufhören, das Problem weiter zu nähren und somit Teil des Problems zu sein. Und das erreichen wir, indem wir erkennen, wodurch das Problem überhaupt entstanden ist und wie es aufrechterhalten wird. Welche unserer Sichtweisen, Gedanken, Gefühle, Entscheidungen, Worte und Taten halten es am Leben? Dies gilt selbstverständlich auch für das Gewünschte, die Lösung. Hier dürfen wir uns fragen, wie die Alternative dessen, was wir verändern möchten, überhaupt aussieht und durch welche unserer Sichtweisen, Gedanken, Gefühle, Entscheidungen, Worte und Taten sie ermöglicht und genährt wird. All dies kann ich gern als unser So-Sein zusammenfassen.

Wenn wir unsere Energie dann möglichst nur noch in das So-Sein investieren, das dem entspricht, wovon wir mehr wollen, werden wir Teil der Lösung. Und wenn wir zusätzlich unsere Energie möglichst nicht mehr in das So-Sein investieren, das dem Problem, also dem, was wir nicht wollen, entspricht, hören wir auch auf, Teil des Problems zu sein. So einfach ist das. Frage dich einfach bei jedem Gedanken, besonders bei denen, die du häufig denkst, ob sie das, wovon du mehr willst, oder das, wovon du weniger willst, nähren. Genauso bei jedem Gefühl, jeder Entscheidung, jedem Wort und jeder Tat, einschließlich jedes Kaufs. Das ist die ganze Botschaft dieses Kapitels: Wähle weise und nähre nur das, wovon du mehr willst.

Schritt für Schritt, Stück für Stück

Manchmal fühlen wir uns gegenüber bestimmten Aufgaben ziemlich machtlos. Sie erscheinen uns zu groß und kaum handhabbar. Doch wie wir in diesem Buch gelernt haben, ist nichts so, wie es scheint, und für alles gibt es eine Lösung. In Zeiten der Überforderung hilft es mir, meine Aufgaben gedanklich zu durchgehen und mich zu fragen, wie viel Zeit sie tatsächlich in Anspruch nehmen. Oft erscheinen sie schlimmer und aufwändiger, als sie sind. Es hilft mir auch, mir bewusst zu machen, welche einzelnen Schritte zu erledigen sind. Und schließlich hilft es mir, einfach anzufangen und die Aufgabe Stück für Stück umzusetzen. Es reicht aus, den Anfang zu machen oder einen kleinen Teil der Aufgabe anzugehen und zu erledigen. Teile die Aufgabe einfach in mehrere kleinere Aufgaben auf und erledige sie nacheinander. Feiere jeden erledigten Schritt als Erfolg und frage dich immer, warum es sich lohnt, diese Aufgabe zu erledigen. So kannst du nachher ein Gefühl der Belohnung und des Glücks genießen.

Ich erinnere mich an einen Witz: "Wie isst man einen Elefanten? A: Stück für Stück." Und genauso ist es auch mit allem anderen in unserem Leben. Jede Aufgabe verliert ihre überwältigende Wirkung, wenn wir sie Stück für Stück angehen. Im Grunde ist es immer dasselbe: Es gibt eine Aufgabe, und Probleme sind nur Aufgaben. Dann gibt es die Wege, wie wir sie erledigen können und was wir tun können, und wir setzen diese einfach um. Und wenn wir mal nicht weiterkommen, dann ist das eben so. Wir können andere um Rat oder Unterstützung bitten und es erneut versuchen. Mehr ist es nicht. Der ganze gedankliche Tumult ist völlig überflüssig und eher hinderlich. Und wenn dir mal der Antrieb fehlt, dann nehme dir einfach vor, 5 Minuten lang an der Aufgabe zu arbeiten, und du wirst merken, dass es plötzlich ganz leicht wird. Der schwierigste Teil ist oft der Anfang oder das Aufhören von dem, was wir gerade tun. Gestalte diesen ersten Schritt also so einfach und klein wie möglich.

Ich wechsle oft zwischen zwei Aufgaben hin und her. Ich gehe nach draußen, erledige dort eine Aufgabe oder einen Teil einer großen Aufgabe und gehe dann wieder rein, um mich einer anderen Aufgabe oder Aktivität zu widmen, auf die ich Lust verspüre, oder ich mache eine kurze Pause. Während der Pause meditiere ich, höre Musik oder esse etwas Kleines. Probiere es doch aus und du wirst überrascht sein, wie leicht das Leben sein kann, wenn wir es auf diese Weise angehen. Schritt für Schritt und Stück für Stück wird alles viel einfacher.

Erschaffer deines Lebens

Was würdest du sagen, wenn ich dir erzähle, dass dein Leben, dein Avatar und deine Lebenserfahrung genau das widerspiegeln, was du vor deiner Inkarnation in diesem Avatar gewählt und erschaffen hast? Wahrscheinlich würdest du dem nicht ganz zustimmen, denn oft musstest du Aspekte von dir und deinem Leben ablehnen oder sogar unter ihnen leiden. Aber das Leiden entsteht nicht durch das, was ist und was wir erleben, sondern in erster Linie durch unseren Widerstand dagegen. Leid ist immer nur eine Reaktion auf Ablehnung und Widerstand, sei es gegen eine Sache oder gegen den gegenwärtigen Moment. Vielleicht kannst du dir nicht vorstellen, dass es so sein könnte, aber stell dir einmal diese Möglichkeit vor. Stell dir vor, dass dein Leben und alles, was dazu gehört, zu 100 % das ist, was du dir gewünscht hast, was du schon immer erleben wolltest und was du voller Liebe erschaffen hast. Wie würde sich das anfühlen und welche Auswirkungen hätte das für dein Leben? Es wäre vergleichbar mit einer Welt und einem Leben, die deinen aktuellen Maßstäben und Wünschen entsprechen.

Ich kann nur spekulieren, aber für mich wäre das ein wahrer Genuss. Ich würde mich völlig erfüllt, zufrieden, frei, voller Liebe, Freude und angekommen fühlen. Mein Leben würde von etwas, das ich durchstehen muss, zu etwas werden, das ich erlebe und von dem ich jeden einzelnen Aspekt und Moment genießen möchte. Kannst du erahnen, was die vollkommene Übereinstimmung zwischen deinen Wünschen und dem, was gerade ist (dein Leben), ermöglicht? Mit einem Wort: pure Glückseligkeit. Genau das, was wir uns immer gewünscht haben und wofür wir zahlreichen äußeren Objekten nachgejagt sind, in der Hoffnung, es auf diese Weise zu erreichen. Aber nie haben wir es in diesem Ausmaß und von Dauer erfahren. Das Leben kann so schön sein, wenn wir aufhören, ständig etwas daran auszusetzen und es anders haben zu wollen. Du kennst sicherlich den Spruch aus der Bibel: "Strebe einzig und allein nach dem Reich Gottes und alles Weitere

wird dir hinzugefügt werden." Unter diesem Reich Gottes verstehe ich die Liebe, denn gibt es etwas Höheres und Schöneres als die Liebe? Für mich ist alles aus Liebe erschaffen,
auch wenn wir es bei manchen Dingen leichter erkennen und
bei anderen schwerer.

Falls du dein Leben und deinen Avatar nicht so annehmen
kannst, wie ich dich hier dazu einlade, dann tu einfach so, als
könntest du es. Was hast du schon zu verlieren? Du wirst auf
jeden Fall eine Erfahrung machen. Kennst du das Gesetz der
Entsprechung, das besagt, dass uns im Außen immer das
begegnet, was wir in uns tragen? Stell dir nun vor, du würdest
nur noch Liebe und Freude für das, was in dir ist, tragen.
Selbst wenn es noch nicht das ist, was nach deinem aktuellen
Maßstab maximale Liebe und Freude für dich bedeuten würde, würde es sich zumindest so anfühlen. Und dein äußeres
Leben würde sich nach und nach diesem inneren Gefühl und
dieser Sichtweise anpassen. Es wird also immer schöner, es
kommen immer mehr günstige Gelegenheiten auf dich zu, die
du noch mehr liebst, und so verstärkt sich dieser positive
Kreislauf. Deine Liebe sorgt für ein äußeres Leben, das du
noch mehr liebst, und dadurch liebst du noch mehr. Das Lieben und Schönfinden dessen, was gerade ist, ist der schnellste und machtvollste Weg, den ich kenne, um alles zu erreichen, was wir uns wünschen, und um die größte Heilung zu
erfahren.

Und dazu brauchen wir lediglich unsere Einstellung zu dem,
was wir vom Leben bekommen haben und weiterhin bekommen, zu verändern. Das Paradies ist nur einen Perspektivenwechsel entfernt. Wir sind so nah dran. Oder anders ausgedrückt: Wir erleben das Paradies nur nicht, weil wir nicht zu
100 % mit dem einverstanden sind, was wir als unser Leben
kennen, mit all seinen Sinneseindrücken. Es gibt Dinge, die
wir hassen, ablehnen und anders haben wollen. Dinge, nach
denen wir uns sehnen, die wir noch nicht haben, über die wir
uns ärgern und gegen die wir Widerstand leisten. Dinge, die
wir als wertlos betrachten und als Gefahr sehen, wodurch wir
uns fürchten. Wir machen uns oft zum Opfer und sehen das,
was wir erleben, als etwas an, was uns widerfahren ist und
was wir ertragen müssen. Statt zu erkennen, dass wir es be-

wusst gewählt und erschaffen haben und dass wir uns voller Freude darauf gefreut haben, es zu erleben. Oder um es anders auszudrücken: Stell dir vor, du befindest dich in einem Computerspiel, in dem du alles programmiert, also erschaffen und platziert hast. Und das alles nur, um bestimmte Erfahrungen machen zu können. Und ja, du konntest es vorher nicht so erfahren, weil du auch die Unwissenheit und Ablehnung gegenüber deiner eigenen Schöpfung erfahren wolltest. Wenn ich sage, dass alles, was wir wahrnehmen und erleben, zu 100 % dem entspricht, was wir zuvor gewählt und erschaffen haben, dann meine ich damit wirklich alles, alles, was du kennst. Aus dieser Perspektive heraus sehen selbst die schrecklichsten Dinge schon viel angenehmer aus, oder nicht?

Du hast auch diesen Ausweg aus der selbst kreierten Hölle und den Eingang in den Himmel durch dieses Buch gewählt. Denn wir können etwas am intensivsten erfahren, wenn wir zuvor das Gegenteil erlebt haben. In einigen Leben beschließen wir also, das Leben zunächst auf eine Art zu erfahren, in der wir es nur selten genießen können, um dann später zu einer Art überzuwechseln, in der wir jeden noch so kleinen Bestandteil davon lieben und genießen können. Es ist leicht, die Tragweite eines Perspektivenwechsels zu unterschätzen, aber gib ihm eine Chance. Und falls der fehlende Glaube zu tief sitzt oder es dir schwerfällt, dein Leben auf diese Weise zu betrachten, empfehle ich dir, es so oft wie möglich laut auszusprechen, aufzuschreiben und anzuhören. Je öfter wir etwas wiederholen, desto mehr glauben wir daran. Eine solche Affirmation könnte folgendermaßen lauten: "Ich liebe und genieße meinen Avatar, alles, was ich wahrnehme, mein Leben und alles darin, denn es ist genau das, was ich schon immer einmal erfahren wollte. Ich habe es selbst gewählt und erschaffen und nun darf ich es endlich voller Liebe genießen. Ich bin erfüllt von Dankbarkeit."

Wiederhole diesen oder einen ähnlichen Satz täglich dreimal: morgens, mittags und abends, und wann immer du die Gelegenheit dazu hast. Fülle deine Wahrnehmung förmlich damit, wie du es von der Werbung kennst. Füge ihn als Text deinem Hintergrundbild auf allen Geräten hinzu. Speichere ihn als Erinnerung in deinem Kalender ab, sodass er dich alle 2-3

Stunden daran erinnert. Hänge ihn als Blatt Papier überall dort auf, wo deine Augen in deiner Wohnung und in deinem Fahrzeug hinwandern. Lasse ihn auf ein Armband gravieren und trage es immer bei dir. Schreibe ihn auf, während du ihn laut aufsagst, und höre ihn dir nachts und wann immer du Kopfhörer trägst oder es abspielen kannst, an. Schreibe ihn mehrmals auf, wann immer du kurz zu einem Blatt Papier und Stift greifen kannst. Mache einen regelrechten Wettbewerb daraus, ihn so oft wie möglich auf die unterschiedlichsten Arten zu wiederholen. Und sei es nur, indem du ihn innerlich wie ein Mantra wieder und wieder aufsagst. Ziehe dies mindestens 33 Tage lang durch und beobachte, was sich in dir und in deinem Leben dadurch verändert. Du kannst auch ein Buch darüber führen, sei es in schriftlicher oder in Audioform. Dein Leben wird durch diesen Prozess zu dem, was du schon immer einmal erleben wolltest, besonders, wenn du diese Übung in einem Zustand der Liebe praktizierst. Du kannst ganz einfach in diesen Zustand gelangen, indem du einfach nur aufzählst, was du liebst und schön findest. Erinnere dich an Erlebnisse, in denen du besonders viel Liebe erfahren hast, oder stelle dir das Gefühl der Liebe vor. Für mich fühlt sich Liebe sehr weich, lichtvoll, nach oben ziehend, weit, warm und angenehm an. Ich fühle mich verbunden, geborgen, angekommen und wie zu Hause. Bildhaft gesprochen ist es wie im Arm meiner liebenden Mutter, als ich ein Kind war, vor einem warmen Feuer. Es ist wie schmelzendes Eis, das sich ausweitet und so weich wie das Weichste, was ich kenne.

Im Grunde ist bereits alles gesagt worden, aber da diese Übung so unglaublich effektiv und wichtig ist, lass uns gemeinsam einen solchen Tag durchgehen. Dein Wecker klingelt und du hörst deine aufgenommene Affirmation, die dich liebevoll daran erinnert, dass du einen weiteren Tag in der von dir gestalteten und gewünschten Traumwelt und Traumkörper erleben darfst. Du fühlst dich voller Dankbarkeit erfüllt und nimmst erst einmal einen tiefen Atemzug, um dich für deine Lebenserfahrung zu bedanken. Anschließend versetzt du dich in das Gefühl der Liebe, indem du beschließt, alles in deiner Wahrnehmung als schön zu finden oder indem du aufzählst, was du ganz besonders schön findest. Nach und nach breitet sich das Gefühl der Liebe in dir aus oder besser gesagt, es verstärkt sich. Du stellst es dir als Farbe und Form vor, wie es immer kraftvoller, intensiver, heller und größer wird, und damit auch die Liebe in dir.

Nun sagst du die Affirmation laut auf, während du sie dreimal aufschreibst. Dein Tag nimmt seinen Lauf und durch gelegentliche Blicke auf dein Handy wirst du daran erinnert. Zum einen durch dein Hintergrundbild und zum anderen durch Erinnerungen, die alle zwei bis drei Stunden auf deiner Benachrichtigungsleiste erscheinen.

Und wenn du nicht gerade vor Liebe und Genuss überströmst, wiederholst du die Affirmation wie ein Mantra in deinen Gedanken, bis es nach ein paar Tagen automatisch geschieht. An jeder Ampel wiederholst du die Affirmation, jedes Mal, wenn du auf die Toilette gehst, beim Zähneputzen und bevor du etwas isst oder trinkst. Manchmal reicht auch ein einfaches "Ich liebe mein Leben" aus, um dich besser zu fühlen. Mittags schreibst du sie noch einmal dreimal auf, ebenso am Abend. Während du spazieren gehst, lässt du eine Aufnahme in Dauerschleife laufen, auch wenn du Musik hörst. Am Abend sagst du sie noch einmal laut auf, notierst dir die Erfahrungen des Tages und badest ein wenig in dem dadurch erzeugten Gefühl der Liebe. Kurz bevor du schlafen gehst, lässt du die Aufnahme kaum hörbar über Nacht laufen und freust dich schon jetzt auf weitere Veränderungen, die dadurch in deinem Leben sichtbar werden. Mit jedem weiteren Tag strahlt alles innerhalb deiner Wahrnehmung voller Schönheit und erzeugt puren Genuss in dir. Die Übung zeigt immer mehr ihre Wirkung. Und ohne dein weiteres Zutun, einfach nur durch diese Liebe zu allem in deinem Leben, indem du es einfach nur schön findest und zu deinem Wunsch erklärst, scheinst du wie vom Glück verfolgt zu sein. Regelmäßig wirst du von anderen auf deine Ausstrahlung angesprochen und wie gut sie sich in deiner Nähe fühlen. Du wachst mit einem Rest der Liebe vom Vortag auf, den du am Morgen wieder verstärkst, und du schläfst in einem Gefühl der Zufriedenheit und Liebe mit einem Lächeln ein.

Ich bin wirklich erstaunt darüber, wie effektiv es bereits ist, nur 5 Minuten am Morgen und am Abend in das Gefühl der Liebe einzutauchen. Es ist fast schon überwältigend, wie sehr ich darin aufgehe und wie diese Liebe mich immer mehr durch den Tag begleitet. Ich fühle mich unglaublich wohl und voller Energie. Natürlich war es am Anfang eine Herausforderung für mich, so viel Liebe und Freude zu empfinden, aber nach und nach wird es immer leichter. Also, bevor du gleich zum nächsten Kapitel oder zur nächsten Aufgabe springst, bereite dich auf diese Übung vor und praktiziere sie. Es ist wirklich lohnenswert! Denn Liebe ist der Schlüssel zu allem!

„Der kürzeste Weg ins Paradies und zu unserem vollen Potenzial besteht darin, das, was wir erfahren, zu dem zu machen, was wir auch erfahren wollen, es schön zu finden, wie es ist, es mit Dankbarkeit zu begegnen und damit zu lieben." - Markus Dirksen

Unser Selbstbildnis

Unser Bild von uns selbst spiegelt sich in unserem äußeren Erscheinungsbild wider. Es zieht automatisch entsprechende Umstände in unser Leben. Das Gesetz der Entsprechung sorgt dafür. Unser Leben bietet uns stets Gelegenheiten, um uns so zu erleben, wie wir uns selbst sehen möchten. Deshalb ist es wichtig, uns immer nur als die Person zu sehen, die wir sein möchten.

Wir können uns fragen, wie wir unser Leben gerne erleben möchten und wer wir dafür sein dürfen. Betrachte dich immer als die Person, die am ehesten frei, glücklich und wohlhabend ist, wenn dies deine Wunscherfahrung ist. Du musst dir nur bewusst machen, welche Gründe bereits dafür sprechen, dass du es bereits bist. Welche Anzeichen in deinem Leben zeigen, dass du bereits wohlhabend bist? Was hast du, was andere nicht haben, aber gerne hätten?

Sicherlich hast du mehr als ein Obdachloser im Mittelalter. Es muss auch nicht immer Geld sein, das uns wohlhabend macht. Unsere Gesundheit, Freundschaften und Besitztümer können uns ebenfalls wohlhabend machen. Denn sie bringen uns Wohlbefinden und Gutes. Wohl bedeutet Wohlbefinden oder etwas Gutes und habend bedeutet, dass wir es besitzen. Es steht also für die Fülle des Guten in unserem Leben.

Du bist also bereits wohlhabend. Es geht also nicht darum, noch wohlhabend zu werden, sondern es noch mehr zu erfahren oder zum Ausdruck zu bringen. Und das ist ein großer Unterschied, denn es ist leichter, etwas hinzuzufügen, als etwas aus dem Nichts zu erschaffen. Wenn du dich als wohlhabend siehst und es auch so fühlst, wirst du automatisch Gelegenheiten in dein Leben ziehen, die dir ermöglichen, noch viel mehr Wohlstand zu erfahren. Du musst sie nur erkennen und ergreifen.

Manche Menschen tragen ein ungünstiges Bild von sich selbst in sich. Mit ungünstig meine ich, dass es nicht förderlich ist für das, was sie gerne erleben möchten. Und dann beschweren sie sich darüber, dass das Leben ihnen entsprechende Umstände liefert. Ohne zu erkennen, dass sie diese selbst heraufbeschworen haben. Und dass sie die Richtung jederzeit ändern können, indem sie das Bild, das sie von sich, anderen und der Welt haben, neu wählen.

Wenn du dich als Versager siehst, dann genieße und sei dankbar für das, was du erlebst. Wenn du etwas anderes wünschst, dann beschwere dich nicht, sondern wähle ein neues Bild von dir selbst. Die inneren Bilder sind entscheidend dafür, was wir bekommen und erleben. Sie sind wie ein Filter, der alles, was nicht mit diesem Bild übereinstimmt, herausfiltert. Und dann fangen wir an zu glauben, dass die Welt oder wir selbst so sind. Aber in Wahrheit ist nur unsere aktuelle Realität so, weil wir sie so erschaffen haben und unseren Fokus noch nicht geändert haben.

Beschwere dich nicht über das Ergebnis, das dir dein Schneider liefert, nur weil er dir geliefert hat, was du ihm aufgetragen hast. Wenn du etwas anderes wünschst, formuliere deinen Auftrag um. Dann wird er dir auch andere Ergebnisse liefern. Das Leben liefert dir immer nur das, was du bestellt hast, was du verursacht hast. Das Spiegelbild ist nicht das Problem, sondern das, was vom Spiegel reflektiert wird. Die Welt und das, was wir unser Leben nennen, sind nicht das Problem, sondern unsere Gedanken, die auf die Leinwand unserer Realität reflektiert werden. Wenn du diese änderst, änderst du automatisch auch die Reflexionen, also die Welt und das, was in deinem Leben geschieht und was du erlebst.

Oft sind wir uns jedoch gar nicht bewusst, welche inneren Bilder wir haben. Wenn wir wissen wollen, was wir über uns selbst, die Welt und andere denken, müssen wir nur einen Blick auf unser Leben werfen. Wie erleben wir uns selbst? Was geschieht uns? Wie erleben wir andere Menschen? Wie zeigt sich uns die Welt? Denn all das ist der Spiegel unserer vergangenen Gedanken. Stelle dir anschließend die Frage, wie du über diese Dinge denken müsstest, damit sie genau das widerspiegeln, was du dir wünschst. Denke dann in Zukunft nur noch auf diese Weise darüber, und deine äußere Welt wird sich entsprechend verändern.

Die Symphonie des Jetzt

Stärker als je zuvor erkenne ich, wie sehr das Leiden aus Gedanken an die Vergangenheit oder Zukunft entstehen kann. Dieses Gefühl des Mangels, die Unbehaglichkeit, hindert mich daran, den gegenwärtigen Moment zu genießen und meinen Weg fortzusetzen. Und das alles nur, weil ich mich nach etwas sehne, das in der Vergangenheit liegt und meiner Zukunft nicht mit genügend Zuversicht entgegenblicke, es wiederzuerlangen. Die Gründe dafür mögen vielfältig sein, aber das Leiden ist immer dasselbe. Wenn ich mich stattdessen einfach auf das Jetzt konzentriere, ist alles gut. In diesem Moment ist alles gut und wunderschön. Jeder Gedanke an die Vergangenheit oder Zukunft erschafft entweder Verlangen oder Widerstand, und im besten Fall entscheiden wir uns für Dankbarkeit. Ich glaube, das gilt für die meisten Menschen. Die meisten Probleme entstehen durch Gedanken an Gestern oder Morgen. Dabei reicht es doch aus, unseren Fokus auf die Gegenwart zu richten.

Wie fühlst du dich gerade? Kannst du sagen, dass du rundum zufrieden, erfüllt und glücklich bist? Wenn nicht, warum nicht? Liegt das an etwas, das jetzt gerade geschieht, oder an einem Ereignis, das bereits hinter dir liegt, oder das du dir für die Zukunft ausmalst? Was, wenn ich dir sage, dass die meisten Gründe, warum wir uns gerade nicht wohlfühlen, aus einem Gedanken an Vergangenheit oder Zukunft entstehen? Möchtest du es überprüfen? Die Ereignisse, die uns dazu veranlassen, uns unwohl zu fühlen, sind oft nur von kurzer Dauer. Sie dauern meist nur wenige Augenblicke an, und doch können sie uns über Wochen hinweg in einem Zustand des Unwohlseins festhalten. Warum? Weil wir uns bisher nicht dazu entschieden haben, sie loszulassen und uns dem zu widmen, was jetzt gerade ist. Wenn ich in meinen Garten schaue, sehe ich Schönheit, Frieden und Perfektion. Die Sonne scheint, der Himmel ist blau, die Sonnenstrahlen tanzen auf den Blättern, der Wind rauscht sanft durch die Bäume, Vögel und Schmetterlinge ziehen ihre Bahnen und die Pflanzen strahlen in ihrer Schönheit. Ich habe Essen, ich bin in Sicherheit, ich bin reich beschenkt und liege in meinem gemütlich eingerichteten Zimmer. Freunde sind immer für mich da und beschenken mich regelmäßig mit ihrer Anwesenheit und Komplimenten. Ich bin gesund und wurde mit einem wunderbaren Körper gesegnet. Alle meine Grundbedürfnisse sind erfüllt, und ich könnte noch viele weitere Gründe aufzählen, warum es mir gut geht, anstatt mich darauf zu konzentrieren, warum es mir schlecht gehen sollte. Und dennoch fühle ich mich gerade nicht wohl, denn ein einziger Grund reicht aus, um all diese Geschenke in diesem Augenblick zu übersehen. Nur ein kleines Stück Ablehnung, und schon werde ich aus meiner Glückseligkeit herausgerissen. Und oft liegt dieser Grund nicht einmal in etwas, das jetzt gerade geschieht. Wenn ich keine Erinnerungen an die Vergangenheit hätte, an das, woran ich noch festhalte, dann wäre jetzt alles gut.

Und selbst mit Erinnerungen könnte ich mich nun wohlfühlen, vorausgesetzt, ich blicke voller Zuversicht in die Zukunft. Sie ist noch nicht geschrieben und alle Möglichkeiten stehen mir offen. Warum also nicht vom Besten ausgehen, das ich mir vorstellen kann, und mit voller Vorfreude darauf zugehen? Warum nicht dankbar sein für das, was war, das, was gerade ist, genießen und mit Vorfreude auf das, was noch kommen wird? Das Leben könnte so viel schöner sein. Warum also weiter leiden, indem ich mich auf etwas konzentriere, das ich nicht will, ablehne und dagegen kämpfe? Wem dient das? Und all dieses Wissen ist bereits vorhanden. Ich weiß, wie viel schöner es ist, in Liebe und Wohlsein zu leben. Ich weiß, dass sich meine Wünsche in diesem Zustand viel schneller erfüllen und dass ich in diesem Zustand viel bessere Entscheidungen treffen kann. Andere würden von einem Leben wie meinem nur träumen, und dennoch gibt es Momente, in denen sie glücklicher sind als ich. Denn es sind nicht die Umstände, die uns glücklich machen oder nicht, sondern unsere Bewertungen davon. Und unsere Fähigkeit, im Moment zu verweilen.

Ich darf mich glücklich schätzen und durch Wertschätzung mein Glück erschaffen. Und ich darf daran denken, dass auch das, was gerade ist, vorübergehen wird. Ich habe schon weitaus schmerzhaftere Erfahrungen überwunden als das, was gerade geschieht. Egal, wie stark der Schmerz in der Vergangenheit auch war, er ist jetzt vorbei. Und genauso wird es auch mit dem aktuellen Schmerz sein, sei es in ein paar Wochen oder in wenigen Momenten. Ich kann mich sogar jetzt schon auf die Zeit danach freuen, denn auf jede unangenehme Zeit folgt zwangsläufig eine angenehme Zeit. Doch die Ablenkungen vom Gewünschten sind zahlreich. Sie lauern an jeder Ecke. Wenn wir uns gerade unwohl fühlen, liegt das nur an unserer Sichtweise auf das, was gerade ist. Sei es, weil wir es als fehlerhaft oder unvollkommen betrachten. Und dazu gehören auch unsere Gedanken über Vergangenheit oder Zukunft, denn auch sie finden in diesem Augenblick statt. Es gibt nichts, was wir nicht in der Gegenwart erfahren. Denn wir leben nur im Hier und Jetzt. Jede Erinnerung fand einst in einem vergangenen Moment statt, und jedes Erinnern geschieht ebenfalls im gegenwärtigen Moment.

Wenn wir uns unwohl fühlen, sollten wir uns fragen, was wir uns wünschen, und unseren Fokus darauf lenken, damit der Fluss des Wohlbefindens wieder in Gang kommt, anstatt ihn zu blockieren. Wir sollten akzeptieren, dass noch viel Schöneres und Besseres auf uns wartet als das, dem wir nachtrauern. Und wir können darauf vertrauen, dass alles immer zu unserem höchsten Wohl geschieht, auch wenn wir es nicht sofort erkennen können. Lasst uns den gegenwärtigen Moment in vollen Zügen genießen, denn auch er kann eines Tages einer sein, den wir uns zurückwünschen. Lasst uns aufhören, unser Leben, den gegenwärtigen Augenblick zu verpassen, wegen etwas, das bereits vorüber ist. Lasst uns stattdessen den Weg genießen, denn es gibt nur diesen einen Weg. Jedes erreichte Ziel markiert nur den Anfang eines neuen Abschnitts. Wir wandeln ewig auf diesem Weg, und wer weiß, wie lange es dauern wird, bis wir wieder an diesem Punkt vorbeikommen. Denn unser Weg erstreckt sich durch die Ewigkeit. Lasst uns also diesen aktuellen Abschnitt des Weges bestmöglich genießen, solange wir die Gelegenheit dazu haben. Lasst uns ihm und allem, was uns begegnet, begegnen, als sei es das erste und letzte Mal. Lieben wir alles, was uns umgibt, auch wenn es Leid ist, und es wird sich in Liebe verwandeln.

Und nun, wie sieht es bei mir aus? Ich schreibe aus einem Gefühl des Unwohlseins und habe mich nun an all das erinnert. Ich spüre jedoch einen Teil in mir, der weiter leiden

möchte, aus mir unerklärlichen Gründen. Ich kann mich entscheiden, auch diesen Teil zu lieben. Ich kann diesem Gefühl
aber auch einfach erlauben, durch mich hindurchzufließen, wie
Wolken am Himmel, ohne mich mit ihnen zu identifizieren.

Zusammenfassung

Wenn du danach strebst, dass es dir endlich besser geht, dass du weniger leidest und dein Leben voller Genuss, Glück und Liebe erfährst, dann beantworte die folgenden Fragen:

1. Was müsste gegeben sein, damit du genau dies erfahren kannst?
2. Was wäre anders, wenn diese Dinge gegeben wären, und warum sind sie erforderlich?
3. Was hält dich aktuell davon ab, dein Leben auf diese Weise zu erfahren?
4. Woher willst du wissen, dass es erst dann und noch nicht jetzt möglich ist?
5. Wie lange glaubst du, kann das durch diese Bedingungen erzeugte Glück anhalten?
6. Ist es für jeden Menschen gleichzeitig möglich, diese Bedingungen zu erfüllen und dadurch das gleiche Glück zu bekommen?
7. Machen diese Bedingungen grundsätzlich glücklich, oder gibt es auch Menschen mit erfüllten Bedingungen, die nicht glücklich sind? Gibt es auch Menschen, die ohne diese Bedingungen glücklich sind?
8. Warum gehören manche Mönche zu den glücklichsten Menschen, obwohl sie nichts besitzen, arm sind und keine wirklichen Erfolge vorzuweisen haben?
9. Wo, wodurch und warum entsteht Glück? Warum machen einige Dinge den einen Menschen Spaß und machen ihn glücklich, während sie einen anderen Menschen kaltlassen?

Hast du alle Fragen schriftlich beantwortet? Super! Und was hast du erkannt? Ich will an dieser Stelle ein offenes Geheimnis aussprechen: Glück wird durch uns selbst blockiert oder erzeugt. Jeder Mensch hat grundsätzlich die Möglichkeit, höchstes Glück zu erfahren. Jedes Hindernis ist selbst gemacht und kann auch selbst wieder aufgelöst werden, wenn wir dazu bereit sind. Das Leben ist nicht so, wie du vielleicht denkst. Wäre dem so, dann müsste jeder Mensch die Welt auf die gleiche Weise sehen, doch das tut er nicht. Jeder Mensch sieht die Welt anders, weil jeder Mensch die Welt anders beurteilt. Uns wurde beigebracht, dass es im Leben um weltliche Ziele geht, wie eine erfolgreiche Karriere, Ansehen, eine Familie gründen, ein eigenes Haus besitzen usw. Doch geht es wirklich darum? Was bleibt davon übrig, nachdem wir gestorben sind? Wer wird sich noch nach fünf Generationen an uns und unsere Erfolge erinnern? Welche Bedeutung haben all diese Dinge, wenn sie vergänglich sind und nicht für alle Menschen gleichzeitig möglich sind?

Für mich persönlich besteht das Leben darin, es so gut wie möglich zu genießen, glücklich zu sein und sowohl die Gesellschaft anderer als auch die Zeit allein zu schätzen. Nicht nur in einigen wenigen besonderen Momenten, sondern in jedem Augenblick. Ich strebe danach, jeden einzelnen Moment in vollen Zügen zu genießen. Es geht nicht nur um das Ergebnis unserer Handlungen, sondern auch darum, die Handlungen selbst zu lieben und zu genießen. Wir sollten uns selbst und alles um uns herum akzeptieren, wie es ist, und gleichzeitig das auswählen, was unseren Absichten dient, ohne das abzulehnen, was uns weniger dienlich ist. Die Vollkommenheit und Perfektion des Lebens lässt sich nicht nur in jedem Moment, sondern auch in allem, was den Moment ausmacht, erkennen. Jeder Aspekt des Lebens kann als Genuss erfahren werden. In jedem einzelnen Moment ist bereits alles vorhanden, wonach wir wirklich suchen. In jedem Moment können Freiheit, Liebe, Glück, Freude, Geborgenheit, Erfüllung, Verbundenheit, Entspannung, Frieden, Spaß, Genuss, Heilung und Glückseligkeit erfahren werden. Und danach streben wir wirklich. Es hängt allein von unserer Perspektive auf den Moment ab und nicht vom Moment selbst. Wenn wir Widerstand gegen den gegenwärtigen Moment leisten, indem wir ihn ablehnen, dann leiden wir. Wenn wir wollen, dass er anders ist, als er gerade ist, dann lehnen wir ihn ab und leiden dadurch.

Es gibt keinen besseren Moment, es gibt nur Momente, die wir selbst besser machen können. Es liegt ganz bei uns selbst. Das Leben ist schön, jeder einzelne Aspekt des Lebens hat seine eigene Schönheit. Nur unser Urteil macht ihn zu etwas anderem. Alles, was du derzeit begehrst, willst du nur, weil du dir erhoffst, dadurch die Gefühle zu erleben, die du bereits jetzt, in diesem Moment, auch ohne diese Objekte fühlen könntest. Du musst einfach nur aus den Illusionen erwachen, denen du begonnen hast zu glauben. Dir wurde beigebracht, dass es wichtig ist, was andere über dich denken, anstatt deine eigene Wahrheit zu leben. Dir wurde beigebracht, dass die Welt voller Gefahren ist und du deshalb nach Sicherheit streben solltest. Dir wurde beigebracht zu glauben, dass du noch etwas brauchst, um das zu bekommen, was du wirklich willst. Dir wurde beigebracht, dass du Kontrolle haben kannst. Dir wurde beigebracht, dass du nicht richtig bist, so wie du bist. Dir wurde beigebracht, dass noch etwas in deinem Leben verbessert werden muss und nicht so sein darf, wie es ist. Dir wurde beigebracht, nach Glück im Außen und in vergänglichen Objekten zu suchen und mit anderen Menschen zu konkurrieren. Dir wurde beigebracht, dass du ein Opfer der Umstände bist. Es wurde dir so vieles beigebracht und du hast es geglaubt. Und nur dadurch erfährst du dein Leben nicht in der Art und Weise, wie du es wirklich haben möchtest – als etwas Spaßiges, Genussvolles, Freies, voller Freude und Glück, Liebe und Fülle, Entspannung, voller Schönheit und Wunder.

Um es erneut auf diese Art und Weise zu erfahren, musst du dich von all diesen Illusionen befreien. Es ist wichtig, dein Leben nicht nach den Wünschen anderer zu gestalten, sondern nach deinen eigenen inneren Vorstellungen. Egal, was andere über dich denken könnten, es ist dein Leben und nicht ihres. Du bist hier, um die verschiedenen Möglichkeiten dieser Welt zu erleben und das auf deine eigene einzigartige Weise. Wenn etwas nicht stimmig und gut für dich ist, dann ist es auch nicht für dich bestimmt. Erkenne, dass Sicherheit eine Illusion ist. Wir haben nicht genug Ressourcen, Zeit oder Möglichkeiten, um uns vor allen möglichen Gefahren zu schützen. Es ist einfach unmöglich. Warum also vor einer Gefahr schützen, wenn eine andere auftreten könnte, für die wir nicht geschützt sind?

Es ist dienlicher, darauf zu vertrauen, dass wir nur sterben, wenn es an der Zeit ist. Und wenn es soweit ist, können wir es ohnehin nicht verhindern. Aber unser wahres Wesen existiert für immer und bleibt unberührt von Verlust, Verletzung und

Veränderung. Das Leben wird so viel schöner, wenn wir darauf vertrauen, dass alles immer richtig ist, genau so wie es ist. Unser Körper, die Menschen um uns herum, unsere Welt, dieser Moment, diese Zeit und der Ort, an dem wir uns gerade befinden. Was wäre, wenn alles immer genau so ist, wie es sein soll und wie wir es uns auf Seelenebene gewünscht haben, um die Erfahrungen zu machen, für die wir diesmal hier sind?

Kontrolle ist ebenfalls eine Illusion. Wir haben nicht genug Ressourcen, Zeit oder Möglichkeiten, um alles zu kontrollieren und immer die Kontrolle zu behalten. Denn die Dinge ändern sich von selbst und das Leben ist zu komplex. Die Wahrheit ist, du brauchst nichts weiter, um das zu bekommen, was du wirklich willst. Alles, was du brauchst, ist deine eigene Erlaubnis und diese musst du dir selbst geben. Frage dich einmal, warum sollte unser Glück von einem bestimmten Produkt oder etwas Materiellem abhängig sein? Etwas, das uns jederzeit wieder genommen werden kann und vor dem wir ständig Angst haben müssen, dass es uns wieder weggenommen wird? Etwas, das uns abhängig macht, weil wir glauben, es zu brauchen, um glücklich zu sein?

Ich hoffe, du erkennst, dass das Glück, das durch externe Objekte gegeben wird, die vergänglich sind, nur eine weitere Quelle des Leidens ist. Und alle Objekte außerhalb von uns sind vergänglich. Du leidest, weil du weißt, dass es dir wieder weggenommen werden kann, und dann leidest du, weil du Angst davor hast, und du leidest, wenn du es entweder noch nicht hast oder wenn es dir wieder weggenommen wurde. Und du leidest, wenn du entdeckst, dass es dir nicht das geben konnte, was du dir davon erhofft hast. Aber es gibt auch ein Glück, das dir niemals genommen werden kann, bei dem du nicht leidest und das du in jedem Moment unabhängig von den Umständen und deinem Besitz haben kannst. Dieses Glück erfährst du, wenn du dich dafür entscheidest und dir erlaubst, den gegenwärtigen Moment als das Schönste überhaupt, als richtig und gut anzusehen, so wie er ist, als ein Geschenk.

Wenn du das, was gerade ist, zu dem machst, was du willst, anstatt danach zu streben, was du willst. Alles ist bereits perfekt, sonst wäre es nicht so, wie es gerade ist. Wir sind keine Opfer des Lebens, sondern Schöpfer. Unsere Welt und unser Leben sind genau so, wie sie sein sollen, optimal für uns. Wir haben es nur vergessen. Wir erfahren, was wir erfahren, nicht weil jemand uns bestrafen will, sondern weil wir dadurch bestimmte Dinge erleben und erkennen wollen. Wirkliche Veränderung tritt nicht ein, wenn wir nur das Äußere verändern, denn das Äußere ist nur ein Symptom. Es ändert sich, wenn wir es annehmen, wie es ist, und dadurch unser Inneres verändern. So gelangen wir wieder in unsere harmonische Einheit und dadurch können wir auch Harmonie im Außen erschaffen.

Alles ist bereits perfekt - das sollten wir erkennen. Wir dürfen alles als perfekt annehmen und dann die Aspekte auswählen, die wir gerade erleben möchten. Aber wir sollten uns dabei nichts erhoffen, was wir nicht bereits erleben können. Wir sollten etwas Neues wählen, weil wir Lust darauf haben und nicht, weil wir glauben, dass es eine Voraussetzung für unser Glück ist. Nicht, weil wir etwas bekommen wollen, sondern einfach nur, weil wir einen anderen Aspekt des Lebens erfahren möchten - und gleichzeitig in Ordnung damit sind, wenn alles so bleibt, wie es ist. Genauso wie alles bereits richtig ist, bist auch du es - aber wir haben jederzeit die Freiheit, es auch anders zu sehen, und das ist es, was die meisten von uns tun. Nichts im Außen kann dir langfristig das geben, was du dir erhoffst, denn es ist vergänglich. Außerdem erfahren wir durch die äußeren Dinge nur Glück, weil wir es uns erlauben, die Situation so zu sehen, dass Glück möglich wird. Und das tun wir nur solange, wie wir uns erlauben, unser Leben so zu sehen - als gut, richtig, perfekt, vollkommen, als Geschenk usw. Aber wir können es uns bereits jetzt erlauben, unser gegenwärtiges Leben so zu sehen und dadurch dasselbe Glück erfahren.

Nachwort

Hier bist du also, am Ende dieses Buches angekommen. Du hast es geschafft, das Buch zu lesen. Die Frage ist nur: Hast du es bewusst gemacht? Hast du nur oberflächlich gelesen und die Seiten halbherzig überflogen oder hast du jedes Wort mit voller Aufmerksamkeit erfasst, verstanden und in dich aufgenommen? Denn darin liegt ein großer Unterschied. Ich selbst erwische mich manchmal dabei, wie ich viele Seiten scheinbar gelesen habe, aber den Inhalt nicht wirklich wiedergeben könnte. Der Inhalt ist einfach an mir vorbeigegangen. Mein Bewusstsein war woanders, ich war nicht präsent genug, um ehrlich sagen zu können, dass ich den Inhalt der Seiten erfasst und aufgenommen habe. Sicherlich geht es dir manchmal ähnlich. Deshalb frage dich selbst und überprüfe, weißt du wirklich, worum es in diesem Buch geht und welch großartiges Geschenk es dir anzubieten hat? Ein Geschenk, nicht weniger oder kleiner als das, was du dir von Herzen wünschst und hinter all den äußeren Objekten, Zielen, Fragen und zahlreichen Wünschen erhoffst, aber auf Dauer nie wirklich erlangen kannst. Es verspricht, die innere Leere zu füllen und dich endlich angekommen fühlen zu lassen. Dieses Buch hat nicht weniger anzubieten als das, was du und deine Seele von ganzem Herzen wirklich wünscht. Es ist schöner als alles, was du bisher kennst.

Das Buch möchte dir den Weg zeigen und dir helfen, die Hindernisse zu überwinden. Weißt du nun, welchen Weg du zu dem so sehnlich Ersehnten einschlagen musst? Kennst du die Hindernisse, die auf dich warten und dich behindern könnten? Weißt du, wie du sie überwindest? Es ist in Ordnung, wenn du das noch nicht weißt. Dann betrachte es als Aufforderung, das Buch noch einmal von vorne zu lesen, bis es Klick macht, bis du tief in dir spürst, dass du gefunden hast, wonach du suchst! Bis du vor Glückseligkeit heller strahlst als die Sonne. Und ich schließe mich da nicht aus, denn auch ich befinde mich noch auf dem Weg und muss das hier Gesagte immer mehr in mich aufnehmen, umsetzen und leben. Viele der Worte hier sind auch für mich neu, denn sie flossen zwar durch mich und ich habe sie niedergeschrieben, aber ich kann nicht behaupten, dass sie von mir stammen. Ich habe die Informationen nur durch mich fließen lassen, woher auch immer sie kommen mögen. Vielleicht von meinem höheren Selbst, vielleicht telepathisch von einem hochentwickelten Wesen oder aus einer anderen Quelle - ich weiß es nicht und kann nur spekulieren. Ich schreibe einfach drauflos, ohne groß über die Worte nachzudenken, sie entstehen einfach von selbst. Lassen wir uns also gemeinsam auf eine Entdeckungsreise begeben und herausfinden, was uns diese Informationen alles bescheren können. Durch sie habe ich bereits viele glückselige Momente erlebt. Oft haben sie mir Trost gespendet und Erfüllung ermöglicht. Und dasselbe können sie auch für dich tun, wenn du es zulässt und dich dem gegenüber öffnest.

Lies dieses Buch nicht einfach nur durch, sondern nimm dir jeden Tag eine Seite oder jede Woche ein Kapitel vor und arbeite intensiv damit. Lese es in der Woche ruhig mehrmals durch, wenn möglich. Lies einen Satz und mache dann erst einmal Pause. Lasse die Information in dein Bewusstsein eindringen, lasse sie auf dich wirken und frage dich, welchen Einfluss sie auf dein Leben haben kann, wie du sie für dich nutzen kannst und ob du sie auch wirklich verstanden hast. Bildet mit anderen Menschen Lesegruppen und tauscht euch einmal in der Woche über das Kapitel aus, das ihr euch vorgenommen habt. Markiere wichtige Stellen, schreibe sie auf und platziere sie an einem Ort, an dem du sie täglich sehen kannst. Sei geduldig mit dir selbst und gib dir Zeit. Alles hat seine Zeit, vertraue darauf. Und genieße bis dahin dein Jetzt, so wie es jetzt ist. Vielleicht dringen die Informationen auch besser zu dir durch, wenn sie in Form einer Geschichte präsentiert werden. Eine Geschichte wie die, die ich in meinem Buch "Rückkehr ins Paradies - Die Reise zu unserer wahren Heimat" niedergeschrieben habe. Fühle dich herzlichst eingeladen, einmal hineinzulesen. Eine kurze Leseprobe findest du im Anschluss an dieses Buch. Bis dahin wünsche ich dir von Herzen alles Gute. Mögest du finden, wonach du dich sehnst und wonach du suchst. In Liebe, dein Markus, im Auftrag des Lebens.

Leseprobe: Rückkehr ins Paradies – Die Reise zu unserer wahren Heimat

Warum muss ich in dieser Welt leben? Hier sind alle so gemein und machen nur die ganze Welt kaputt oder verschmutzen sie sogar noch und finden das cool. Ich verstehe die Menschen einfach nicht und fühle mich, als wäre ich nicht von hier. Vielleicht wurde ich als Kind hier ausgesetzt. Puh, nach diesem Selbstgespräch bin ich jetzt richtig müde. Ich glaube, ich sollte mich einfach schlafen legen. Vielleicht wache ich dann in meiner wirklichen Heimat auf und kann beruhigt sein, dass alles nur ein schrecklicher Albtraum war. Ich mache mich bettfertig und kuschle mich erstmal in mein Bett.

Plötzlich stehe ich vor einem großen, bewachsenen Holztor inmitten einer hohen Hecke. Wo bin ich hier nur gelandet? Vorsichtig gehe ich auf das gigantische Tor zu und merke, dass es sich leicht öffnen lässt. Ich habe immer noch keine Ahnung, wo ich mich befinde, aber solange ich hier bleibe, werde ich es wohl auch nicht herausfinden können. Also öffne ich das Tor vorsichtig und werde von einem grellen, warmen Licht geblendet. Langsam kehrt mein Sehvermögen zurück und ich sehe erste Formen. Bin ich im Paradies gelandet? Vor mir erstreckt sich eine so kräftig grüne Wiese, die sich so weich anfühlt, wie ich es noch nie gesehen oder gefühlt habe. Und plötzlich fällt mir auf, dass ich gar keine Schuhe trage. Jetzt fällt es mir schwer, mich zwischen dem Genuss des weichen Grases und meiner Verwirrung darüber, dass ich keine Schuhe oder Socken trage, zu entscheiden. Ich versuche, mich nicht von der Freude, ja nahezu Ekstase, die dieser Rasen in mir auslöst, überwältigen zu lassen. Aber es fühlt sich einfach so gut an und ich kann nicht einmal erklären, warum. Es ist doch nur ein Rasen, der sich zwar unglaublich weich anfühlt und so kräftig grün ist, aber letztendlich doch nur ein

Rasen. Also versuche ich, mich zu fangen und stehe auf, um mich weiter zu orientieren.

Dann erblicke ich einen Teich, der ebenfalls nicht von dieser Welt zu sein scheint. Er schimmert in tiefem Blau und glitzert im Sonnenlicht. Einige Fische springen darin herum und ich kann diese Freude der Fische einfach nicht übersehen. Und dann sehe ich noch wunderschöne Lotusblumen und Seerosen. Mein Gott, ich habe noch nie so viel Schönheit auf einmal gesehen. Und schon wieder durchflutet mich eine Energie von unten nach oben, die ich nur als Ekstase beschreiben kann. Mein Mund zieht sich zu einem Grinsen und ich kann es nicht verhindern. Ich fühle mich einfach so gut, als wäre ich von einer Energie umgeben, die mir das Gefühl von Geborgenheit, Sicherheit, vollkommener Zufriedenheit und endlicher Ankunft gibt. Und die Freude der springenden Fische scheint eindeutig auf mich abzufärben.

Ich schaue mich weiter um und entdecke zwei prächtige Apfelbäume, die von reifen Äpfeln beladen sind. Ein warmer Windhauch streicht sanft über meine Nase und bestätigt mir den betörenden Duft der reifen Äpfel. Es ist bemerkenswert, wie intensiv das Obst hier ist. Es fühlt sich an, als wäre ich von einem Parfum umgeben, das nach frischen, süßen Äpfeln duftet. Ja, es ist fast so, als würde ich in diesem betörenden Duft eintauchen und darin baden. Und dazu kommt noch diese wohltuend warme Luft, die ab und zu von einer sanften Brise begleitet wird. Was geht nur in mir vor? Normalerweise lasse ich mich nicht so leicht von den einfachen Dingen des Lebens begeistern. Aber diese Schönheit ist einfach überwältigend. Ich fange mich wieder und bemerke zwei Holzstühle und einen dunkelbraunen Gartentisch dazwischen, ebenfalls aus Holz. Auf dem Tisch stehen zwei Gläser und eine Wasserkaraffe mit Eiswürfeln, Zitronenscheiben und Minze. Ich frage mich, wer hier wohl wohnt und ob die Eigentümer mir mehr erzählen können.

Ich werfe nochmals einen Blick auf den Boden vor meinen Füßen. Ich möchte mich nicht an Glasscherben schneiden. Wenn hier aus Gläsern getrunken wird, könnten auch Glasscherben herumliegen. "Willst du immer nur das Negative im

Positiven sehen, Veith?", höre ich plötzlich eine Stimme. Überrascht antworte ich: "Wer ist da und woher kennst du meinen Namen?" Ich schaue mich erneut um, aber außer mir und den Tieren scheint niemand hier zu sein. Doch diese Schönheit um mich herum ist so beeindruckend, mit ihren bunten Blumen, die in voller Pracht erblühen. Jede einzelne ist schöner als die andere. "Wenn du eine Antwort möchtest, wäre es fair, wenn du zunächst meine Frage beantwortest, findest du nicht auch?", antwortet die Stimme. "Entschuldige, ich sehe nicht das Schlechte. Ich bin mir nur der möglichen Gefahren bewusst. Also, könntest du mich bitte ein wenig aufklären? Warum bin ich hier, wo genau befinde ich mich, wer bist du und woher kennst du meinen Namen?" frage ich höflich.

"Veith, wenn du dich immer nur auf das Schlechte konzentrierst, auf das, was du nicht willst, dann verpasst du all die Schönheit und wirst dein Leben als etwas Hässliches empfinden. Aber ich möchte fair sein. Du bist hier, weil du eine tiefe Sehnsucht nach einer schöneren Welt verspürst. Wo genau du dich befindest, spielt gerade keine Rolle. Ich begleite dich schon dein ganzes Leben lang, daher ist es nicht schwer für mich, deinen Namen zu kennen. Und weil ich dich so gut kenne, weiß ich auch, dass du immer zuerst das Negative siehst, was dich dann schlecht fühlen lässt und die Welt für dich immer hässlicher erscheint."

"Wo bist du und warum kann ich dich nicht sehen, sondern nur hören?", frage ich verwirrt. "Nun, du kannst mich nicht sehen, weil du immer noch deinen Fokus auf die Gefahren und das Vermeiden richtest. Du kannst mich nur durch dein Herz sehen, nicht durch deine Augen, die von Angst und Misstrauen getrübt sind", antwortet die Stimme. "Aber Moment mal, ich habe keine Angst. Ist es nicht normal, skeptisch zu sein, wenn man sich an einem fremden Ort befindet?", werfe ich ein. "Wenn du keine Angst hast, warum suchst du dann den Rasen nach möglichen Gefahren ab?", entgegnet die Stimme. "Und wie kommst du eigentlich auf meine Gedanken? Wer bist du?", frage ich neugierig.

"Komm, setz dich zu mir und komm erst einmal hier an. Such dir einen Platz aus und trink etwas. Wir haben wohl eine Menge zu besprechen", lädt mich die Stimme ein. Ich folge der Einladung und setze mich auf einen der Plätze unter den Apfelbäumen. "So, Veith, schließe nun deine Augen und atme tief ein und aus. Das wird dir helfen", sagt die Stimme. Ich folge auch dieser Anweisung und spüre, wie sich meine Entspannung langsam einstellt. "Also, Veith, wenn du mich sehen willst, dann löse deine Ängste auf und öffne dich der Liebe. Schau dich um und zähle auf, was du liebst und warum", sagt die Stimme.

"Was ich liebe? Nun, ich liebe eigentlich nur Menschen wie meine Familie oder Frauen, die meinem Geschmack entsprechen, zum Beispiel meine Freundin Michelle", antworte ich zögerlich.

"Liebe ist nicht nur auf Menschen beschränkt. Hattest du nicht auch deine vergangenen Haustiere lieb? Oder was ist mit deinem Lieblingsspielzeug aus deiner Kindheit oder all den schönen Momenten, die du so geliebt hast?", fragt die Stimme. "Ja, ich mochte sie sehr gerne. Aber ist das dasselbe wie Liebe?", frage ich neugierig. "Ja, genau. Wenn du etwas von Herzen magst, dann liebst du es. Und wenn du beschließt, etwas zu lieben, dann liebst du es auch, weil es dich an etwas erinnert, an ein Stück Heimat. Aber das können wir ein anderes Mal besprechen", erklärt die Stimme.

"Und warum kann ich nicht gleichzeitig auf mögliche Gefahren achten und lieben?", frage ich weiter. "Ganz einfach, weil Liebe und Angst Gegensätze sind. Während du das eine fühlst, kannst du nicht das andere fühlen oder sein", antwortet die Stimme. "Oh, ich verstehe. Und deshalb soll ich mich nun auf das konzentrieren, was mir gefällt, um die Angst aufzulösen?", frage ich. "Ja, genau. Also, was magst du an diesem Ort besonders gerne?", fragt die Stimme.

"Hmm, also wenn das so ist, dann liebe ich diesen ultraweichen und kräftig grünen Rasen unter meinen Füßen. Ich liebe den wolkenfreien, tiefblauen Himmel und die Sonne, die für die perfekte Temperatur sorgt. Ich liebe es, dass hier alles so perfekt ist und dass sich sogar die Fische freuen", antworte ich begeistert.

Ich atme tief ein und aus, während ich all die Dinge aufzähle, die ich liebe. Mit jedem Moment scheint das Gefühl von Freude, Lebenslust und Ekstase in mir zu wachsen. Ich fühle mich, als würde ich mich in dieser wunderschönen Energie auflösen. Ich liebe dieses Gefühl und dass alles so intensiv und schön ist. Es fühlt sich fast an wie ein Traum.

Die Blumen sind so wunderschön, dass allein ihr Anblick mich mit Energie auflädt. Die Düfte der Blumen, des frischen Wassers aus dem Teich, der Äpfel und der Minze umhüllen mich und lassen mich mich noch nie zuvor so gut fühlen. Und dann spüre ich, wie sich etwas in meinem Brustraum öffnet, wie eine Blüte, und plötzlich sehe ich ihn direkt vor mir. Ich blicke in die klarsten, freudvollsten und fürsorglichsten türkisblauen Augen, die ich je gesehen habe. Es ist, als würde ich mir selbst in die Augen schauen. Er ist wie eine Mischung aus einem alten, guten Freund, einer fürsorglichen Mutter und meinem eigenen Spiegelbild. Seine schulterlangen, weißblonden Haare und sein strahlendes Aussehen lassen ihn wie Anfang dreißig aussehen. Er trägt nur eine kurze Hose und seine Haut strahlt genauso hell wie alles um uns herum. Eine unvergleichliche Schönheit. Und noch mehr von dieser Energie strömt in mich hinein, sodass ich mich eins mit allem um mich herum fühle.

"Na, siehst du? Es geht doch! Es freut mich wirklich sehr, dass du hierher gefunden hast und nun mit deinem Herzen sehen kannst. Du musst wissen, dass nicht viele Menschen, denen du entstammst, dazu in der Lage sind. Nicht, weil sie es nicht könnten, sondern weil sie es verlernt haben und sich lieber auf das konzentrieren, was sie nicht wollen und somit nicht lieben können. Genauso wie du es zuvor getan hast", sagt die Stimme.

"Was ist das für eine Energie, die mich hier umgibt und mich so gut, so verbunden, so erfüllt, so geborgen, zufrieden und angekommen fühlen lässt?", frage ich neugierig. "Das ist die Liebe, von der du sprichst, und sie ist dein natürlicher Zustand. Jeder von euch kann sie fühlen, doch viele lassen es nicht zu oder machen sich blind dafür", erklärt die Stimme. "Aber warum machen wir das? Wie kann man ein solch schönes Gefühl nicht wollen? Es ist so wunderbar, und ich möchte es nie mehr missen müssen", erwidere ich.

"Weil sie es vergessen haben und zudem haben sie vergessen, wie schön es sich anfühlt. Veith, die Menschen und du würden sicher alles tun, um immer im Zustand der Liebe zu bleiben, doch haben sie sich damit abgefunden, sie nur unter bestimmten Umständen fühlen zu können und selbst dann nicht in ihrer vollen Pracht", erklärt die Stimme. "Mir tun diese Leute irgendwie leid, und ich tue mir selbst leid, weil ich so lange blind für diese Liebe war. Wie konnte ich nur so blind sein?", frage ich mich selbst.

"Veith, es bringt dir nichts, dich darüber zu ärgern. Genieße lieber, dass sie jetzt da ist und sei glücklich darüber, dass du sie wieder wahrnehmen kannst. Andernfalls koppelst du dich nur wieder von dieser Liebe ab", erwidert die Stimme. Und tatsächlich spüre ich, wie sich die Liebe verringert, als ich mich über mich selbst ärgere. Ich wende meinen Blick wieder der wunderschönen Blumenwiese zu und bin erneut vollkommen erfüllt von diesem Gefühl.

"Können wir alle zu dieser Liebe gelangen, wenn wir uns einfach nur auf etwas Schönes konzentrieren?", frage ich. "Im Prinzip ja, aber es erfordert Übung, da viele dunkle Schleier euer Herz bedecken. Schleier von Angst, Widerstand, Wut, Zorn, Ärger, Groll, Hass, Schuld, Ablehnung, Missgunst, Verlangen und vieles mehr", antwortet die Stimme. "Wow, das ist eine ganze Menge. Wie schaffen wir es bloß, diese Schleier loszuwerden?", frage ich neugierig. "Das werde ich dir nach und nach verraten, und du kannst es dann auch anderen mitteilen. Doch jetzt ist es erst einmal Zeit, zurückzugehen. Wir sehen uns, Veith", sagt die Stimme.

V: "Zurück? Wohin zurück? Nein, ich will noch nicht wieder zurück. Es ist so schön hier. Nein, nein, nein", murmle ich verwirrt. M: "Schatz, ist alles in Ordnung? Was meinst du mit Nein?" Ich öffne meine Augen und sehe nun meine Freundin Michelle, die mich verwundert ansieht. Offensichtlich ist sie später nach Hause gekommen und hat sich zu mir gelegt, ohne dass ich es bemerkt habe. M: "Geht es dir gut? Hattest du einen schlimmen Traum?" V: "Nein, im Gegenteil. Es war ein so schöner Traum, dass ich am liebsten gar nicht mehr zurückwollte. Es war das Paradies auf Erden, und es hat sich so unglaublich schön angefühlt." Erst jetzt wird mir bewusst, dass dies wohl wirklich nur ein Traum gewesen sein muss. Doch etwas bleibt von diesem Traum zurück - eine Sehnsucht nach diesem wunderbaren Gefühl. Es ist, als würde ich gerade aus einer warmen Dusche nach draußen in die kalte Jahreszeit treten.

M: "Schatz, bist du wirklich in Ordnung? Du siehst irgendwie blass aus." V: "Ich denke schon, ich bin wohl noch etwas verschlafen." M: "Du wirst es wohl wissen. Ich gehe dann mal zum Bäcker und hole uns ein paar Brötchen. Du kannst in der Zwischenzeit den Tisch decken. Ich liebe dich Schatz. Bis später." Und schon ist sie aus der Tür verschwunden. Ich kann es nicht länger zurückhalten und beginne hemmungslos zu weinen. Ihre Worte, dass sie mich liebt, haben das Fass einfach zum Überlaufen gebracht. Wie kann es sein, dass ich mich erst so gut und nun so traurig fühle? Ich lasse all meine Emotionen heraus und fühle mich wie ein Kind, dem etwas Wertvolles, ja, vielleicht sogar die eigene Mutter, genommen wurde. Ich weine unkontrolliert für etwa zehn Minuten, bevor ich mich wieder fange. Michelle darf mich auf keinen Fall so sehen. Ich versuche mich an etwas aus meinem Traum zu erinnern, irgendetwas, das mir ein Stück von dieser Liebe zurückgeben kann. Und dann fällt es mir wieder ein - dieser Mann. Er sagte, ich müsse mich nur auf das konzentrieren, was ich liebe und was schön ist, um mein Herz zu öffnen und diese Liebe zu fühlen. Mir fällt plötzlich auf, dass ich immer noch nicht weiß, wer er ist und wie er heißt.

Glücklich darüber, dass ich mich wieder an etwas erinnern kann, das mir helfen kann und mich mit etwas Hoffnung erfüllt, mache ich mich gleich daran. Also, ich liebe es, dass ich heute nicht arbeiten muss, weil es Samstag ist. Ich liebe auch meine Freundin und dass ich etwas so Schönes träumen durfte. Mein schönes, warmes Bett liebe ich auch. Und ich liebe es, dass meine Freundin und ich gleich zusammen frühstücken werden. Oh Mist, ich sollte doch den Tisch decken. Ich ziehe schnell eine Jogginghose an und begebe mich in die Küche. Seltsamerweise fühle ich mich durch diese kleine Übung schon viel besser. Es fühlt sich fast an wie ein freudiger Tanz, während ich die Dinge auf den Tisch lege. Doch so schön wie im Traum fühlt es sich noch nicht im Entferntesten an. Da höre ich, wie meine Michelle gerade zur Tür hereinkommt und die Brötchen auf den Tisch legt. M: "Du hast ja gar keinen Kaffee gemacht. Muss ich mich denn hier um alles kümmern?" Oh nein, den Kaffee habe ich glatt vergessen. V: "Nein Schatz, natürlich nicht. Ich bin nur etwas später aufgestanden und kam noch nicht dazu." M: "Es tut mir leid, Schatz. Ich hatte ganz vergessen, dass es dir heute nicht so gut geht und du erst mal noch etwas Ruhe brauchst", fängt sie sich wieder.

Vergessen? Da klingelt etwas in meinem Kopf. Dieser Mann im Traum hat doch auch etwas über das Vergessen gesagt. Was war es noch gleich? M: "Schatz, ist alles in Ordnung?" V: "Ja, warum?" M: "Weil du gerade gefühlt 5 Minuten an die Decke gestarrt und nicht mehr ansprechbar warst. Komm, wir frühstücken erst mal." Ich gehe zum Kaffeeautomaten, der gerade den Kaffee fertig gebrüht hat, und schenke uns beiden eine Tasse ein. Dann nehme ich mir ein Croissant und bestreiche es mit etwas Honig. M: "Vielleicht magst du mir ja etwas von deinem Traum erzählen. Wovon hast du geträumt? Hast du etwa von einer anderen Frau geträumt?" V: "Nein, nur von diesem Mann. Er war so schön. Einfach alles in diesem Traum war so schön und intensiv." Während ich das erzähle, kann ich wieder dieses schöne Gefühl ganz leicht in mir aufkommen spüren. M: "Du bist aber jetzt nicht schwul geworden oder so, oder?" V: "Nein, er war einfach schön, so wie eine wunderschöne Blume. Es war nichts Sexuelles dabei." M: "Das beruhigt mich. Was hast du sonst noch geträumt?"

Eine Dankbarkeit überströmt mich, weil sie weiter nach diesem Traum fragt. Irgendwie geben mir die Erinnerungen an diesen Traum etwas von dieser Liebe zurück, die ich im Traum gespürt habe. Da trifft es mich fast wie ein Blitzschlag. Ja, genau, jetzt verstehe ich es. Ich liebe diesen Traum, weil er einfach so wunderschön war. Und dieser Mann hat mir doch erzählt, dass ich diese Liebe fühlen kann, wenn ich mich einfach auf das konzentriere, was ich liebe und schön finde. V: "Also, da war dieses gigantische, alte, braune Holztor inmitten einer riesigen grünen Hecke. Ich habe versucht, es zu öffnen und es hat funktioniert. Ich habe mich die ganze Zeit gefragt, wo ich war und habe beschlossen, mich ein bisschen herumzuschauen, um es herauszufinden. Also bin ich hineingegangen. Als Erstes habe ich den kräftig grünen und ultraweichen Rasen unter meinen Füßen bemerkt und wie gut es sich angefühlt hat. Da ist mir auch aufgefallen, dass ich keine Schuhe oder Socken trug. Ich habe einen wunderschönen Teich gesehen, in dem Fische vor Freude gesprungen sind. Es gab so viele herrliche Blumen und zwei Apfelbäume, die voll mit Äpfeln waren und einen intensiven, wohlduftenden Geruch nach reifen Äpfeln verströmten. Es war so schön warm und irgendwie bereue ich es fast, keinen dieser Äpfel probiert zu haben. Wenn sie auch nur halb so gut geschmeckt hätten, wie sie gerochen haben, dann hätte es bestimmt einen Geschmacksorgasmus gegeben. Und dann waren da noch diese zwei Stühle und ein Holztisch mit zwei Gläsern und einer Glaskaraffe mit Wasser, Zitronen und Minze. Aber das schönste Gefühl war noch, Schatz. Es war unglaublich schön. Ich habe mich einfach angekommen und vollkommen erfüllt gefühlt."

M: "Angekommen? Warst du denn unterwegs?" V: "Nein, es fühlte sich einfach so an, als hätte ich die ganze Zeit nach etwas gesucht und es dann endlich gefunden. Es war, als wäre ich an einem Ort angekommen, an dem ich auch bleiben möchte." M: "Aber Schatz, fühlst du dich hier nicht wohl?" V: "Nein, ich meine, ich weiß es nicht. Hier ist es irgendwie anders als dort. Hier sind die Menschen gemein zueinander und zur Welt und machen alles nur noch hässlicher." M: "Ich verstehe, was du meinst. Die Welt ist kein Paradies wie in deinem Traum. Aber das müssen wir akzeptieren, denn wir können es nicht ändern." Diese Worte trafen mich wie ein Schlag in den Magen. Plötzlich verging mir der Appetit und mir wurde sogar leicht übel. Nein, ich will das nicht akzeptieren. Es muss doch möglich sein, diese Liebe auch hier zu empfinden. Ich will das einfach nicht anders akzeptieren. V: "Es tut mir leid, Schatz, aber ich glaube, ich brauche erstmal eine warme Dusche. Sei mir nicht böse, wenn ich dich alleine frühstücken lasse, okay?" M: "Nein, mach dir keine Sorgen. Wenn es dir hilft, dich besser zu fühlen, dann geh ruhig. Wir sehen uns später wieder."

Ich hoffe, dir hat dieser kleine Auszug gefallen. Mehr gibt es zu diesem Zeitpunkt noch nicht, da das Buch noch in Arbeit ist, zusammen mit vielen anderen. Mit etwas Glück wird es bis zu dem Zeitpunkt, an dem du dies liest, fertig und erhältlich sein. Falls nicht, kann mein anderer Roman "12 Leben und die Schönheit des Lebens" die Wartezeit versüßen und deine Sicht auf das Leben für immer verändern. Es lohnt sich, diesen Roman von Anfang bis Ende zu lesen. Und falls Romane nicht dein Ding sind, kann ich dir auch meine Bücher "Liebe ist meine Superkraft – Das Eingangstor zum Paradies" und "Die Magie des Lebens – und wie du sie nutzt, um dein Leben schön und die Welt paradiesisch zu machen" ans Herz legen, die ebenfalls von mir geschrieben wurden. Genauso wie jedes andere Buch, das du in den Buchempfehlungen am Ende dieses Buchs findest. Und nun verabschiede ich mich vorerst von dir und wünsche dir alles erdenklich Gute. Mögest du den Himmel auf Erden und vor allem in dir erfahren. In Liebe, Markus.

Worte zum Nachsinnen

Nr.:	Botschaft:
1	Die kollektive Kernüberzeugung, dass wir voneinander getrennt sind, sorgt für die Leere in uns. Tauschen wir sie darum gegen die Überzeugung, dass wir alle miteinander verbunden und eins sind, aus.
2	Es gibt keine "schlechten" oder "falschen" Dinge, sondern nur solche, die dir bei deinen aktuellen Absichten weniger dienlich sind als andere.
3	Jedes Problem bleibt solange bei dir, bis du seine Botschaft erkannt hast.
4	Jedem Menschen steht Glückseligkeit zu, unabhängig davon, wer er ist. Es hängt allein davon ab, wie er die Welt im Moment wahrnimmt und was er jetzt wählt.
5	Alles im Leben vermehrt sich, dem wir unsere Aufmerksamkeit schenken.
6	Dein Leben wird so erlebt, wie du es dir wünschst, wenn du dir erlaubst, deine Gegenwart auf eine Weise zu betrachten, die diese Erfahrung ermöglicht.
7	Freiheit, Frieden, Glück, Harmonie, Liebe, Glückseligkeit, Einheit, Verbundenheit, Geborgenheit, Selbstwert, Vertrauen, Fülle, Freude, Genuss, Spaß, Heilung, Entspannung, Stille - all dies kann in jedem einzelnen Moment bereits erfahren werden, ohne dass sich etwas an ihm ändern muss. Und genau das ist es, wonach wir uns durch jedes Ziel, jeden Wunsch, jede Frage oder Lösung eines Problems sehnen.
8	Wahrlich frei und glücklich wirst du erst sein, wenn du akzeptierst, was ist, anstatt dich mühsam darum zu bemühen, das zu bekommen, was du willst.
9	Das Äußere ist nur ein Spiegelbild des Inneren.
10	Unser wahres Wesen ist ewig, unberührbar, unveränderbar und reines Sein jenseits allem Wahrnehmbaren.
11	Jede Situation in deinem Leben ist da, damit du erkennen kannst, worum es wirklich geht und es dann zum Ausdruck bringst. Und mit jeder weiteren Situation reifen wir.

12	Die Dinge sind einfach nur das, was sie sind, jenseits aller Bewertung.
13	Wir sind niemandem verpflichtet und haben stets die freie Wahl.
14	Meine einzige Aufgabe besteht darin, den gegenwärtigen Moment maximal zu lieben und zu genießen. Dies kann ich jederzeit und überall tun - bei jeder Tätigkeit, an jedem Ort und zu jedem Zeitpunkt.
15	Das Leben ist wie ein Spiel, das manchmal sehr gefährlich erscheinen kann. Doch ähnlich wie der Spieler hinter der Konsole kann unserem wahren Wesen nichts passieren. Wir befinden uns auf einer Reise in einem sicheren Boot und sind stets beschützt. Unser wahres Selbst kann niemals Schaden erleiden, nur unserem Avatar und selbst das nur als Erfahrung.
16.	Wir sind nicht bloß Menschen, die spirituelle Erfahrungen machen, sondern spirituelle Wesen, die eine menschliche Erfahrung machen.
17.	Die Welt und alles darin ist das, was ich davon denke.
18.	Wer sucht, der findet nicht, und wer findet, der sucht nicht. Das Suchen und die Anstrengung können tatsächlich das erste Hindernis sein, um etwas zu finden, da sie implizieren, dass wir es noch nicht haben. Daher brauchen wir nichts zu wollen oder zu suchen, denn es wird von selbst zu uns kommen, und es wird blockiert, wenn wir es erzwingen wollen. Wir dürfen uns jederzeit darüber freuen, was noch alles auf uns zukommen wird, mit derselben Gewissheit wie bei einem bevorstehenden Termin.
19.	Nichts ist grundsätzlich schlecht. Es kommt immer auf die Kombination mit anderen Aspekten des Lebens und unseren Zielen an, sowie darauf, wie wir es einsetzen. Ein gutes Beispiel dafür ist ein Messer.
20.	Liebe ist allgegenwärtig, wir müssen sie lediglich hinter allem erkennen. Liebe ist der Ursprung jeder Motivation. Und Beweise dafür, dass wir geliebt werden, finden sich überall in allem, was uns begegnet.
21.	Nicht die Lebensumstände an sich, sondern unsere Beurteilungen darüber bestimmen, ob wir glücklich oder unglücklich sind.
22.	Was wäre, wenn genau der Ort, an dem ich mich jetzt

	befinde, und die Art und Weise, wie ich bin, das Ziel meiner Seele sind? Was wäre, wenn meine Seele genau hier sein möchte und nicht noch darauf wartet, dass etwas in der Zukunft passiert?
23.	Der Kompost des Toten ist der Nährboden des Lebenden.
24.	Ein Nein hast du immer, aber ein Ja kannst du erhalten.
25.	Wenn wir Ja zur Gesundheit und Harmonie sagen, schließen wir automatisch Krankheit und Disharmonie aus, ohne dass wir diese aktiv ablehnen müssen und damit unsere eigene Harmonie opfern.
26	Im Grunde ist unsere Aufgabe sehr einfach. Wenn wir uns ein Leben und eine Welt erschaffen möchten, auf die wir stolz sind und die wir gerne erleben, dann dürfen wir beobachten und korrigieren. Wir dürfen uns selbst und die Welt beobachten und uns stets die Frage stellen: Wie können wir für noch mehr Harmonie sorgen? Welche Wahl, die ich treffen kann, entspricht mehr der Harmonie? Welcher Kauf trägt mehr zur Harmonie bei? Wie können wir die Harmonie des Planeten steigern? Was fördert die Harmonie in mir und meinen Mitmenschen am meisten? Lasst uns also beobachten und harmonisieren. Oder stellen wir uns bei jeder Wahl die Frage: "Wie würde nun meine schönste und höchste Version wählen?"
27	Vorbilder geben uns ein Bild, an dem wir uns orientieren können. Sie sind besonders machtvoll, da unser Unterbewusstsein auf Bilder reagiert. Manchmal kann uns eine Person in bestimmten Bereichen als Vorbild dienen, auf die wir uns fokussieren können. Wir können uns auf ihre positiven Eigenschaften konzentrieren und die negativen als Warnung betrachten. Jeder von uns besitzt gute Eigenschaften. Jeder von uns erlebt Momente, in denen er sich als göttlich und gut erlebt. Es geht nicht darum, diese Eigenschaften noch zu integrieren, sondern darum, sie öfter zum Ausdruck zu bringen. Sie sind bereits in uns verankert und müssen nur noch zu unserer natürlichen Reaktion werden.

Dialoge

M: Was wäre, wenn du deine Ziele erreicht und auf deine Fragen Antworten gefunden hättest?

A: Dann würde ich endlich angekommen sein.

M: Nein, dann würdest du nur neue Ziele und Fragen haben.

A: Dann komme ich niemals an?

M: Doch, wenn du akzeptierst, dass es immer Ziele, Fragen und Wünsche geben wird und du das, was bereits ist, zu deiner einzigen Bedingung machst, dich endlich angekommen zu fühlen.

M: Was wäre, wenn alles in deinem Leben bereits richtig, perfekt und vollkommen, gut und gewünscht wäre?

A: Dann würde ich mich gut fühlen.

M: Willst du dich gut fühlen?

A: Ja, wer will das nicht?

M: Warum dann dein Leben nicht genauso sehen, wenn du dich dadurch besser fühlst?

M: In Wirklichkeit willst du eigentlich gar nicht dieses Ziel erreichen.

A: Was will ich dann?

M: Was erhoffst du dir durch dieses Ziel?

A: Geliebt zu werden.

M: Jemand kann dich noch so sehr lieben und die Umstände können noch so günstig sein, aber wenn du es nicht erkennst und stattdessen anders siehst, wirst du keine Liebe erfahren.

Liebe tritt ein, wenn jeglicher Wunsch, es anders haben zu wollen, erblasst. Und wenn du es schön finden kannst, wie es jetzt ist. Du kannst also so lange die Welt ändern, bis der Wunsch erblasst, es anders haben zu wollen, was unmöglich zu erreichen sein wird, weil du immer etwas finden wirst, was noch nicht perfekt ist. Und weil die Dinge sich auch von sich aus ändern. Oder du entscheidest dich dazu, das, was bereits ist, ohne Änderung schön zu finden, einfach weil es da ist. Dann bist du frei und endlich angekommen. Dann erfährst du Liebe, denn erst dann liebst du wirklich. Liebe kann nur dort aufkeimen, wo es keine Erwartungen mehr gibt.

Anleitung zum paradiesischen Leben

1. Der Fokus auf das Gewünschte reicht aus, weil er automatisch das Unerwünschte ausschließt.

2. Der Fokus auf die Gegenwart genügt, da alles nur in diesem Moment erfahren werden kann und jeder Gedanke an Gestern oder Morgen ebenfalls in der Gegenwart stattfindet.

3. Die Art und Weise, wie ich das, was ist, betrachte, bestimmt, wie ich es erlebe und empfinde. Das ist es, was ich wirklich möchte und was alles Weitere auslöst.

4. Identifiziere dich nur mit dem Raum, dem Einen, das alles umfasst.

5. Vertraue der höchsten Intelligenz, die dir nur Geschenke und Engel geschickt hat und weiß, was sie tut. Vertraue darauf, dass alles immer richtig, vollkommen und perfekt ist. Im Leben geht es darum, die Person zu sein und die Rolle zu spielen, die du gerade bist.

6. Erkenne dich selbst als ewiges, unveränderliches und unberührbares Sein und erkenne, dass dir daher unendlich viel Zeit bleibt, alles zu erfahren.

7. Erkenne die Schönheit des Lebens in jedem einzelnen Aspekt und begegne ihr mit Dankbarkeit und Genuss, solange dieser Aspekt erfahren werden kann. Denn auch sein Erscheinen ist vergänglich.

8. Betrachte das, was ist, als das Schönste und Beste und als das, was du schon immer gewollt hast und jetzt endlich erfahren kannst. Finde es interessant und genau richtig, so wie es gerade ist.

9. Erkenne, dass das, was du wirklich willst, die Gefühle sind, die in dir entstehen und dass diese das Ergebnis deiner Sichtweise auf das, was gerade ist, sind.

10. Gier, Hass, Verblendung und Anhaftung sind die Ursachen für Leid. Die Gier nach noch mehr und nach dem, was gerade nicht vorhanden ist. Der Hass als Ablehnung dessen, was gerade ist. Die Verblendung, die besagt, dass du eine getrennte und vergängliche Person bist und dass die Dinge falsch sind, wie sie sind und anders sein müssten. Die Anhaftung an das Vergängliche.

11. Meine einzige Aufgabe besteht darin, den gegenwärtigen Moment in vollem Maße zu lieben und zu genießen - und das kann ich jederzeit und überall tun. Egal welche Tätigkeit ich gerade ausübe, an welchem Ort ich mich befinde oder zu welchem Zeitpunkt es ist.

12. Erkenne, dass das Einzige, was wir wirklich wissen können, ist, dass wir nichts wissen oder dass wir existieren. Warum also urteilen?

13. Lasse die Zeit vollständig los. Was geschehen ist, hätte auch anders sein können, und du kannst nur deine Sichtweise darauf verändern. Was in der Zukunft sein wird, kannst du noch nicht wissen.

14. Wähle stets das, was du vom Leben bekommst, bewusst zu wollen.

15. Gehe deine Vergangenheit durch und betrachte sie mit Dankbarkeit, so wie du ein Geschenk betrachten würdest.

Glück ist Liebe, nichts anderes – Hermann Hesse

Nachfolgend ein Text von Hermann Hesse über Liebe und Glück, der ganz meine Erfahrung widerspiegelt.

"Je älter ich wurde und je satter die kleinen Freuden schmeckten, die ich in meinem Leben fand, desto klarer wurde mir, wo ich die Quelle des Glücks suchen musste. Ich erkannte, dass es nichts bedeutet, geliebt zu werden, aber alles, zu lieben. Immer mehr wurde mir bewusst, dass das, was unser Dasein wertvoll und erfüllend macht, nichts anderes ist als unsere Gefühle und Empfindungen. Überall, wo ich auf Erden etwas sah, das man "Glück" nennen konnte, bestand es aus Empfindungen. Geld war nichts, Macht war nichts. Viele hatten beides und waren dennoch elend. Schönheit war nichts, denn ich sah schöne Männer und Frauen, die trotz ihrer Schönheit elend waren. Sogar die Gesundheit war nicht ausschlaggebend; jeder war so gesund, wie er sich fühlte. Manche Kranke erblühten vor Lebensfreude bis kurz vor dem Ende, während manche Gesunde ängstlich vor der Furcht vor Krankheit welkten. Doch Glück war überall dort, wo ein Mensch starke Gefühle hatte und ihnen lebendig Ausdruck verlieh. Er vertrieb sie nicht oder zwang sie, sondern hegte und genoss sie. Schönheit machte nicht glücklich denjenigen, der sie besaß, sondern denjenigen, der sie lieben und bewundern konnte.

Es gab viele verschiedene Gefühle, scheinbar, aber im Grunde waren sie alle dasselbe. Man könnte sie allesamt als Wille bezeichnen, oder wie auch immer. Ich nenne es Liebe. Glück ist Liebe, nichts anderes. Wer lieben kann, ist glücklich. Jede Regung unserer Seele, in der sie sich selbst empfindet und ihr Leben spürt, ist Liebe. Daher ist derjenige glücklich, der fähig ist, viel zu lieben. Aber Liebe und Begehren sind nicht dasselbe. Liebe ist das weise Resultat von Begierde; Liebe will nicht besitzen, sie will nur lieben. Deshalb war auch der Philosoph glücklich, der seine Liebe zur Welt in einem Netz von Gedanken wiegte, der die Welt immer wieder mit seinem Netz der Liebe umspannte. Aber ich war kein Philosoph.

Auf den Wegen der Moral und Tugend jedoch fand ich kein Glück. Ich wusste, dass wahres Glück nur durch die Tugend entstehen kann, die ich in mir selbst empfinde, erschaffe und pflege. Wie könnte ich also eine fremde Tugend für mich beanspruchen wollen? Doch ich erkannte, dass das Gebot der Liebe, ob es nun von Jesus oder von Goethe gelehrt wurde, von der Welt völlig missverstanden wurde! Es war kein Gebot. Es gibt keine Gebote. Gebote sind Wahrheiten, die der Erkennende dem Nicht-Erkennenden vermittelt, wie der Nicht-Erkennende sie auffasst und empfindet. Gebote sind fehlerhafte Wahrheiten. Der Grund aller Weisheit ist: Glück entsteht nur durch Liebe. Wenn ich nun sage "Liebe deinen Nächsten!", ist das bereits eine verzerrte Lehre. Es wäre vielleicht viel richtiger zu sagen: "Liebe dich selbst so wie deinen Nächsten!" Vielleicht war es der ursprüngliche Fehler, dass man immer beim Nächsten anfangen wollte...

In jedem Fall begehrt unser Innerstes Glück, begehrt eine harmonische Verbindung mit dem, was außerhalb von uns existiert. Diese Harmonie wird gestört, sobald unsere Beziehung zu irgendetwas anderem als Liebe ist. Es gibt keine Pflicht zu lieben, es gibt nur die Pflicht, glücklich zu sein. Dafür allein sind wir auf dieser Welt. Doch mit all den Pflichten, der Moral und den Geboten macht man einander selten glücklich, weil man sich selbst damit nicht glücklich macht. Wenn der Mensch "gut" sein kann, dann nur, wenn er glücklich ist, wenn er Harmonie in sich trägt. Das bedeutet, wenn er liebt.

Das Unglück in der Welt, auch mein eigenes Unglück, kommt daher, dass die Liebe gestört ist. Von hier aus wurden mir die Sprüche aus dem Neuen Testament plötzlich wahr und tiefgründig. "Wenn ihr nicht werdet wie die Kinder" oder "Das Himmelreich ist in euch". Das war die Lehre, die einzige Lehre der Welt. Das sagte Jesus, das sagte Buddha, das sagte Hegel, jeder in seiner Theologie. Für jeden ist das Einzige, was wirklich zählt auf dieser Welt, das eigene Innerste - die Seele - die Fähigkeit zu lieben. Ist diese in Ordnung, dann mag man Hirse oder Kuchen essen, Lumpen oder Juwelen tragen, dann klingt die Welt in reiner Harmonie mit der Seele zusammen, ist gut, ist in Ordnung.

Nichts kann der Mensch so sehr lieben wie sich selbst. Nichts kann der Mensch so sehr fürchten wie sich selbst. Mit den anderen Mythologien, Geboten und Religionen des primitiven Menschen entstand auch ein eigenartiges Übertragungs- und Scheinsystem, nach dem die Liebe eines Einzelnen zu sich selbst, auf der das Leben ruht, dem Menschen als verboten galt und verheimlicht, verborgen und maskiert werden musste. Einen anderen zu lieben galt als besser, moralischer, edler, als sich selbst zu lieben. Und da die Eigenliebe den Urinstinkt darstellte und die Nächstenliebe neben ihr nicht richtig gedeihen konnte, erfand man eine maskierte, erhöhte, stilisierte Selbstliebe, die in Form einer Art von Nächstenliebe auf Gegenseitigkeit existierte. So wurde die Familie, der Stamm, das Dorf, die Religionsgemeinschaft, das Volk, die Nation zum Heiligtum... Der Mensch, der aus Liebe zu sich selbst nicht das kleinste moralische Gebot übertreten darf - für die Gemeinschaft, für Volk und Vaterland darf er alles tun, selbst das Schrecklichste, und jeder sonst verpönte Trieb wird hier zur Pflicht und zum Heldentum. So weit ist die Menschheit bis jetzt gekommen. Vielleicht werden auch die Götzenbilder der Nationen mit der Zeit fallen, und in der neu entdeckten Liebe zur gesamten Menschheit könnte die alte Urlehre vielleicht wieder zum Durchbruch kommen.

Solche Erkenntnisse kommen langsam, man windet sich spiralförmig zu ihnen hinauf. Und wenn sie da sind, fühlt es sich an, als hätte man sie im Sprung, im Nu erreicht. Aber Erkenntnisse sind noch kein Leben. Sie sind der Weg dorthin, und manche bleiben für immer auf diesem Weg.

Buchempfehlungen

Anthony Robbins:
- Das Prinzip des geistigen Erfolgs (Anthony Robbins)
- Das Anthony Robbins Power Prinzip

Neale Donald Walsch:
- Gmg (Gespräche mit Gott) - Was wirklich wichtig ist
- Gmg Bring der Welt ein Licht
- Gmg Freundschaft mit Gott
- Gmg Gemeinschaft mit Gott
- Gmg das Erwachen der Menschheit
- Gmg Erschaffe dich selbst
- Gmg Zuhause in Gott
- Gmg Band 1-3
- Gmg The god solution
- Gmg Glücklicher als Gott
- Gmg Wenn sich alles verändert, verändere alles
- GmG Entscheide dich Jetzt!

Jack Nasher:
- Deal! – Du gibst mir, was ich will
- Überzeugt! – Wie Sie Kompetenz zeigen und Menschen für sich gewinnen

Michael H. Buchholz:
- Alles, was du willst
- Tu, was du willst

Kurt Temperwein:
- Die geistigen Gesetze
- Der Lebensführerschein

Barbara Vödisch:
- Einssein mit Gott - Das Ende jeder Suche
- Erwachen ist einfach
- Die Botschaften der Liebe

Bodo Deletz:
- Mary - Die unbändige, göttliche Lebenslust
- Die Kammer des Wissens
- Mysterio – Überlege dir gut, was du dir wünschst! Es könnte in Erfüllung gehen.
- Robin und das positive Fühlen
- Die 7 Botschaften unserer Seele
- 50 Halbwahrheiten die das Leben schwer machen können

Joseph S. Benner:
- Das unpersönliche Leben
- Die unpersönliche Botschaft
- Der unpersönliche Weg
- Der Weg zum Reich Gottes

Bauchi Jesus Urlauber:
- Eins mit Allem - Eine Liebesgeschichte übers Leben
- 2020 die neue Erde
- On mind im Innernet
- 2020 – Die Lehren des E. Gal

Werner Ablass:	**Abraham Hicks:**
• Suche nicht – sei! • Nichts tun und alles erreichen • Leide nicht – liebe! • Liebe ist die Lösung!	• Sarah und die Eule Trilogie • Ein neuer Anfang • Absicht und Erfolg - Wie Sie Ihre eigene Realität erschaffen
Matthias Pöhm:	
• Nichts muss sich ändern! • Sie wollen keinen Erfolg. Sie wollen glücklich sein – Der Weg zum Glücksdurchbruch	**Robert Kyosaki:** • Rich dad, poor dad • Cashflow Quadrant
Markus Dirksen:	**Napoleon Hill:**
• Liebe ist meine Superkraft – Das Eingangstor zum Paradies • Die Magie des Lebens und wie du sie nutzt, um dein Leben schön und die Welt paradiesisch zu machen • 12 Leben – Die Schönheit des Lebens	• Die 16 Erfolgsgesetze • Der geheime Weg zu Freiheit und Erfolg **Enrique Barrios:*** • Ami, der Junge von den Sternen • Ami kehrt zurück • Ami 3 – Interne Zivilisationen

Weitere Bücher:	
• William Walker Atkinson - Das Kybalion • Bittrich, Dietmar; Salvesen, Christian - Die Erleuchteten kommen • Eckkhart Tolle - Jetzt - Die Kraft der Gegenwart • Jane Roberts - Die Natur der persönlichen Realität • Bodo Schäfer - Die Gesetze für Gewinner • Dale Carnegie - Wie man Freunde gewinnt • Michail Tombak - Können wir 150 Jahre alt werden? • James Schwarz - Vedanta das Verstehen der Wirklichkeit • Atohi Joel - 20 Ideen, die mein Leben veränderten	• Paolo Coelho - Der Alchemist • Suzan H. Wiegel - Die Botschaft der Kahunas • James Redfield - Die Prophezeiung von Celestine • Paramahansa Yogananda - Autobiographie eines Yogi • George S. Clason - Der reichste Mann von Babylon • Dan Millman - Der Pfad des friedvollen Kriegers • Matthew Johnstone – Resillenz, wie man Krisen übersteht und daran wächst • Patrick Kammerer - Feel go(o)d

- Galina Schatalova - Wir fressen uns zu Tode
- Olaf Hut - Die Erfolgsgeheimnisse der Millionäre
- Alexander Hartmann - Mit dem Elefant durch die Wand
- Matthias A. Exl - Befreie dich selbst
- T. Harv Eker - So denken Millionäre
- Neville Goddard - Bewusstsein ist die einzige Realität
- Dirk Kreuter - Entscheidung Erfolg
- Ulrich Bien - Einfach alles merken
- Alex Düsseldorf Fischer - Reicher als die Geissens
- Don Miguel Ruiz - Die vier Versprechen
- Torsten Brügge - Besser als Glück - Wege zu einem erfüllten Leben
- Fabio Mantegna – Du bist der Weg – Die Wahrheit und das Leben
- Kevin Kunert – Spiel des Lebens
- Rene Egli – Das Lola-Prinzip
- Thomas Huber – Plan Eden – Das grosse Erwachen
- Shiv A Singh – 77 Buddhistische Geschichten die deine Denkweise verändern werden
- Wladimir Megre - Anastasia
- Markus Dirksen - Liebe ist meine Superkraft
- Kryon - Die Reise nach Hause
- Jorge Bucay - Komm ich erzähl dir ne Geschichte
- Joseph M. Marshall - Lebensweisheit der Lakota
- Thaddaeus Golat - Der Erleuchtung ist es egal, wie man sie erlangt
- Claudia Engel - Scheiß auf die Glücksfee ich mach's selbst!
- Robert Schwartz - Mutige Seelen
- Leila Eleisa Ayach - Seelenverträge - Absprachen in Liebe
- Florence Scovel Shinn - Das Lebensspiel und seine mentalen Regeln
- Andreas Schwarz - Die Gesetze des Bewusstseins
- Annemarie Postma – Finde, indem du zu suchen auhörst
- Hermann Hesse - Siddharta

Weitere Bücher von Markus Dirksen

1. Liebe ist meine Superkraft – Das Eingangstor zum Paradies

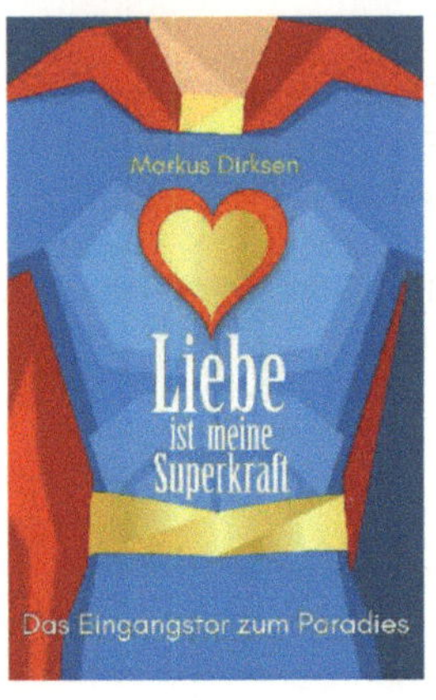

Wir alle sind auf der Suche nach etwas ganz Bestimmten. Doch finden tun es nur die wenigsten. Fündige jedoch werden anfangen wie auf Wolke 7 zu schweben, jeden einzelnen Moment als kostbares Geschenk voller Schönheit zu erfahren und zu wahrer Schönheit zu erblühen. Sie werden sich wie frisch verliebt und endlich angekommen fühlen. Unendliche Liebe wird anfangen sie zu durchströmen, Wunder um Wunder wird zu ihrem Alltag und sie werden nicht anders können, als vor Glück und Freude lächelnd durch Ihr Leben zu spazieren. Doch bevor wir in höchstem Glück und Liebe baden können, ist noch ein Erkennen notwendig. Dieses Erkennen stellt das Eingangstor zum Paradies dar, welches wir durch dieses Buch gemeinsam öffnen werden. Bist du bereit herauszufinden, wie sich der Himmel auf Erden anfühlt und Liebe als deine neue Superkraft zu entdecken?

https://www.markusdirksen.de/produkte

2. Die Magie des Lebens - und wie du sie nutzt, um dein Leben schön und die Welt paradiesisch zu machen

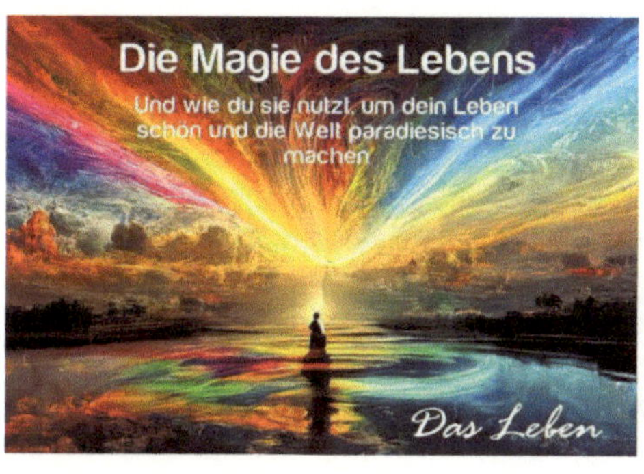

Hey du, was müsste ein Buch haben, damit es zu deinem täglichen Begleiter und zu einem Familienrelikt wird, welches gerne an die nächste Generation vererbt wird? Wenn du mich fragst, müsste es ein Zauberbuch mit vielen funktionierenden Zaubersprüchen sein, mit denen ich mir mein Traumleben erschaffen kann. Sein Wissen sollte nie an Aktualität verlieren. Und es sollte ein Buch sein, welches mir Antworten auf meine zahlreichen Fragen liefert und mich befähigt, stets die Richtung zu kennen, indem es mir einen magischen Kompass liefert, der mir diese zeigt. Außerdem sollte es mir Trost spenden können und mich das Beste aus meinem Leben herausholen lassen. Am besten darf es noch Lösungen für die vielen Probleme in der Welt liefern und mich auf all die Stolpersteine auf meinem Lebensweg hinweisen, sodass ich diese leicht umgehen kann. Eine Einstellung für den Schwierigkeitsgrad meines Lebens darf auch nicht fehlen. Kompakt und wunderschön, besonders aber unterhaltsam sollte es sein. Ja genau solch ein Buch will ich, am besten sofort! Und jetzt hältst du dieses Buch in deinen Händen. Dieses Buch ist aus diesem Wunsch geboren und durfte mittels Inspiration und eigenen Erinnerungen in diese Welt finden. Ist es nicht schön geworden? Und es liefert uns jede Antwort! Zumindest wenn wir seine Lehren voll und ganz verstanden haben. Es führt uns tief in die Kenntnis unserer Realität und unseres wahren Seins. Bist du bereit einen Blick zu riskieren und dein Leben und die Welt schöner denn je zu machen? Dann nimm es mit, doch denke daran, einmal gelesen, gibt es kein Zurück mehr und du wirst die Welt nie wieder so sehen, wie zuvor!

3. 12 Leben – Die Schönheit des Lebens (Roman)

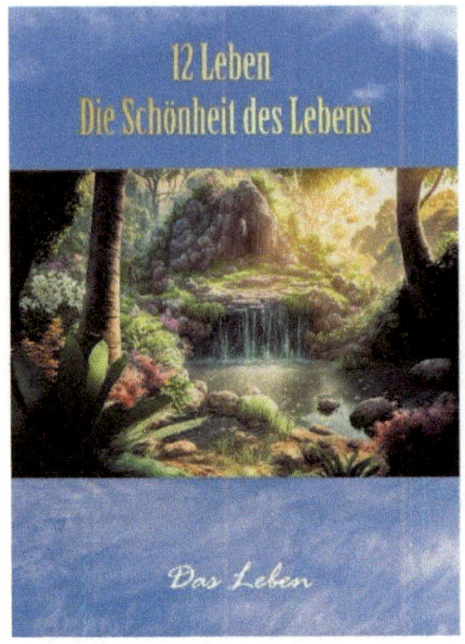

Was braucht es, damit unser Leben und die Welt zu ihrer vollen Blüte und Schönheit erblühen können? Markus Dirksen behauptet, dass das alles mit unserer Sichtweise auf unser Leben einhergeht und beginnt. Fesselnd, humorvoll und fantasiereich führt er uns in dieser Geschichte zu dem Verständnis, welches uns dabei hilft, auch unser Leben zu einem wahren Genuss zu machen. Tauche ein in die Welt von Plustos und Melvin und lüfte mit ihnen, die Schleier der Unwissenheit, welche auch uns umhüllen. Diese Geschichte ist mit ihren Dialogen wahrhaft erkenntnisreich und lebensverändernd und ein Muss für jeden, der sich ein schöneres Leben und eine schönere Welt wünscht. Und für alle, die erfahren wollen, was es braucht, damit wir den Himmel auf Erden erleben können. Beginnen tut unsere Reise im Buch noch vor der Entstehung unserer Erde. Bist du bereit für diese Reise? Dann lies mich!

https://www.markusdirksen.de/produkte